100 Pacemaker ECG Interpretation

起搏心电图精解 100 例

主　编　吉亚军　杨亚莉
副主编　侯剑飞　张余斌　吴师伟
　　　　郑新权　陈顾江　李则林

北京大学医学出版社

QIBO XINDIANTU JINGJIE 100 LI

图书在版编目（CIP）数据

起搏心电图精解100例/吉亚军，杨亚莉主编. —
北京：北京大学医学出版社，2017.11（2023.10重印）
ISBN 978-7-5659-1710-3

Ⅰ.①起… Ⅱ.①吉… ②杨… Ⅲ.①心脏起搏器—
心电图—图解 Ⅳ.①R540.4-64

中国版本图书馆CIP数据核字（2017）第265950号

起搏心电图精解100例

主　　编：吉亚军　杨亚莉
出版发行：北京大学医学出版社
地　　址：（100191）北京市海淀区学院路38号　北京大学医学部院内
电　　话：发行部 010-82802230；图书邮购 010-82802495
网　　址：http://www.pumpress.com.cn
E - mail：booksale@bjmu.edu.cn
印　　刷：北京金康利印刷有限公司
经　　销：新华书店
责任编辑：高　瑾　　责任校对：金彤文　　责任印制：李　啸
开　　本：889 mm×1194 mm　1/16　　印张：17.25　　字数：542千字
版　　次：2017年11月第1版　2023年10月第2次印刷
书　　号：ISBN 978-7-5659-1710-3
定　　价：138.00元

编　者

（按姓名汉语拼音排序）

蔡彬妮　厦门大学附属心血管病医院

蔡勇敏　圣犹达公司

陈顾江　海宁市人民医院

侯剑飞　郴州市第一人民医院

黄　玥　嘉兴市第一医院

黄卫斌　厦门大学附属心血管病医院

吉亚军　海宁市人民医院

李则林　浙江省中西医结合医院

潘运萍　郑州大学第二附属医院

沈　灯　上海市普陀区中心医院

孙雅逊　浙江大学附属邵逸夫医院

吴师伟　武汉市第四医院

徐和平　海宁市人民医院

徐立文　浙江省舟山医院

杨亚莉　仙桃市第一人民医院

叶沈锋　浙江大学附属第二医院

张　瑜　海宁市人民医院

张余斌　浙江大学附属第一医院

郑新权　浙江大学附属第一医院

朱　浩　美敦力公司（技术销售专员）

前　言

晚上十点多，刚加完班回到家，接到我们“起搏心电”微信群管委会的安排让我执笔《起搏心电图精解 100 例》一书前言，泡杯玫瑰花茶，过往的一幕幕如放电影般在脑子里飞速掠过，却始终无从下笔。打开手机浏览了一遍微信群，有群友在群里上传了一份图，指明请“八仙”赐教，思绪瞬间回到 2015 年的冬天。当时我看到一份起搏心电图并判断为植入双腔起搏器，但患者却坚持植入的是单腔起搏器，期间问了几位老师，众说纷纭。于是我将这份心电图发到郑新权老师的“无创心脏电生理”微信群讨论，当时参与讨论的郑新权、吉亚军、陈顾江和李则林四位老师一致认为此图表现符合 VDD 起搏器工作方式，建议我把这份患者的资料搜集起来形成一个完美的病例。就这样，因共同的爱好，我们结识了。后来陆续在网上结识了侯剑飞、吴师伟、张余斌三位老师。

2016 年元月，我们八个人一起闲聊的时候，说起既然喜欢，索性建一个“起搏心电”微信群，所以我找到方丕华教授说了我们的想法。方教授马上决定在他的“医促会心律与心电起搏”微信群名下建立一个“起搏心电”微信群。起搏心电图对于心电工作者来说是一个充满挑战的领域，是心电诊断中相对薄弱的环节。随着想加入我们微信群学习的老师越来越多，“医促会心律与心电起搏”微信群也飞速扩展为五个群，每次群里讨论大家都非常踊跃，但是知识点却相对零散，于是我们想有没有一个能让信任我们的同道由基础逐步提高的学习方式呢？因此，2016 年 7 月，我们在方丕华教授的大力支持下，筹备了一档答题栏目，形式是由我们一周出两道基于起搏心电图的选择题，大家在规定时间内答题，我们统计后公布答案并给出详细解析，没想到这档栏目反响空前热烈。经过一段时间的积累，我们突然想到，既然大家需要这方面的知识，我们为什么不能将这些病例集中起来整理成册，让更多的人能通过该书了解和熟悉起搏心电图的相关知识呢？由此萌生了编写这本《起搏心电图精解 100 例》的想法。

本书的核心是基于起搏心电图病例的分析讨论，大部分病例都是基于起搏心电图来设置问题和备选答案，并给出正确答案和翔实的分析讨论。本书根据病例特点分为六个主题：起搏器基础、起搏器特殊功能、起搏器程控、起搏器 X 线胸片、起搏器散点图、起搏器功能故障。附录包括 A. 索引；B. 通过 X 线胸片识别起搏器的简易三步法；C. DDD 模式下的基础频率间期三部分。起搏器基础、起搏器特殊功能及起搏器程控部分的病例内容有助于读者熟悉和掌握起搏心电图的常用分析思路；起搏器 X 线胸片、起搏器散点图部分为各位读者展示了“盘外招”——不局限于起搏心电图的信息来源，所谓奇兵，常有奇效；起搏器功能故障部分则更像是一场实战演习，在复杂度进一步提升的基础上巩固相应内容。索引部分给出与特殊功能名称相对应的病例（case）号，以期能方便读者在有需要时快捷查询。

本书在编写过程中，得到了方丕华教授、提供病例的各位教授们的大力支持，真诚地向他们致谢！感谢侯剑飞、吴师伟、张余斌三位老师每期的精彩解析！感谢自媒体时代让微信群如此活跃，让我们有缘结识了众多来自于全国各地的朋友们，同行一家亲，感谢你们，因为有你们的支持与信任，我们才能一往直前！本书在编写过程中尽管反复核查修改，力求详尽，但仍难免存在瑕疵纰漏，敬请读者批评指正！

杨亚莉

2017 年 10 月 9 日

目　录

起搏器基础

Case 1

介绍

患者女，66 岁，阵发性心房颤动患者，植入双腔起搏器 5 年（具体型号不详），门诊随访复查动态心电图，图 1.1 为动态心电图中不同时间的心电图片段。

A

B

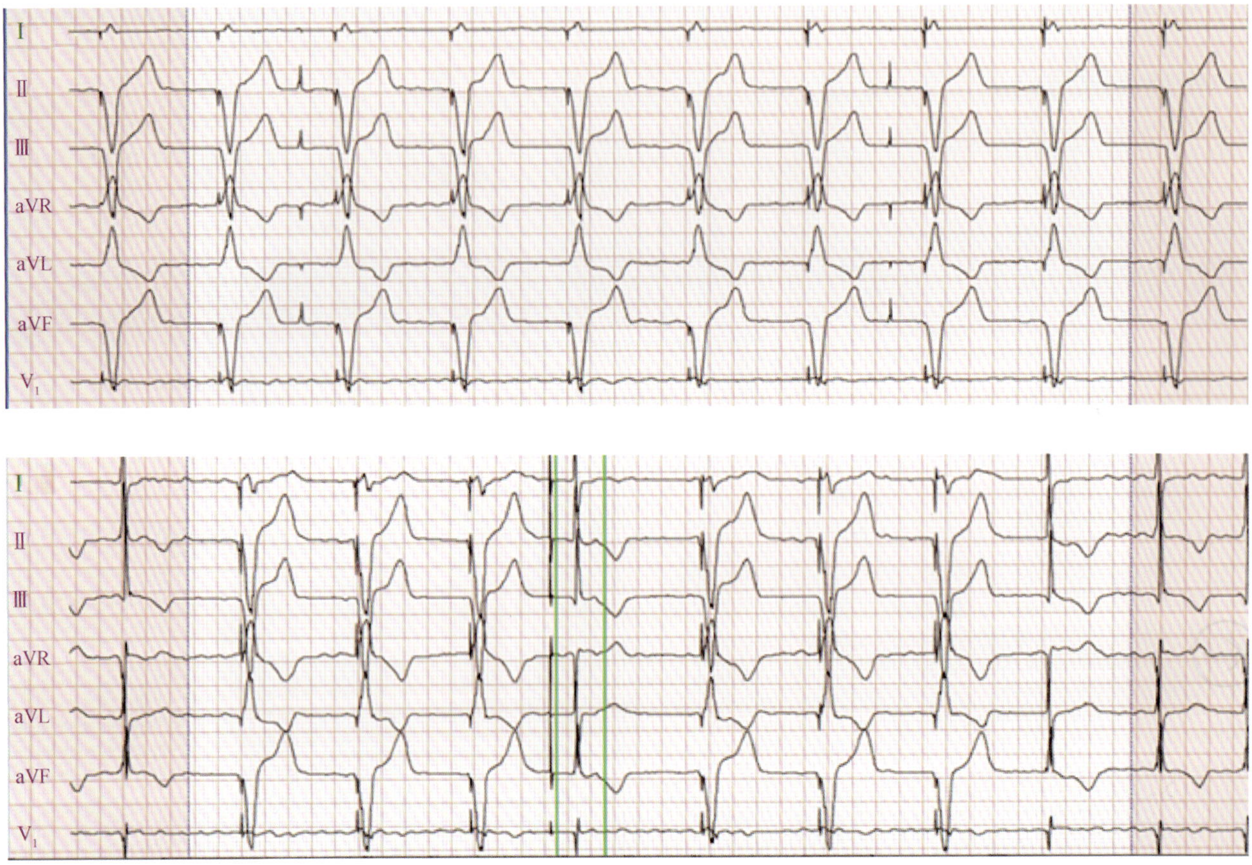

图 1.1　动态心电图片段（A、B 非连续记录）

问题

请问该患者当前的起搏模式为以下哪种？（单选题）

A. DDD（R）

B. VVI（R）

C. DVI（R）

D. DDI（R）

解答

D. DDI（R）

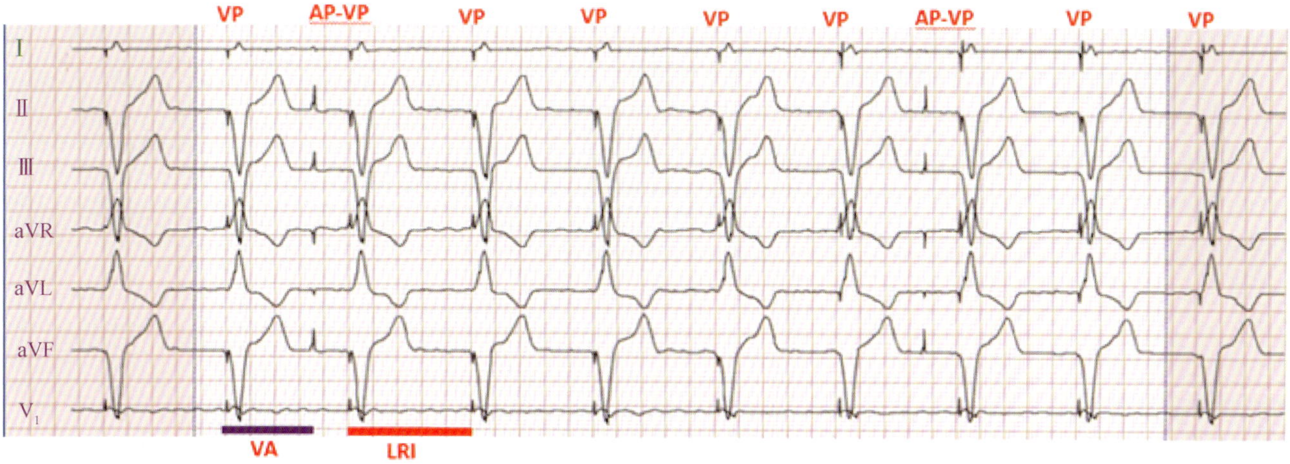

图 1.2　动态心电图片段

患者自身基础心律为心房颤动（V_1 导联可见明显细颤 f 波），绝大多数 QRS 波群为心室起搏，少数为自身下传。图 1.2 中可知，低限频率 60 次 / 分，起搏后房室间期（PAV）280 ms，VA 间期 720 ms。

图中可见心房、心室起搏信号，我们首先可排除 VVI（R）模式。

DVI 模式时，起搏器具有心房、心室起搏功能，心室感知功能，而无心房感知功能；因为 DVI 模式时无心房感知功能，从计时方式上分析可知，心室感知（VS）或心室起搏（VP）将重整 VA 间期和 VV 间期，在 VA 间期内若无 VS 出现，则在 VA 间期结束后发放心房起搏（AP）信号。图中只有少数 VA 后发放 AP 信号，绝大多数 VP-VP 序列中无 VS 出现，但 VA 后均未见 AP 发放，显然不符合 DVI 模式。

心房颤动时，如果起搏模式仍为 DDD 模式，会是什么样的表现呢？DDD 模式时，因为具有心房跟踪功能，那么在脱离心室后心房不应期（PVARP）后，会立刻感知自身心房波（颤动波），持续以高限频率起搏心室（VAT 方式工作）。但通常发生心房颤动时，因心房颤动波细小，容易发生间歇性（或完全性）心房感知不良，因此当心房感知不良时，VP/VS 后启动 VA 间期，VA 间期结束后发放 AP。图中并未见 VAT 方式，且心房、心室顺序起搏比例较少，显然此图也不符合 DDD 模式运作。

图中 VP-VP 恒定（1000 ms），均以低限频率起搏心室，偶见 VP 前面有 AP 发放，呈房室顺序起搏，表现为“类 DDD”工作方式，为什么会发放 AP 呢？说明 VA 间期内未感知心房事件，而无 AP 发放则是因为起搏器在 VA 间期内感知了心房事件（心房颤动波）后，抑制了心房脉冲发放；综合分析此图完全符合 DDI（R）工作模式伴有间歇性心房感知不良。

讨论

DDI（R）起搏模式：

对感知事件（心房、心室感知）的反应：

感知不应期外的心房事件后仅抑制心房起搏（AP），并不重整任何时间间期。

感知不应期外的心室事件后，抑制心室起搏（VP）并重整 VA 间期和 VV 间期。

DDI（R）的计时方式：AV 间期、VA 间期和 VV 间期

AV 间期（程控值）：指心房起搏到心室起搏的一段时间，在这一间期中，起搏器将等待自身心室 R 波的出现，如无 R 波则于计时结束时起搏心室。伴随 AV 计时的，还有心房不应期（ARP）、心室空白期。

VA 间期（不可程控）：心室起搏（VP）事件或不应期外的心室感知（VS）事件启动 VA 间期，起搏器起搏心房前等待自身心房 P 波出现的时间。无论是感知或是起搏的心室事件，都将起始一个新的 VA 间期计时。间期计时内的 P 波或 R 波都将终止该间期计时；VA 间期内的不应期外心房感知事件仅抑制心房

起搏脉冲发放，但不触发心室起搏；计时结束时未发生任何感知事件，起搏器将起搏心房。伴随 VA 间期起始的，还有心室不应期（VRP）和心室后心房不应期（PVARP）。

VV 间期：心室起搏事件（VP）或不应期外的心室感知事件（VS）启动 VV 间期，VV 间期内如出现不应期外的心室感知事件，会终止该间期并重整新的 VV 间期；VV 间期内无不应期外心室感知事件，则于 VV 间期结束时发放心室起搏脉冲（VP）。VV 间期内任何心房感知或起搏事件不会重整 VV 间期。

出题：潘运萍（郑州大学第二附属医院）

Case 2

介绍

患者男性，82 岁，双腔 DDD 起搏器植入术后 2 年（起搏器厂家不详），图 2.1 为患者动态心电图记录片段。

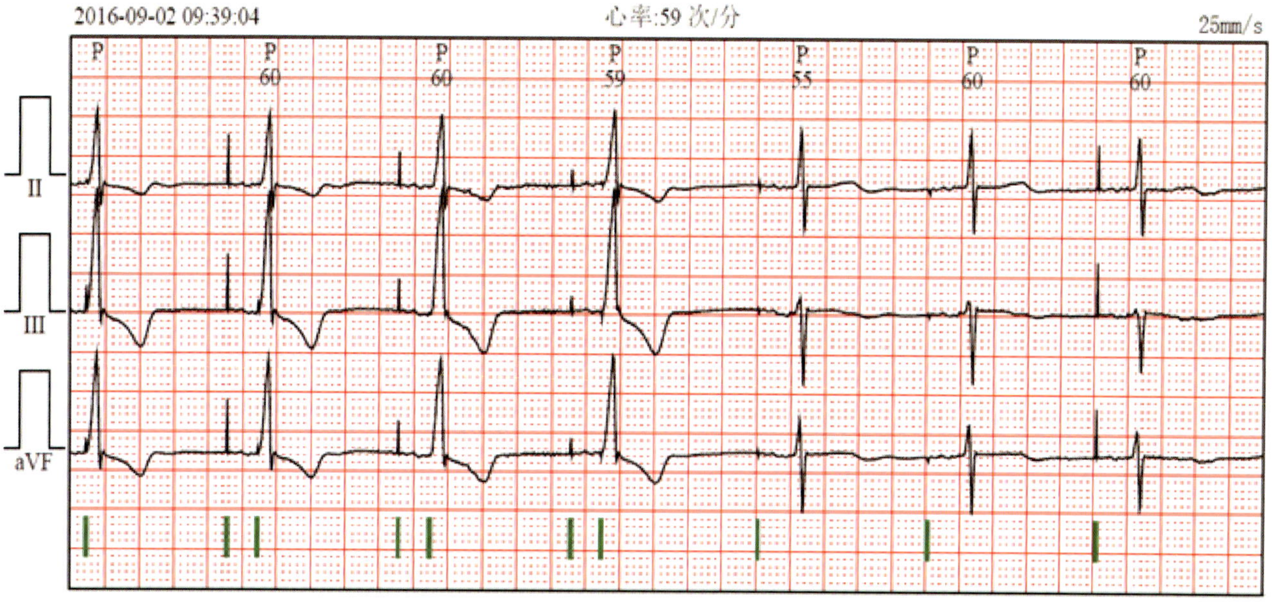

图 2.1　动态心电图片段

问题

1. 关于上图起搏器的工作模式，下列选项中哪项正确？（单选题）

A. DDD 及 AAI 工作模式

B. DDD 及 ADI 工作模式

C. DDD 及 DDI 工作模式

D. DDD 及 AAI ＋工作模式

2. 根据上图心电图表现，判断起搏器为哪家公司生产的？（单选题）

A. 百多力公司

B. 圣犹达公司

C. 波士顿科学公司

D. 美敦力公司

解答

1. D. DDD 及 AAI ＋工作模式
2. D. 美敦力公司

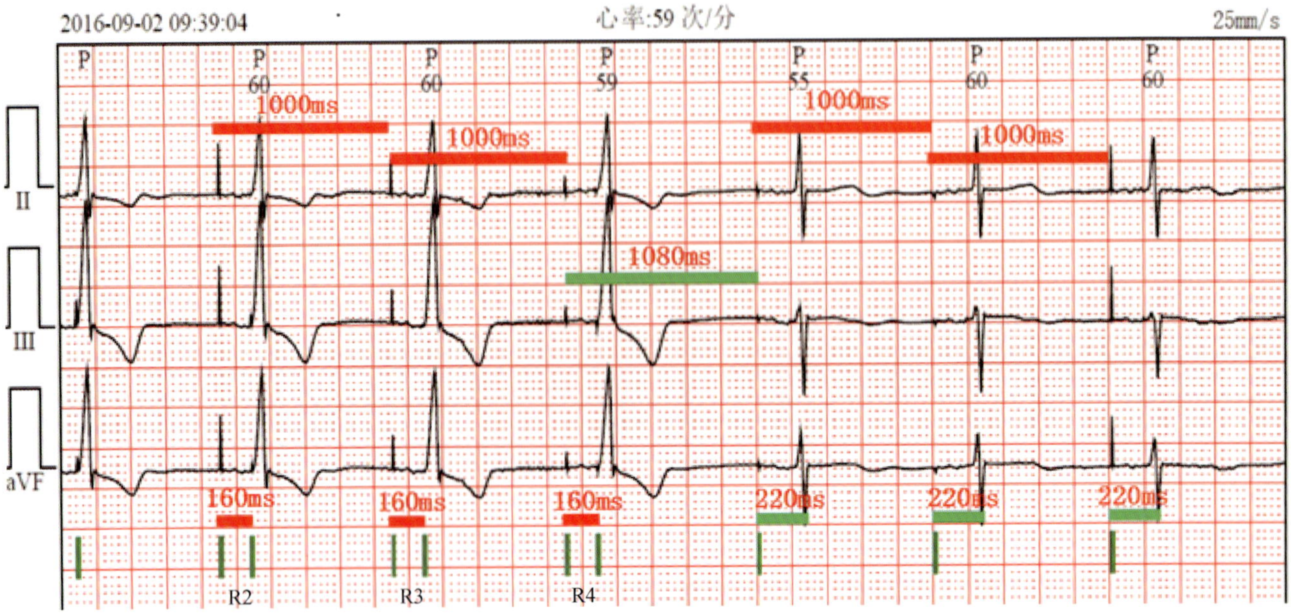

图 2.2　动态心电图片段

如图 2.2 所示，标出的前三个 QRS 波群（R2、R3、R4）均为 DDD 工作方式（AP-VP 序列），PAV = 160 ms，起搏间期 1000 ms；突然在第 5 个 QRS 波群转为 AAI 工作方式（AP-VS 序列），且 AP 后约 220 ms 后出现自身 QRS 波群，为什么 AP 后无 VP 发放呢？是 AV 间期自动搜索功能运作，鼓励自身房室传导吗？

仔细测量 AA 间期的变化，从 DDD 工作方式转为 AAI 工作方式时，AP 推迟了 80 ms，这个 AP 推迟现象正是解答此题的关键点。通常 AV 间期自动搜索功能运作时，AA 间期不会发生改变（AP 不会出现推迟现象），所以从计时上可以排除 AV 间期自动搜索功能运作。

其实 AP 推迟现象（AP 推迟量 = AV − 80 ms = 160 − 80 = 80 ms）及工作模式的改变，是美敦力起搏器 MVP 功能的特征性表现：DDD 工作模式时，起搏器会临时应用 AAI ＋工作模式去检测房室传导功能，在检测到 1 次自身 VS 事件后，继续维持 AAI ＋工作模式，其目的是尽量鼓励自身房室传导，最大限度地减少不必要的心室起搏，同时又保证心室起搏安全。如果出现连续的房室传导中断，即最近的 4 个 P 波中有 2 次下传中断，起搏器由 AAI ＋起搏模式又转为 DDD 起搏模式。

讨论

MVP 功能的 AAI ＋工作模式：在 AAI 工作模式的基础上，增加了心室的监测功能。如果自身房室传导正常时，保持 AAI 工作模式，如果检测到房室传导中断时（无 VS 事件发生），马上发放心室备用脉冲以确保患者安全。

出题：李则林（浙江省中西医结合医院）

Case 3

介绍

男性，75 岁，因“心房颤动，三度房室传导阻滞”植入心室单腔起搏器术后 3 天，常规心电图如图 3.1 所示。

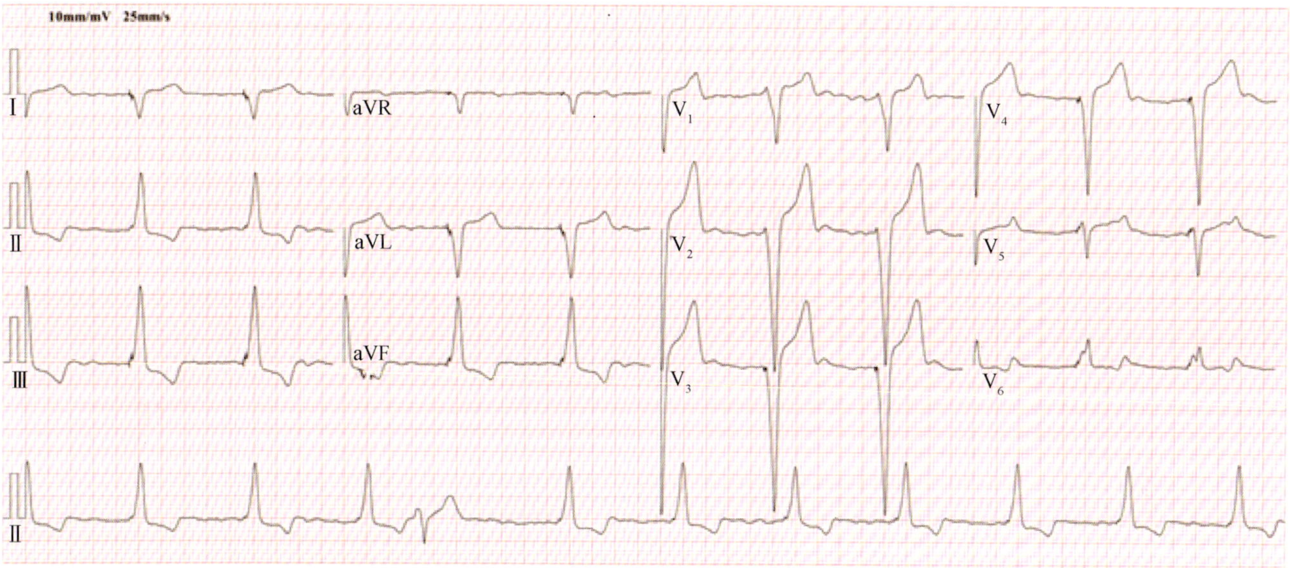

图 3.1 常规心电图

问题

根据题中所给信息，下列选项最正确的是？（单选题）

A. 右室心尖部起搏

B. 右室流出道间隔部起搏

C. 右室流出道游离壁起搏

D. 心室电极穿孔

解答

B. 右室流出道间隔部起搏

通过起搏 QRS 波群形态判断起搏部位：
胸前导联呈类左束支传导阻滞（LBBB）→右室；
Ⅱ、Ⅲ、aVF 导联呈振幅高大且无顿挫的单相 R 波→流出道；
Ⅰ导联及 aVL 导联呈 QS 形→提示间隔部靠前位置。

附：患者 X 线胸片，如图 3.2 ～ 3.4 所示。

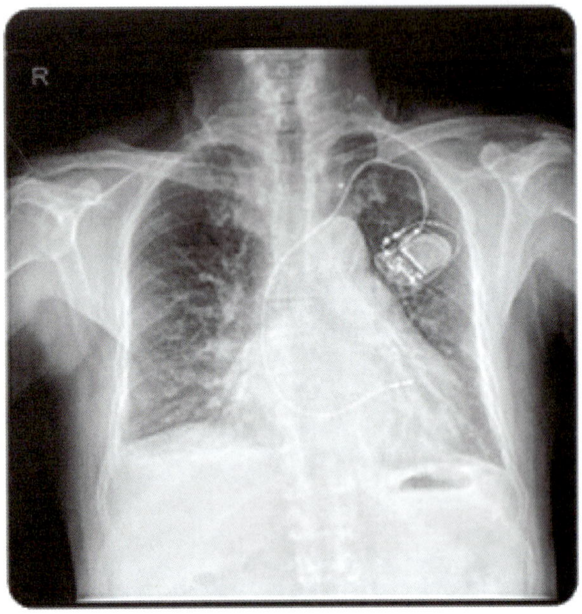

图 3.2　X 线胸片

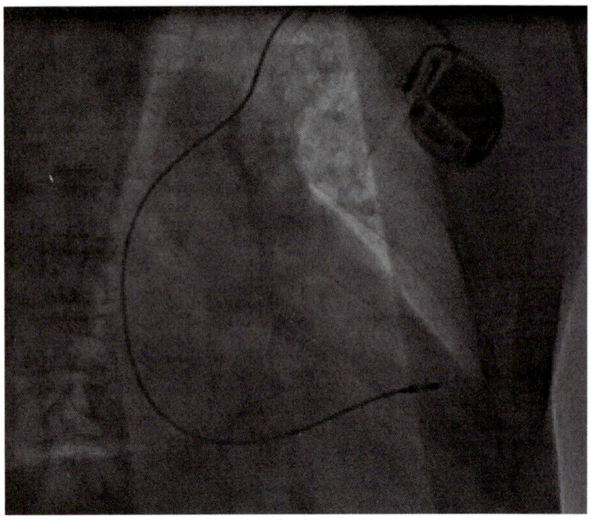

图 3.3　X 线胸片

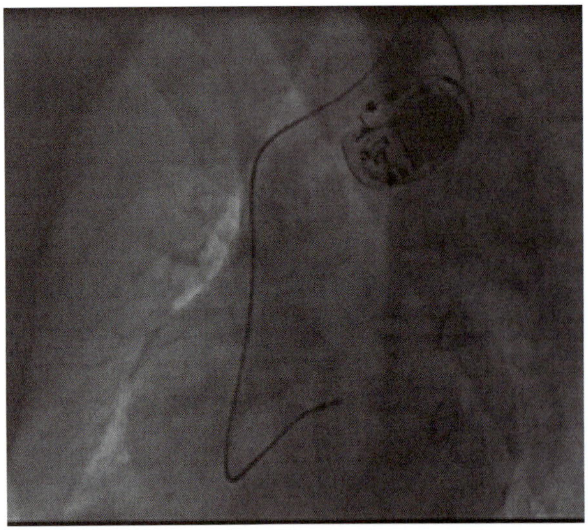

图 3.4　X 线胸片

出题：陈顾江（海宁市人民医院）

Case 4

介绍

男性，65 岁，2 年前植入圣犹达（St.Jude Medical）双腔起搏器，但至今未来院进行常规程控随访，近日因其他疾病来院就诊，心电图（ECG）检查显示如图 4.1。上次出院时起搏器基本程控参数：基本频率 50 次 / 分；最大跟踪频率 120 次 / 分；PAV/SAV 250/200 ms。

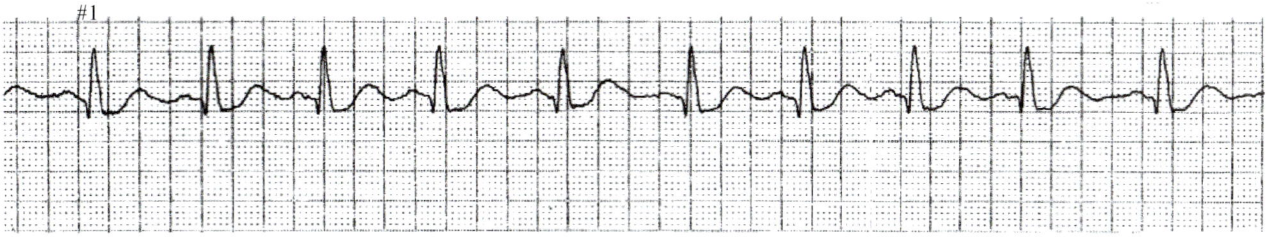

图 4.1　心电图片段

问题

从图中可以得出以下哪项结论？（单选题）

A. 心房夺获和心室感知正常

B. 心房感知和心室感知正常

C. 心室感知正常

D. 心室夺获正常

解答

C. 心室感知正常

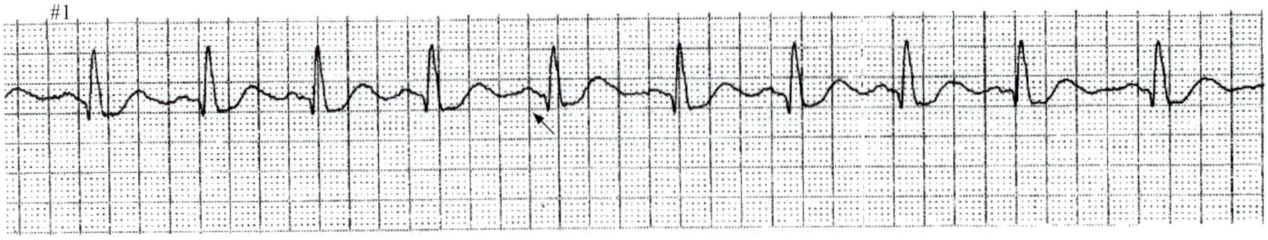

图 4.2 心电图片段

此份图中未见任何起搏器信号，似乎提示起搏器对自身心房信号和自身心室信号都感知良好，因为感知到了自身信号而抑制了起搏脉冲的发放。但根据现有信息，我们实际上是无法判断起搏器对心房信号的感知的。请注意，现在的心率比较快，而起搏器的基本频率（低限频率）为 50 次 / 分。

图中 P 波（↖所示）：

1. 如果心房感知（AS）良好：起搏器在感知到自身心房事件时，即会抑制 AP 脉冲的发放；SAV 为 200 ms，长于自身下传的 PR 间期，所以 VP 脉冲也被抑制。同样由于自身频率较快，下一次 AS 事件在重整 AA 间期的同时也会抑制 AP 脉冲。

2. 如果心房感知不良：起搏器在感知自身心室事件时（此时起搏器把自身下传的 QRS 波当作室性早搏），一方面抑制 VP 脉冲，另一方面也会重整 VA 间期。由于自身心率较快，在 VA 间期结束前，起搏器已经感知到下一个 VS 事件，故在此时重整 VA 间期并抑制 VP 脉冲和 AP 脉冲。

所以无论有无心房感知，均不会出现 AP 事件；对心房和心室的起搏功能，图中无法进行评估。

出题：蔡勇敏（圣犹达公司培训部）

Case 5

介绍

患者男性，83 岁，双腔起搏器（型号不详）植入术后 9 年，常规复查，动态心电图片段如图 5.1 所示。

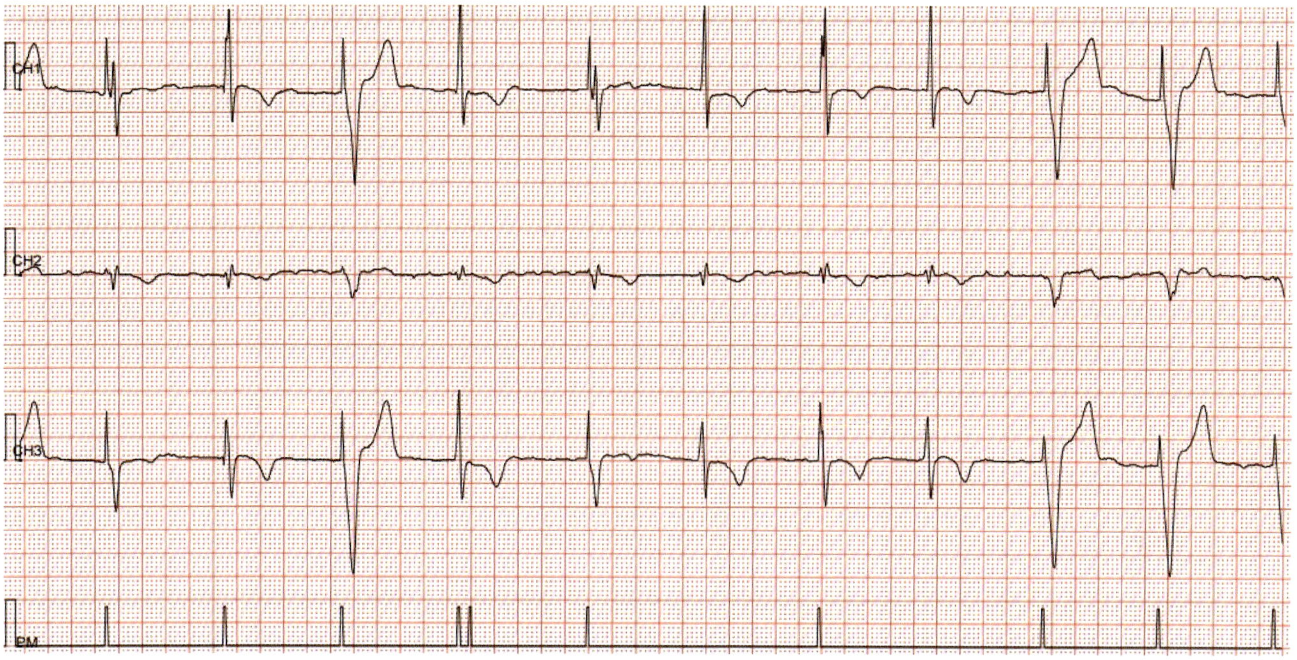

图 5.1 动态心电图片段

问题

关于图中双起搏脉冲标记的解释，下列选项正确的是？（单选题）

A. 心室安全起搏（VSP）

B. 心房再同步起搏（ASP）

C. 提示起搏器开启自动阈值管理功能

D. 错误标记

解答

C. 提示起搏器开启自动阈值管理功能

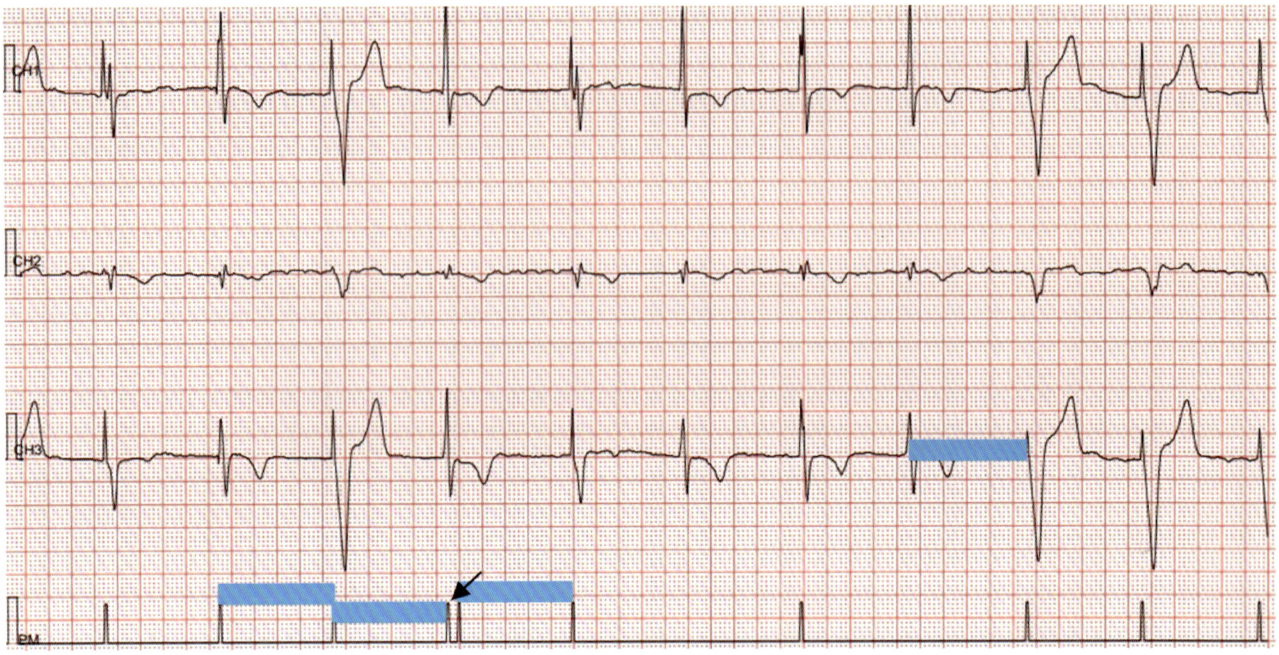

图 5.2 动态心电图片段

图 5.2 中基础节律为心房颤动，根据题中所给信息，应考虑起搏器目前处于非心房跟踪模式（DDI 模式等）。图中蓝色条代表当前起搏间期 1000 ms。

问题的关键在于判断图中的短双脉冲序列（如 ↙ 所示）是什么。题目并没有给出更进一步的起搏器相关信息（例如起搏器厂家、程控参数等），初看可能没有思路。

这时可以从计时周期角度入手：根据蓝色条图所示不难发现，短双脉冲序列中的第一个脉冲为 VP 脉冲，因该脉冲距离其前 VP 脉冲正好 1000 ms；同理，显然短双脉冲序列中的第二个脉冲也为 VP 脉冲，因为其重整了 VV 间期，其后 1000 ms 可见 VP 脉冲发放。

因此答案为 C. 提示起搏器开启自动阈值管理功能。当第一个 VP 脉冲发生失夺获时，起搏器监测到了失夺获的发生，并紧接着发放一个 VP 备用脉冲（VB）并重整 VV 间期，圣犹达起搏器的计时算法中，DDI（R）/VVI（R）模式下，发生心室失夺获时，如果前一心搏为心室感知（VS）事件，由初始的 VP 脉冲重整时间间期；如果前一心搏为心室起搏（VP）事件，则由备用脉冲 VB 重整时间间期。

出题：吉亚军（海宁市人民医院）

Case 6

介绍

患者男性，71 岁，双腔起搏器（起搏器厂家及参数不详）植入术后 8 年，常规复查心电图如图 6.1 所示。

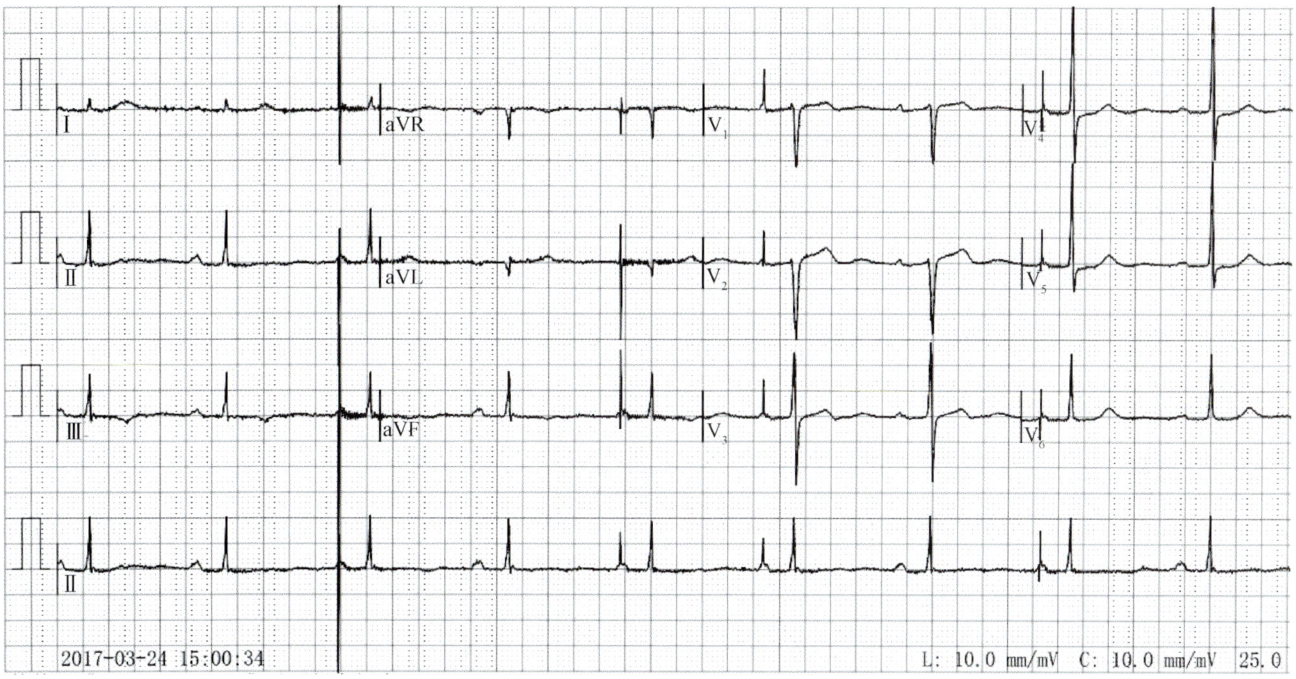

图 6.1 常规心电图

问题

关于起搏器功能的描述，下列选项正确的是？（单选题）

A. 心房起搏不良

B. 心房感知不良

C. 心室感知功能无法评价

D. 频率滞后功能运行

解答

C. 心室感知功能无法评价

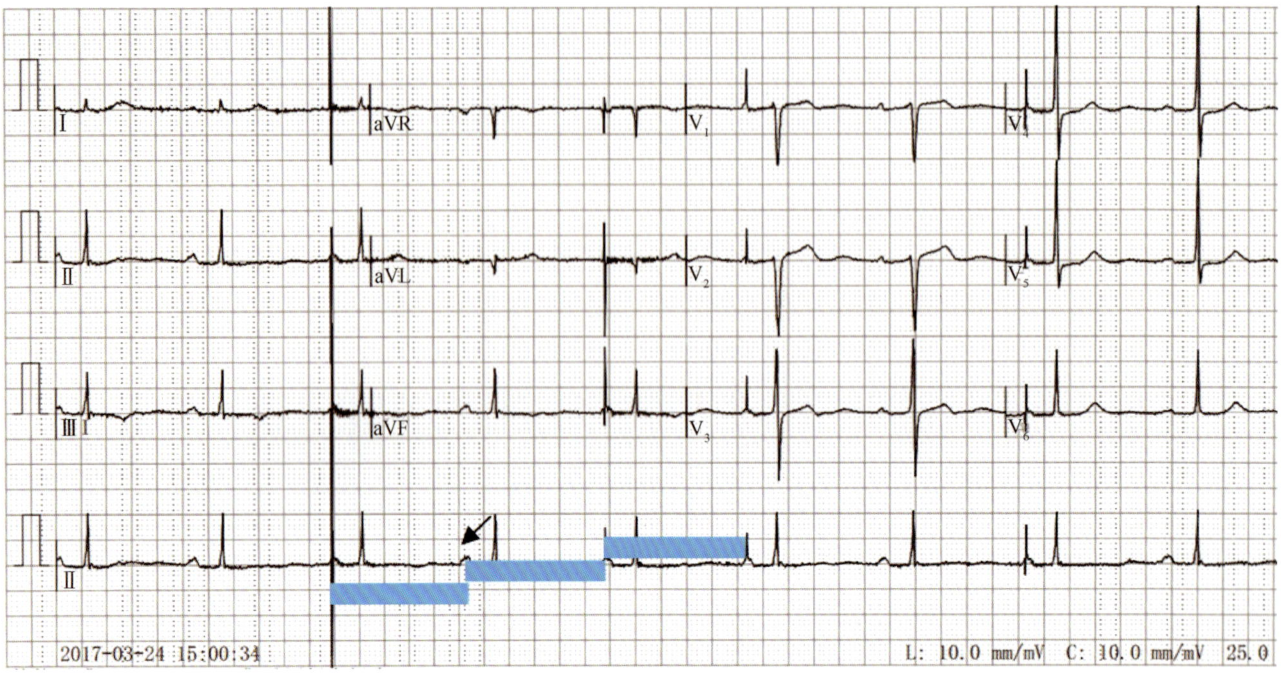

图 6.2 常规心电图

图 6.2 中基础节律为窦性心动过缓，但在部分 P 波顶端稍前可见脉冲信号。图 6.2 中蓝色条图恰好等于一个脉冲-脉冲序列间期。

根据图中 ↙ 箭头位置的 P 波，可见蓝色条图间存在少许重叠，此处并未见脉冲信号，因此我们可以明确此脉冲为 AP 脉冲，并且在箭头处存在一个 AS 事件并重整了 AA 间期；仔细观察可以发现，实际的心房感知位点恰落于 P 波顶端稍后位置。因此，部分 P 波顶端稍前出现的 AP 脉冲，并非是因为心房感知不良所致，而是心房感知延迟所致。

图中对心房起搏功能无法进行评价，因为 AP 脉冲每次出现均落在心房肌生理性不应期内，自然无法评价心房起搏功能如何。

图中对心室感知功能也无法进行评价，因为根据题目信息我们无法明确起搏器当前是何种起搏模式。当起搏模式为 AAI 模式，即使心室感知不良，也可呈现图中表现。

综上，答案为 C. 心室感知功能无法评价。

出题：吉亚军（海宁市人民医院）

Case 7

介绍

患者女性，82 岁，起搏器植入术后 3 年（具体资料不详），常规检查动态心电图，其片段如图 7.1 所示。

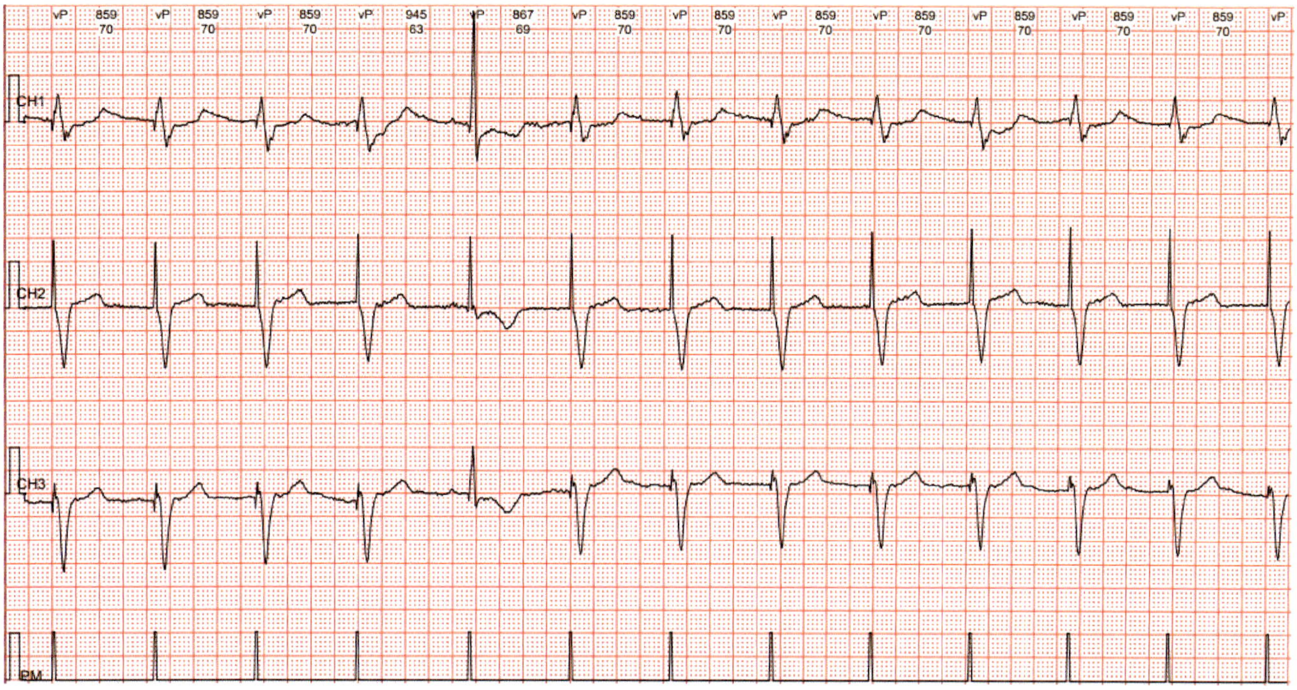

图 7.1　动态心电图片段

问题

请根据动态心电图推测该患者起搏器的起搏模式？（单选题）

A. VVI（R）

B. DDD（R）

C. DDI（R）

D. VDD

解答

D. VDD

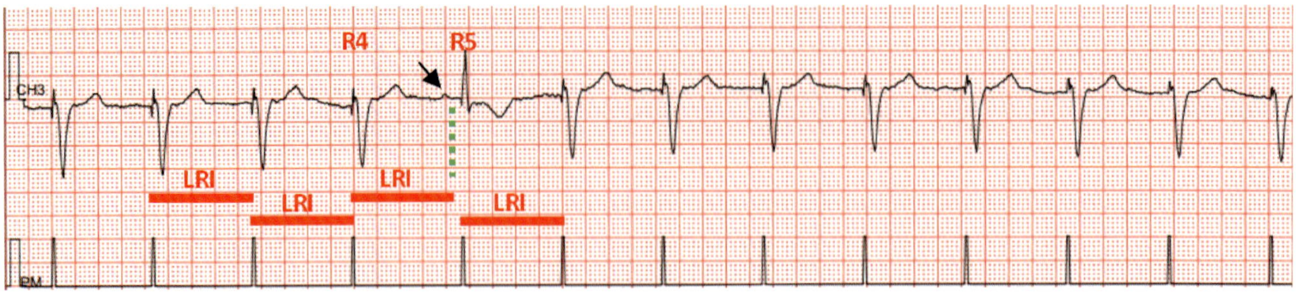

图 7.2　动态心电图片段

当自身心房率快于低限频率时，起搏器呈 VAT 工作方式（R5 前可见明显窦性 P 波，起搏器感知到窦性 P 波后在 SAV 间期之后触发 VP，该 VP 落在自身 QRS 波群中形成假性融合波）；当自身心房率慢于低限频率时，起搏器呈 VVI 工作方式；符合 VDD 模式运作。

图中红色横线均为低限频率间期，VV 间期恒定 850 ms，而 R4-R5 间期明显长于 850 ms，故可以排除 VVI（R）模式和 DDI（R）模式。

1. 如果为 VVI（R）模式，起搏器在 R4 后按低限频率间期（850 ms）发放 VP 脉冲（绿色虚线处），但起搏器并未在此处发放 VP；即使低限频率间期内出现 P 波（如 ↘ 所示），也不会重整起搏器计时周期，显然不符合 VVI（R）模式。

2. DDD（R）/DDI（R）模式时，在心室起搏事件后，VA 间期内未感知自身心房和心室事件时，则起搏器在 VA 间期结束后应首先发放 AP 脉冲，图中大部分均为 VP-VP 序列（且 VV 间期中未见明显 P 波），故不符合 DDD（R）/DDI（R）模式。

讨论

VDD 起搏模式特点：

1. 仅有心室起搏功能，无心房起搏功能；对心房、心室均有感知功能。

2. 感知心房事件后触发心室起搏，感知心室事件后，抑制心室起搏。

3. 计时方式：VDD 的基本计时间期包括 AV 间期和低限频率间期（LRI）。

AV 间期指的是感知自身 P 波后，起搏器起搏心室前等待自身 R 波出现的时间，即感知 AV 间期。自身 P 波起始心房不应期（ARP）和 AV 间期，无心室空白期。

LRI 计时起始同时，起搏器同时启动三个间期：心室不应期（VRP）、心室后心房不应期（PVARP）和高限频率间期（URI）。LRI 内未感知到 P 或 QRS 波群，起搏器在 LRI 后发放心室脉冲。如果 LRI 内感知到 QRS 波群（VRP 外感知），起搏器将重整 LRI。

出题：吉亚军（海宁市人民医院）

Case 8

介绍

患者女性，76 岁，起搏器植入术后 9 年（美敦力起搏器），常规复查动态心电图片段如图 8.1 所示。

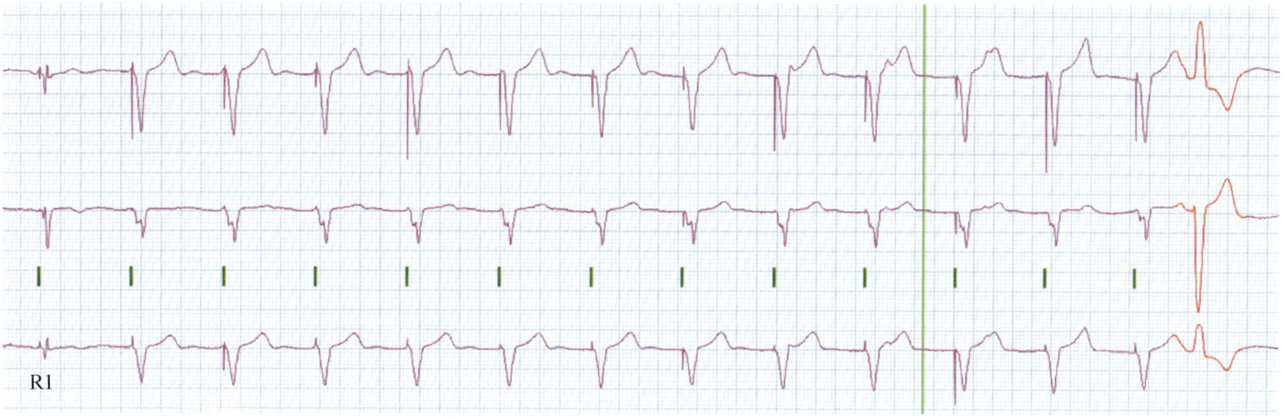

图 8.1 动态心电图片段

问题

以下对于该患者起搏器工作状态描述错误的是?（单选题）

A. 起搏功能未见异常

B. 感知功能无法评价

C. 提示电池耗竭，建议程控检查

D. 可能为双腔起搏器，起搏、感知功能未见异常

解答

B. 感知功能无法评价

如图 8.1 中所示，心室起搏心律，呈 VVI 起搏模式，起搏频率为 65 次 / 分，心室起搏功能（R1 为起搏融合波）及感知功能均未见异常（在感知室性早搏后，起搏器重整计时周期）。

美敦力起搏器起搏频率 65 次 / 分，起搏器植入已长达 9 年，我们首先会想到起搏器可能电池耗竭了，因为美敦力起搏器电池更换指征（ERI）状态时起搏频率为 65 次 / 分，这时就建议进行程控检查。但需要说明，美敦力起搏器心室起搏频率 65 次 / 分，并不能完全代表起搏器处于 ERI 状态；在 VVIR 模式时，起搏器可根据患者机体运动或代谢需求，起搏频率也可以增快到 65 次 / 分，但是在 VVIR 模式时患者随运动或休息状态变化，起搏频率会随之发生渐进性改变，而 ERI 状态时，起搏频率则固定为 65 次 / 分。

图中虽然为 VVI 起搏模式，但是也有可能是双腔起搏器。因为美敦力双腔起搏器电池耗竭时，起搏模式可由 DDD 模式转换为 VVI、VOO（磁铁模式下）模式。因此无法明确是单腔还是双腔起搏器。

出题：杨亚莉（仙桃市第一人民医院）

Case 9

介绍

女性，77 岁，心脏再同步化治疗起搏器（CRT）植入术后（品牌型号不详）7 年，门诊随访，动态心电图片段如图 9.1 所示。

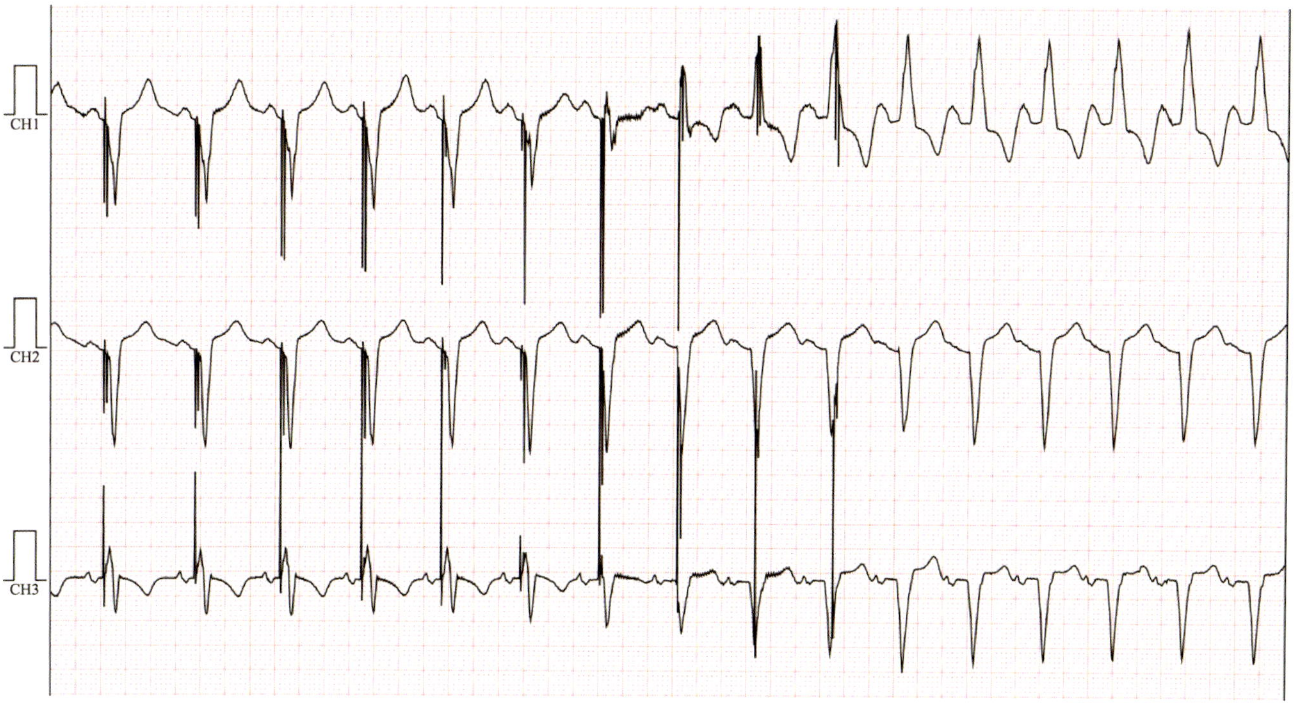

图 9.1　动态心电图片段

问题

针对题中所给信息，应如何处理最为合适？（单选题）

A. 无需处理

B. 增加左室输出

C. 调整心房感知

D. 优化 AV 间期

E. 调整上限跟踪频率

解答

E. 调整上限跟踪频率

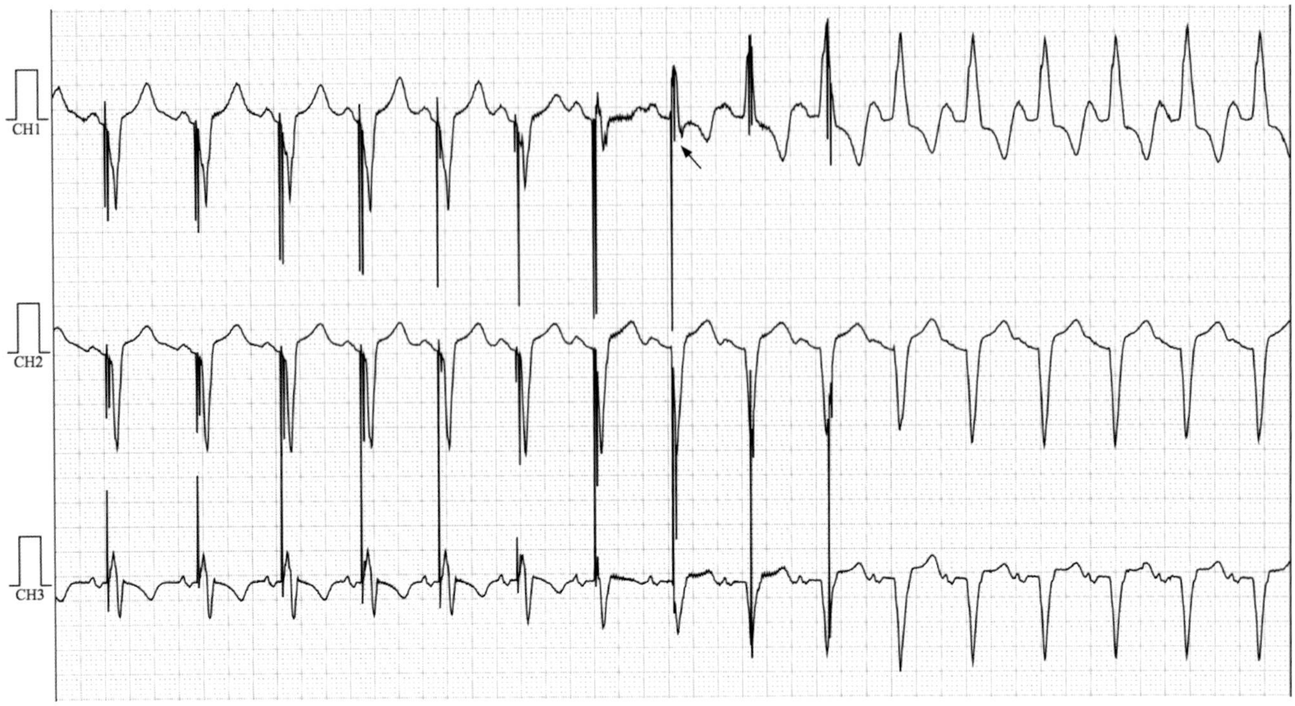

图 9.2　动态心电图片段

从图 9.2 中可以看到，第 1 ～ 5 个心搏自身 P 波频率较慢时，可见心室 1：1 跟踪自身 P 波（VAT 工作方式），左室领先起搏，PV 间期固定。第 6 ～ 10 个心搏自身 P 波频率加快，心室虽仍 1：1 跟踪自身 P 波，但 PV 间期逐渐延长，VV 间期大约 630 ms（上限跟踪频率 95 次 / 分），QRS 为不同程度的融合波（如↖所示）。最终心室无法跟踪 P 波，表现为自身下传，PR 间期＞ PV 间期。

CRT 植入患者，应尽量保证双室同步起搏，减少自身下传，本题自身心房率加快时，由于上限跟踪频率设置偏低，最终导致心室无法跟踪自身 P 波，形成连续自身下传。处理方案应为 E. 调整上限跟踪频率。

出题：叶沈锋（浙江大学附属第二医院）

Case 10

介绍

女性，70 岁，双腔起搏器（型号未知）植入术后半年，门诊常规随访，动态心电图检查片段如图 10.1 所示。

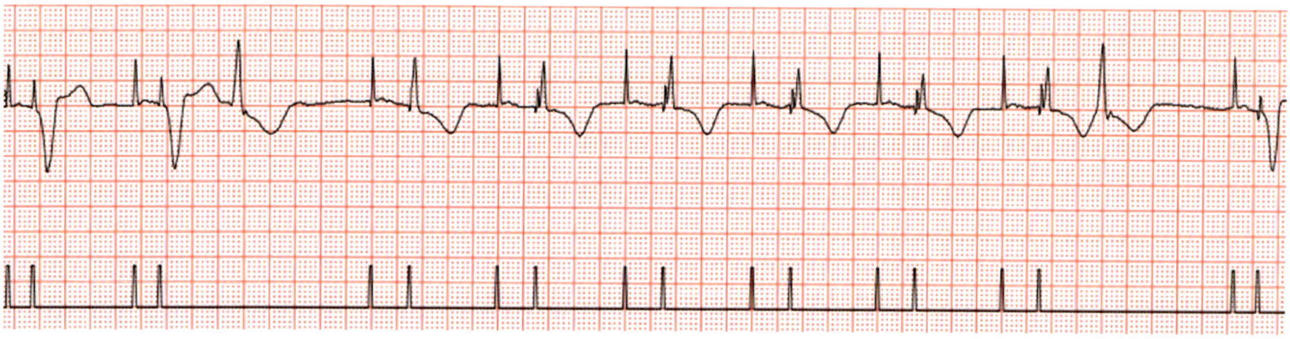

图 10.1 动态心电图片段

问题

请根据心电图表现推测该患者起搏器为以下哪个公司的产品？（单选题）

A. 百多力公司（Biotronik）

B. 波士顿科学公司（Boston Scientific）

C. 美敦力公司（Medtronic）

D. 圣犹达公司（St.Jude Medical）

解答

A. 百多力公司（Biotronik）

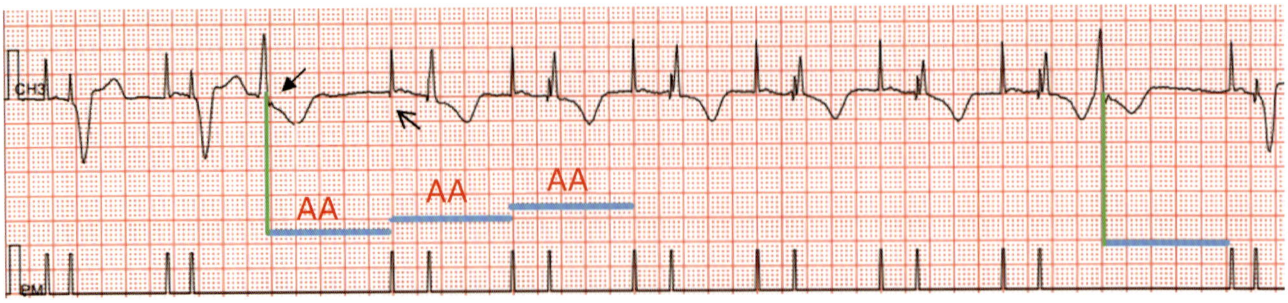

图 10.2　动态心电图片段

起搏序列分析：

AV 顺序起搏（AV 200 ms）2 次-室性早搏 -AV 顺序起搏（AV 300 ms）6 次-室性早搏 -AV 顺序起搏（AV 200 ms）1 次；可以发现，在一次室性早搏后 AV 间期延长；非常巧的，又是在室性早搏后，AV 间期恢复为原 AV。另外，仔细测量可以发现，室性早搏到后一个 A 脉冲发放的距离恰好等于一个 AA 间期，如图 10.2 所示。

1. 事实上，根据题中给出的选项，即可选出 A. 百多力公司（Biotronik），因为 4 个选项中，只有百多力公司采用的纯 AA 计时方式才能使得室性早搏后的 VA 间期恰等于 AA 间期（如 ↙ 所示）。

2. 再来看看 AV 间期的变化（如图 10.2 ↖ 所示）：中间连续 6 个较长的 AV 间期（300 ms）及两边较短的 AV 间期（200 ms）。如果我们对各个起搏器厂家的最小化右心室起搏功能（AV 间期滞后搜索）有一定了解的话，看到“6”这个数字就会发现，在题目四个选项中只有 A. 百多力公司（Biotronik）的 AV 间期滞后可以符合这一数字“6”。具体来说，Biotronik 的 AV 间期滞后功能分为：① AV 重复滞后（AV Repeated Hysteresis）；② AV 扫描滞后（AV Scan Hysteresis）；③ AV 间期负滞后（Negative AV Hysteresis），它们 AV 间期滞后次数均可程控为 1 ～ 6 次（Evia 系列为 1 ～ 10 次）。

再细致一点，是 AV 重复滞后还是 AV 扫描滞后呢？二者最大的区别在于它们的启动条件不同：① AV 重复滞后的启动条件是在感知到自身心室事件后启动；② AV 扫描滞后的启动条件是在连续 180 个 VP 后启动，当感知到自身心室事件后，计数清零。单就这份图中，似乎很难去明确这到底是哪一种滞后[问题的关键在于起搏器是否将室性早搏作为自身心室事件]。我们调出这位患者的动态资料（见图 10.3）可以发现：

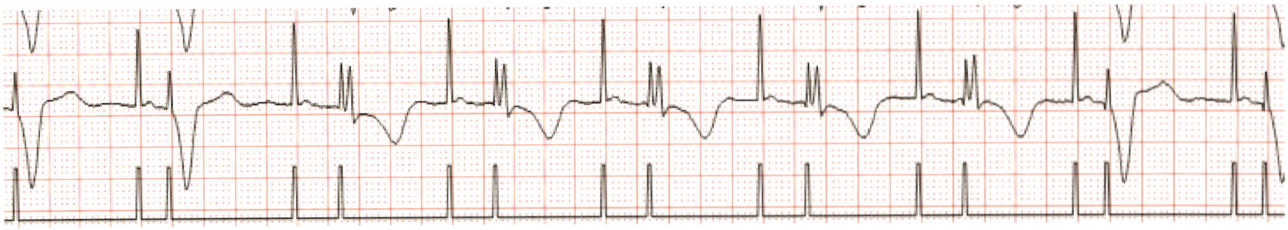

图 10.3　动态心电图片段

在这张图中我们可以明确，这是 AV 扫描滞后，滞后次数为 5 次；那么之前的 6 次滞后，显然就是起搏器在感知到自身心室事件后启动的 AV 重复滞后，且滞后次数为 6 次。

讨论

本题中的其他选项：

波士顿科学公司（Boston Scientific）起搏器有 AV Search/AV Search ＋, AV 间期滞后次数固定为 8 次，不可程控；

美敦力公司（Medtronic）起搏器有 Search AV/Search AV +，当其开始运行时，如果始终无自身传导也需要在 16 个心动周期中出现＞ 8 次的 VP，而且 AV 间期的延长值也不符合其设定；

圣犹达公司（St.Jude Medical）起搏器有 AICS（Auto-Intrinsic Conduction Search，自动自身传导搜索）与 VIP（Ventricular Intrinsic Preference，心室自身优先功能），AICS 在设定上每 5 min 搜索 1 次，而 VIP 的 AV 间期滞后次数程控为 1 ～ 3 次。

出题：吉亚军（海宁市人民医院）

Case 11

介绍

男性，85 岁，圣犹达（St.Jude Medical）双腔起搏器（型号不详）植入术后，门诊常规随访，动态心电图检查片段如图 11.1 所示。基本频率 60 次 / 分。最大跟踪频率 130 次 / 分。PAV 间期 200 ms；SAV 间期 180 ms。

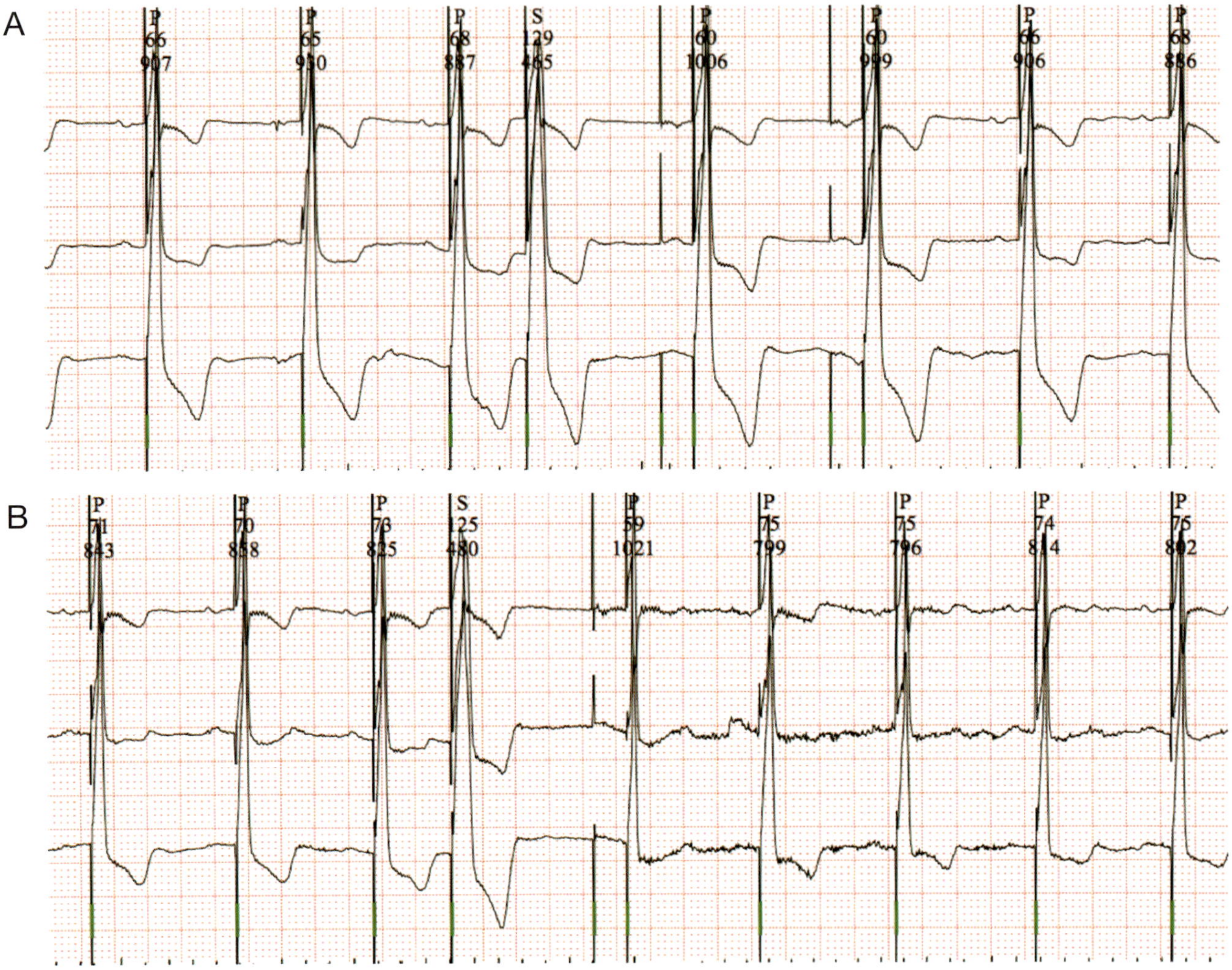

图 11.1　动态心电图片段（A、B 图非连续记录，相差 1 min）

问题

请问 A、B 二图中房性早搏后的 VP-VP 间期为什么不同?（单选题）

A. 自动分析软件的测量误差

B. Holter 记录过程中发生的“卡纸”现象

C. 提示起搏器低电量状态

D. 圣犹达双腔起搏器的正常现象

解答

D. 圣犹达双腔起搏器的正常现象

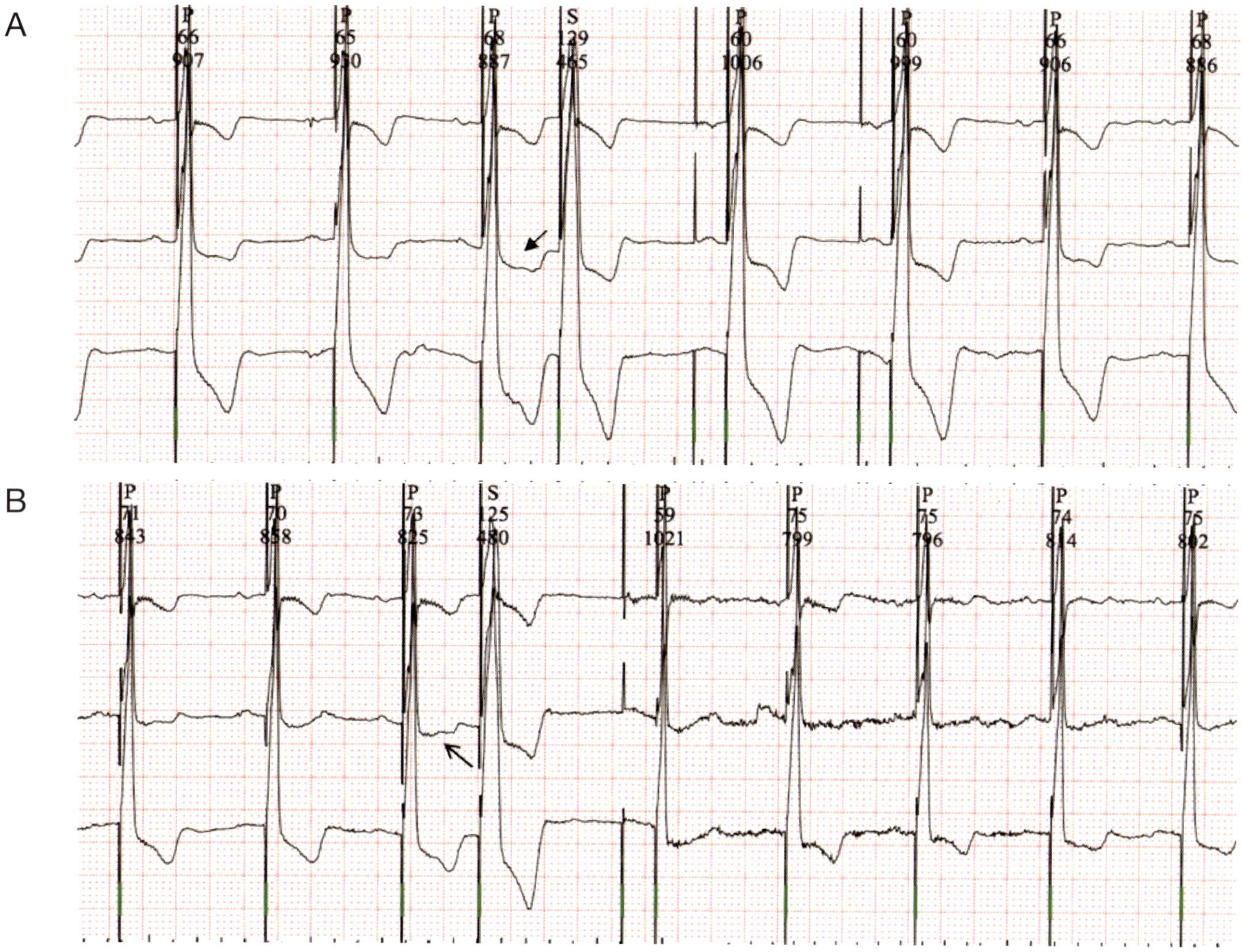

图 11.2　动态心电图片段（A、B 图非连续记录，相差时间 1 min）

A 图中我们注意房性早搏所在的 AS（房性早搏，如↙所示）-VP1-AP-VP2-AP-VP3 序列（请将每个序列在图中标出来），仔细测量对比此序列中的 VP1-VP2 间期＝ VP2-VP3 间期＝ 1000 ms，乍一看这似乎非常合理。

B 图的序列和 A 图非常相似，房性早搏所在的序列 AS（如↖所示）-VP1-AP-VP2（请将每个序列在图中标出来），仔细测量可以发现此 VP1-VP2 间期明显大于 1000 ms。那么，A、B 图中相似序列下为什么会有这样的不同呢？

毫无疑问，起搏器目前为 DDD 起搏模式，呈 VAT 方式起搏；而圣犹达双腔起搏器在 DDD 模式下的计时方式采用改良的心房计时：即 AS-VP1-AP-VP2，序列中，是 AS 事件而非 VP 事件重整计时周期（即此序列中，AS 事件重整 AV 间期和 AA 间期；VP 事件不重整 VA 间期和 VV 间期）。一般来说，SAV 间期会设置得短于 PAV 间期（本题中 PAV200 ms；SAV180 ms）。

因此，在 AS-VP1-AP-VP2 序列中，AS-AP 间期为 1000 ms；但 VP1-VP2 间期却会延长到 1020 ms，即 B 图中的表现是正常的。

但是反过来，为什么 A 图中的 VP1-VP2 间期却恰好等于 1000 ms 呢？题干中提示起搏器的最大跟踪频率为 130 次 / 分，即在 DDD 模式下 AP/AS-VP-AS-VP 序列中的 VP-VP 的频率最快为 130 次 / 分（即起搏器上限频率行为）；因此当该序列中房性早搏 AS 事件后的 VP 脉冲发放频率快于 130 次 / 分时，SAV 间期就会延长，推后 VP 脉冲的发放以满足最大跟踪频率的限制。A 图中的 VP1 就是因为最大跟踪频率的限制而使得 VP1 脉冲推后，恰好使得 VP1-VP2 ＝ VP2-VP3 ＝ 1000 ms。

综上，这一些看似矛盾的变化实质上是圣犹达双腔起搏器的正常表现。

出题：张余斌（浙江大学附属第一医院）

Case 12

介绍

患者女性，83 岁，双腔起搏器（型号不详）植入术后 3 年，常规复查心电图如图 12.1 所示，患者随访病历破损，仅见半年前随访时低限频率设置为 60 次 / 分。

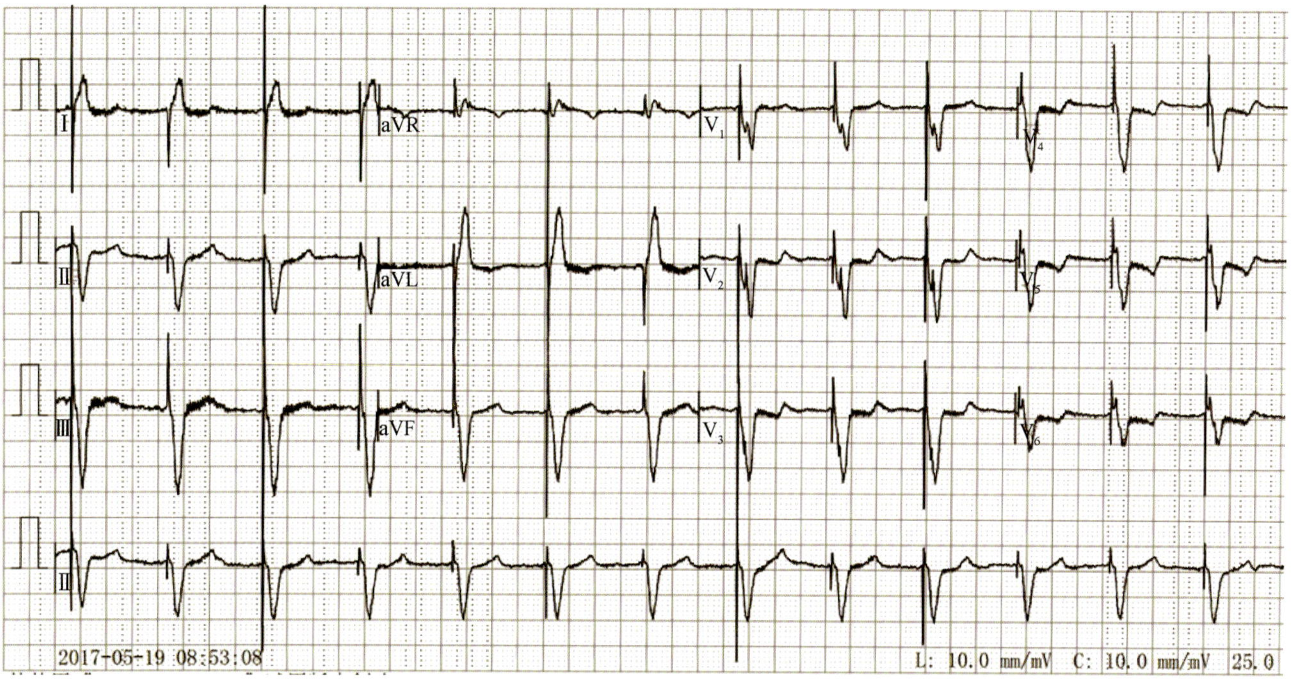

图 12.1　常规心电图

问题

根据上述心电图表现，推测患者的起搏模式设置不可能为以下哪种？（单选题）

A. VVIR 模式

B. VDD 模式

C. DDI 模式

D. DDD 模式

解答

C. DDI 模式

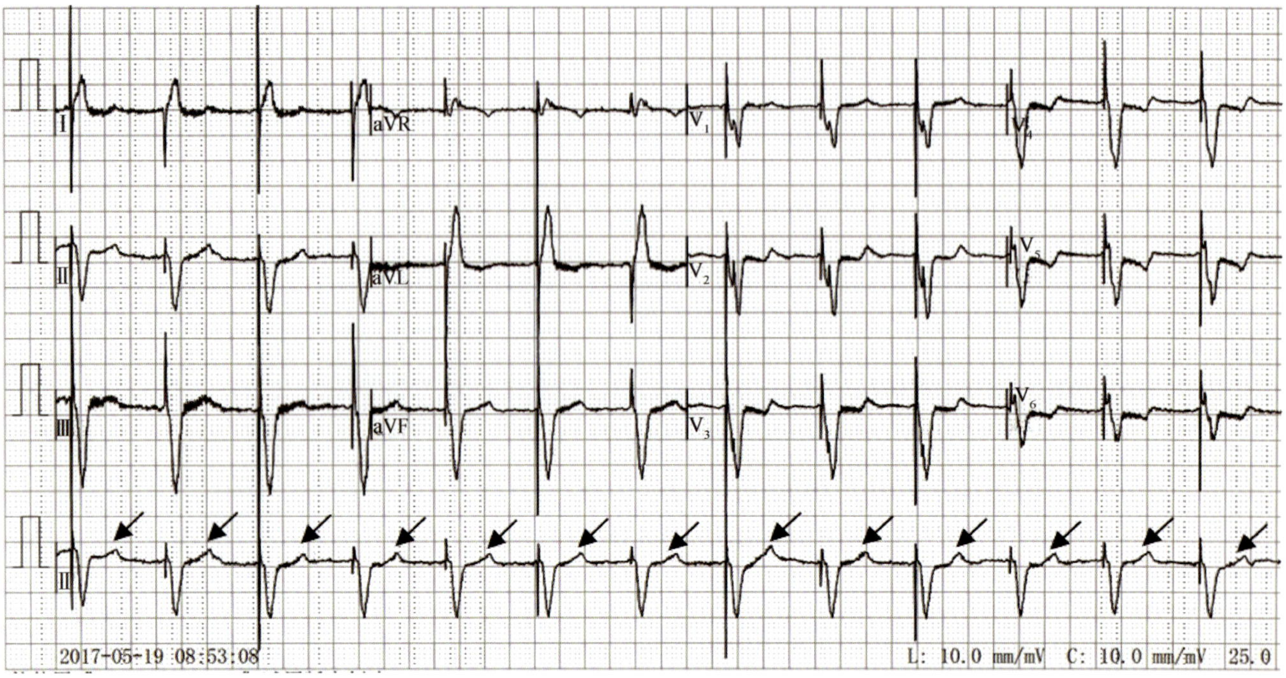

图 12.2 常规心电图

图 12.2 中仅见约 83 次 / 分的 VP-VP 序列，并未见到明确的 AP 脉冲；题中给出“半年前随访时低限频率设置为 60 次 / 分”，因此问题就变成如何解释起搏频率的变化了。

图中的基础节律并不能清晰可见：

1. T 波顶端似乎隐约可见叠有疑似 P 波的图形（如 ↙ 箭头），但并不能明确，因为其既可能是 T 波本身改变，也可能是伪差干扰所致。

2. 各个导联上也见不到明确的心房扑动 / 心房颤动波。

如果当前起搏模式为 VVIR 模式，可以很方便解释 AP 脉冲的缺失和起搏频率的变化（传感器频率）。

如果当前起搏模式为 VDD/DDD 模式，当 T 波顶端确实叠有 P 波时，也可以呈现出图中表现，此时实际是连续的 AS-VP 序列，呈 VAT 工作方式。

如果当前起搏模式为 DDI 模式，当基础节律为心房扑动 / 心房颤动时，AP 脉冲被抑制，但起搏频率却不会发生变化（注意，此时无传感器频率）。

综上，答案为 C. DDI 模式

出题：吉亚军（海宁市人民医院）

Case 13

介绍

男性，86 岁。因窦性心动过缓，频发房性期前收缩伴短阵房性心动过速，阵发性心房颤动，最长 RR 间隔 8 s 左右，植入圣犹达双腔起搏器（具体型号不详），门诊常规随访，动态心电图片段如图 13.1 所示。

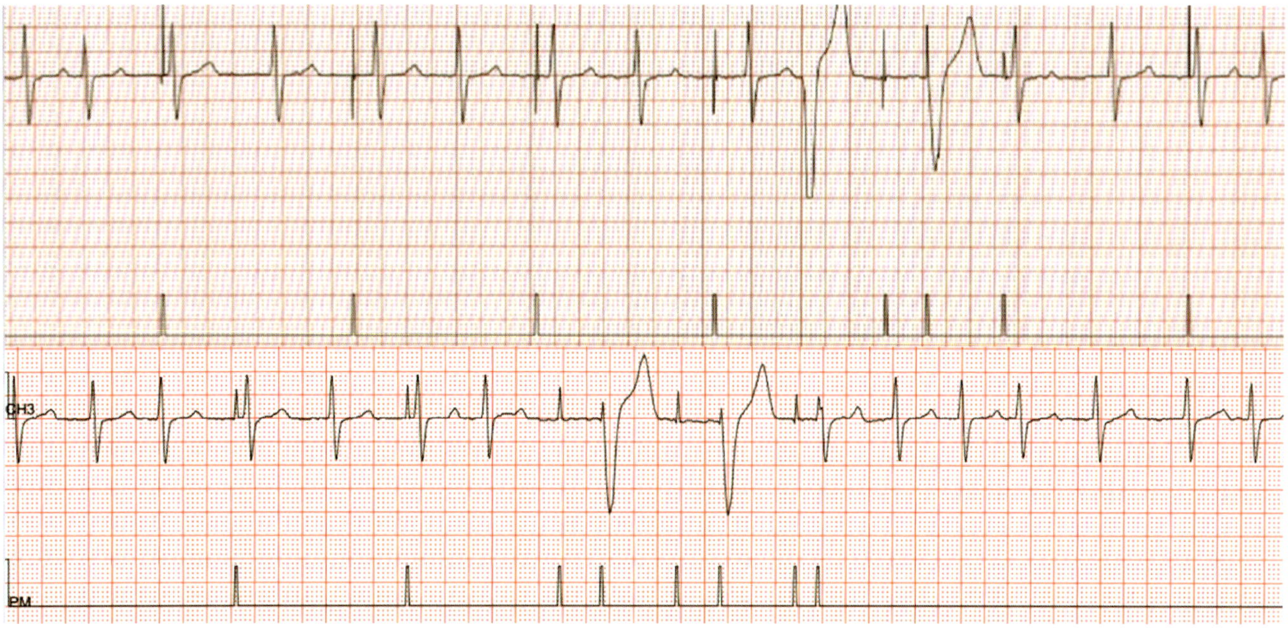

图 13.1　动态心电图片段

问题

请判断当前起搏器工作模式？（单选题）

A. DDD

B. DDI

C. DVI

D. VDI

解答

A. DDD

题目所给的动态心电图片段所示的 RR 间期不规则，结合病史提示我们图中的基础节律为心房颤动。图中清楚可见心房、心室起搏信号，因此我们首先可以排除 VDI 模式（VDI 模式时无心房起搏功能，只有心室起搏功能）。

图中起搏器设置的低限频率为 60 次 / 分，AV 间期有长短两种：长 AV 间期 360 ms（VIP 功能开启时延长的 AV 间期，搜索周期为 2）；短 AV 间期 200 ms（起搏器程控 AV 间期）。值得一提的是，圣犹达双腔起搏器通常采用改良的心房计时方法。图中绝大多数自身 QRS 波后 640 ms 固定发放 AP 信号，说明心房绝大多数情况下未感知，自身 QRS 波群多数被起搏器定义为室性早搏并重整 VA 间期。但图中少数大于 640 ms 的 VV 间期中未见 AP 信号发放，可以排除 DVI。理由：DVI 模式时，无心房感知功能，只有心室感知功能，感知到自身或心室起搏 QRS 波后，在 VA 间期后必然会发放 AP。但图中存在 VV 间期大于 640 ms 时未见 AP 信号发放，则可排除 DVI 模式。

那么我们如何鉴别 DDD 和 DDI 模式呢？这是此图的难点和重点。图中多数 VA 间期后固定发放 AP 信号，提示绝大多数情况下心房波未感知（心房颤动波振幅矮小有关），为什么有的长 RR 间期（大于 640 ms）中未见 AP 信号（如下图↑所示）呢？

我们可以从以下思路展开分析：

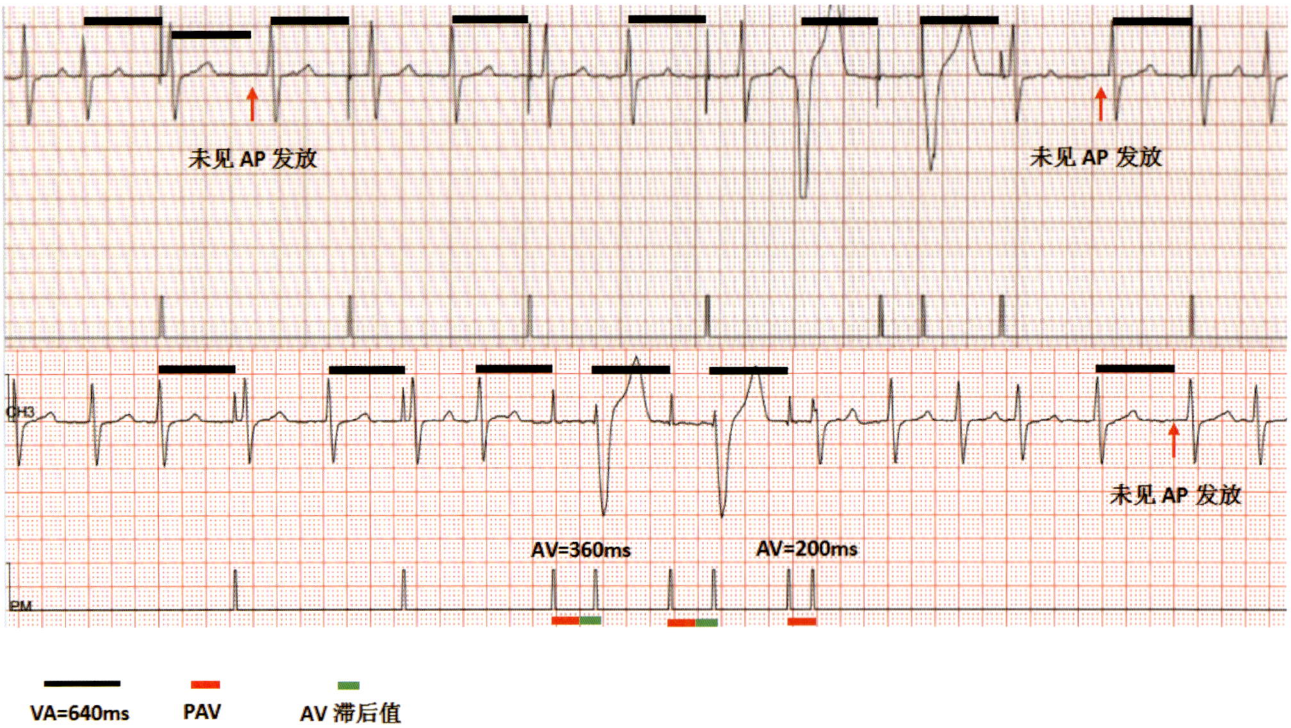

1. 假设图中心房波完全未感知：

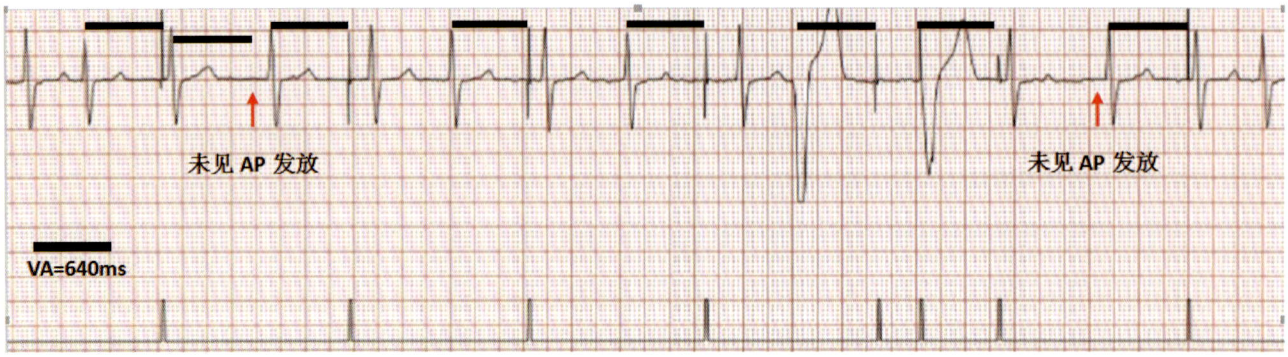

思路一：如果心房完全未感知，DDI 模式时，在 VA 间期后必然会发放 AP 脉冲信号，但图中可见部分 RR 间期＞ 640 ms，而长 RR 期间中均未见 AP 信号发放，故 DDI 模式显然不成立。

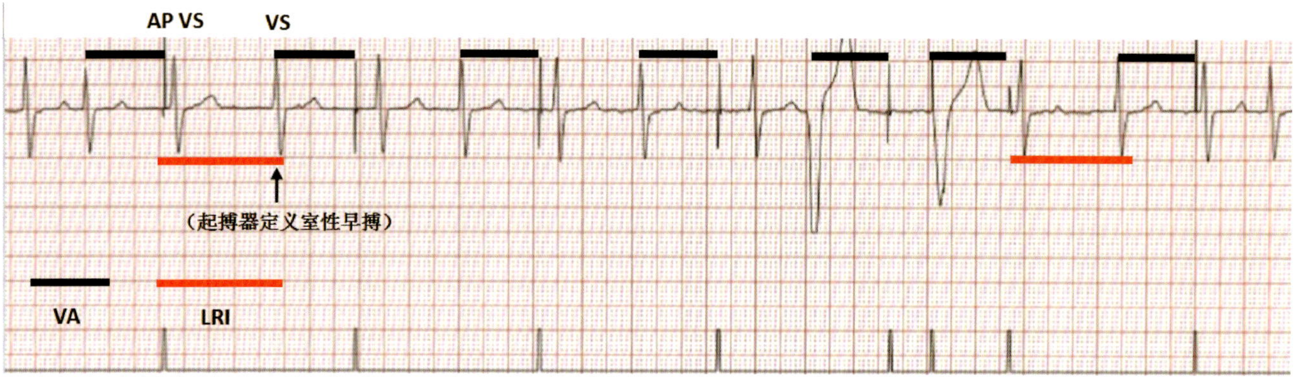

思路二：如果心房完全未感知，DDD 模式时，按照改良的心房计时，起搏器从起搏的心房事件开始计算按 AA 间期发放下一次心房脉冲，在低限频率间期（LRI）内感知到心室事件（起搏器定义的室性早搏，如上图↑所示）抑制 AP 的发放。显然 DDD 模式解释是成立的。

2. 假设图中心房波存在间歇性感知：

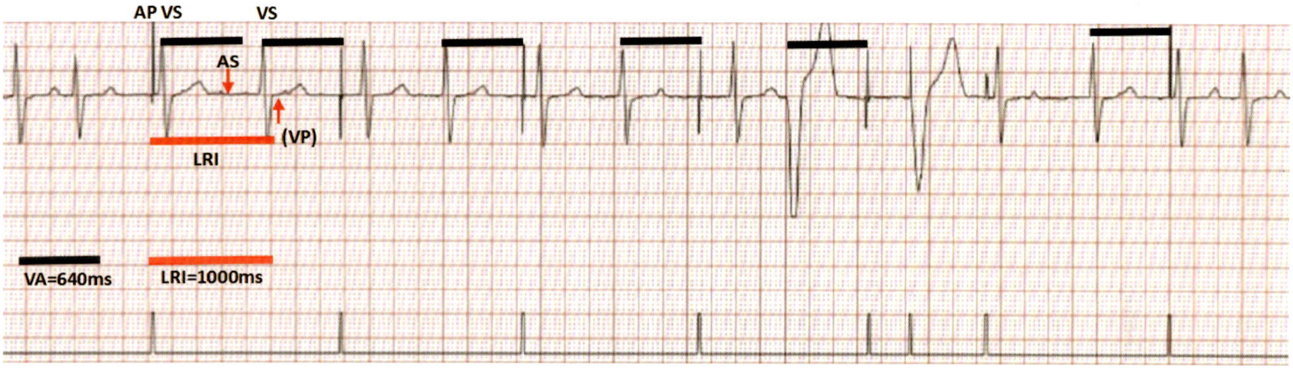

思路一：如果心房波存在间歇性感知，在 DDI 模式时，长 RR 间期未发放心房脉冲，其原因可能在 VA 间期内感知心房事件（AS，如上图↓所示），那么从前面 VS 起始一个 LRI，LRI 结束后发放心室脉冲（VP），但 LRI 内感知到心室事件，故而 VP 被抑制。显然用 DDI 模式解释是可以成立的。

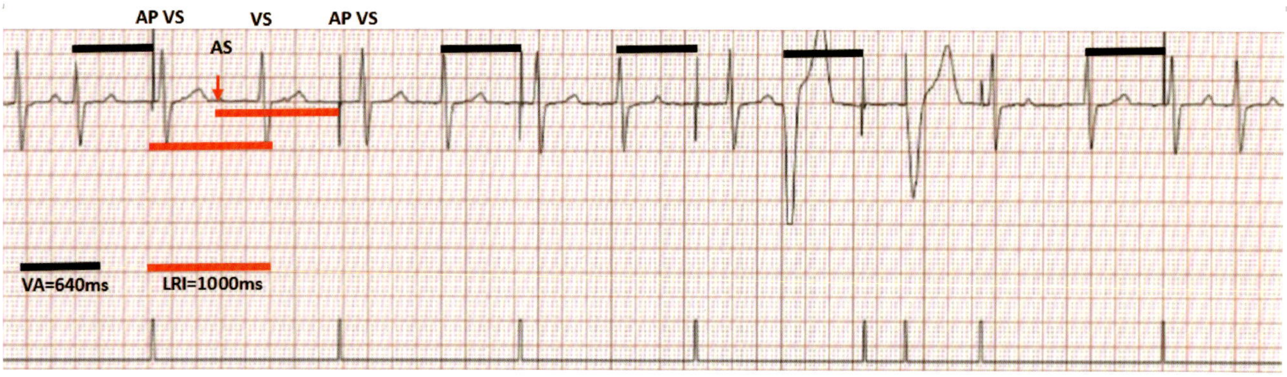

思路二：如果心房波存在间歇性感知，在 DDD 模式，我们可以从后面 AP 的位置反向测量一个低限频率间期，可计算出 AS 的位置（如上图↓所示）。DDD 模式时，感知到心房事件，在感知 AV 间期后必然触发 VP（图中 AS-VS 距离＞感知 AV 间期），但此图未见 VP 的发放，显然不符合 DDD 模式。

心房颤动时，因为心房波矮小，容易引起心房感知不良。通过以上两种假设分析，我们还是缺乏强有力证据明确 DDD 模式和 DDI 模式，那么我们可以换种思路分析：患者开启了心室自身优先功能（VIP 功能），搜索周期为 2。VIP 功能通过 AV 延长搜索自身 QRS 波群，鼓励自身房室传导，减少心室起搏比例，通常 VIP 见于 DDD/DDDR 模式。那么 VIP 能出现在 DDI 模式中吗？ DDI 模式时无 P 波跟踪模式，感知自身心房事件后，抑制心房起搏，不起始 AV 间期，无法维持房室传导阻滞患者的房室顺序起搏，其设计理念与 VIP 功能有违背，故在非心房跟踪模式下（DDI 模式），VIP 功能是失活的；事实上，VIP 功能仅在 DDD（R）或 VDD（R）模式下才能运行，所以我们可以认为此图为 DDD 起搏模式。

另外我们有个更简单的鉴别方法，通常 DDI 模式下，AV 间期是程控值，程控后一般情况下是固定不变的（除 VSP、阈值测试外），但此图中 AV 间期有明显变化（起搏器自身设置的 AV 间期和 VIP 功能运作时延长的 AV 间期），通过这点我们也可以快速地排除 DDI 模式。

陈顾江（海宁市人民医院）

Case 14

介绍

患者男性，70 岁，起搏器植入术后 1 年，常规复查，动态心电图片段如图 14.1 所示。

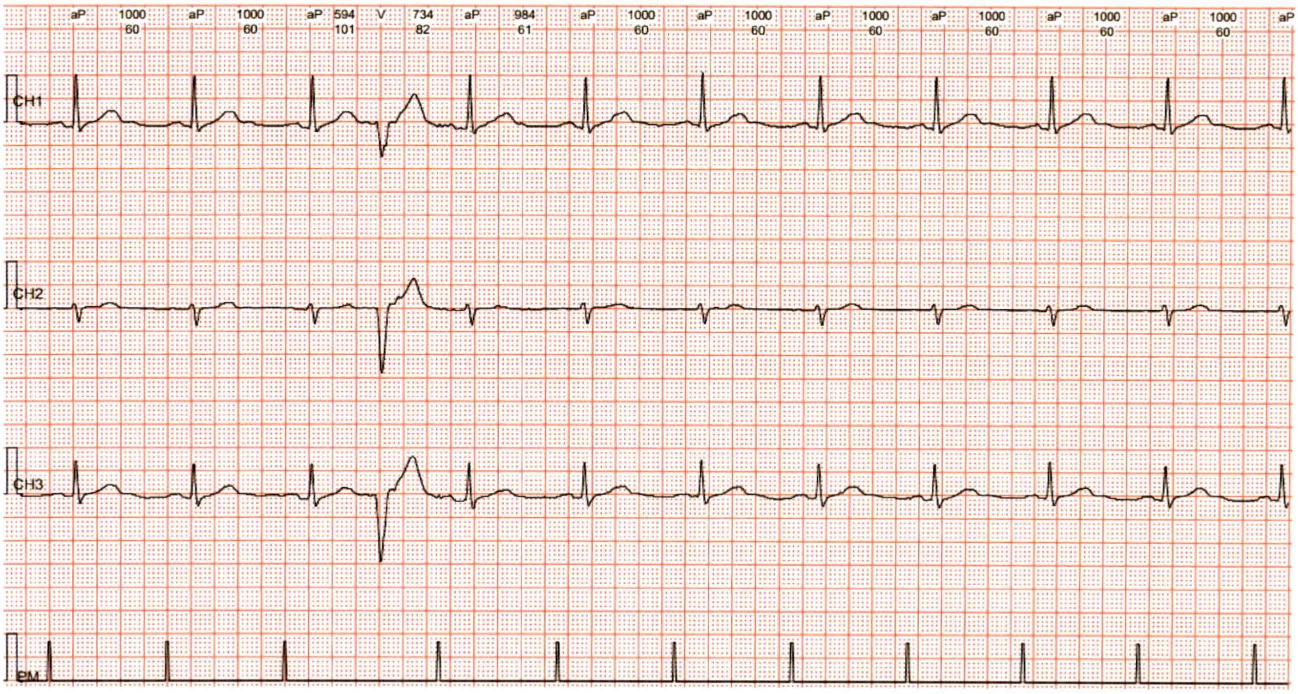

图 14.1 动态心电图片段

问题

请根据动态心电图推测该患者起搏器的起搏模式为以下哪一项？（单选题）

A. AAI（R）

B. DDD（R）

C. DDI（R）

D. VDD

解答

B. DDD（R）

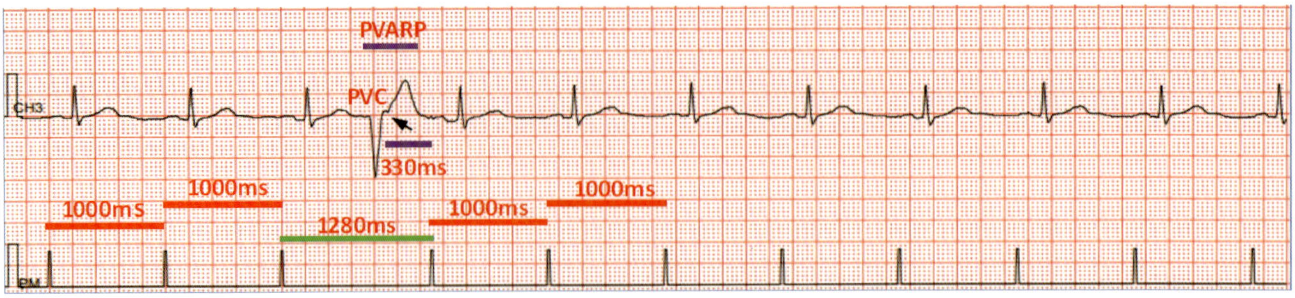

图 14.2 动态心电图片段

图中大部分呈 AAI 工作方式（AP-VS 序列），基本起搏频率 60 次 / 分；那么我们首先可以排除 VDD 起搏模式（VDD 模式时心房、心室均具有感知功能，只有心室起搏功能，无心房起搏功能）。

图中第 3 个 AA 间期 1280 ms（绿色横线），大于低限频率间期的 1000 ms（红色横线），可以排除 AAI（R）起搏模式，因为 AAI 起搏模式时，感知心房事件后抑制心房脉冲的发放，无心室感知功能。在 AAI 模式下，室性早搏发生时，起搏器不会重整心房计时周期，仍按低限频率间期发放 AP，显然此图不符合 AAI（R）起搏模式。

DDI 模式时，VS 事件（心室感知事件，包括室性早搏）后会重整 VA 间期和 VV 间期，若 VA 间期中感知到 AS 事件（不应期外心房感知事件），则 AS 事件仅抑制 AP 脉冲发放而不重整任何间期，依然按既定的 VV 间期（LRI）发放 VP，图中自身 QRS 波群和室性早搏后的 VA 间期明显不等，故也可排除 DDI（R）模式。由此我们可以得出答案：DDD（R）模式。

那么室性早搏后什么原因造成 VA 间期缩短呢？仔细观察，不难发现，在室性早搏后可见明显逆传 P 波（如上图 ↖ 所示），逆传 P 波至下一个 AP 的距离刚好为 330 ms，且 RP > 150 ms（通常绝对不应期 150 ms），符合圣犹达起搏器室性早搏反应“A Pace on PVC”功能运作。

出题：吉亚军（海宁市人民医院）

Case 15

介绍

男性，82 岁，1 年前因“病态窦房结综合征”植入双腔起搏器（DDDR），型号：圣犹达 PM2112，本次因“胆囊癌”住院治疗，1 个月前心电图见图 15.1；患者住院期间突然神志不清，当时心电图见图 15.2；后心电监护显示如图 15.3 所示。

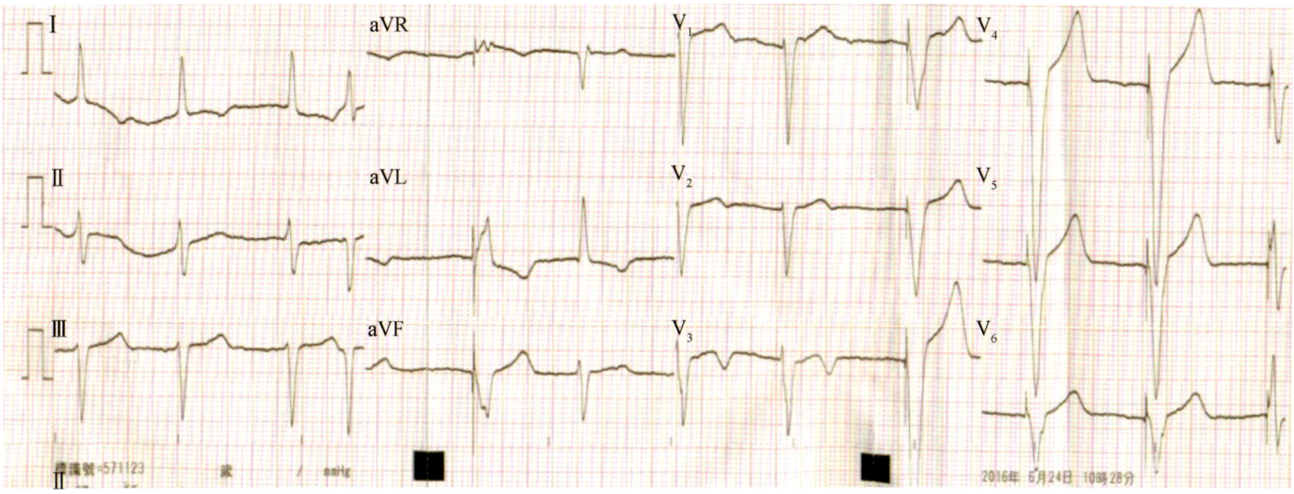

图 15.1　1 个月前心电图

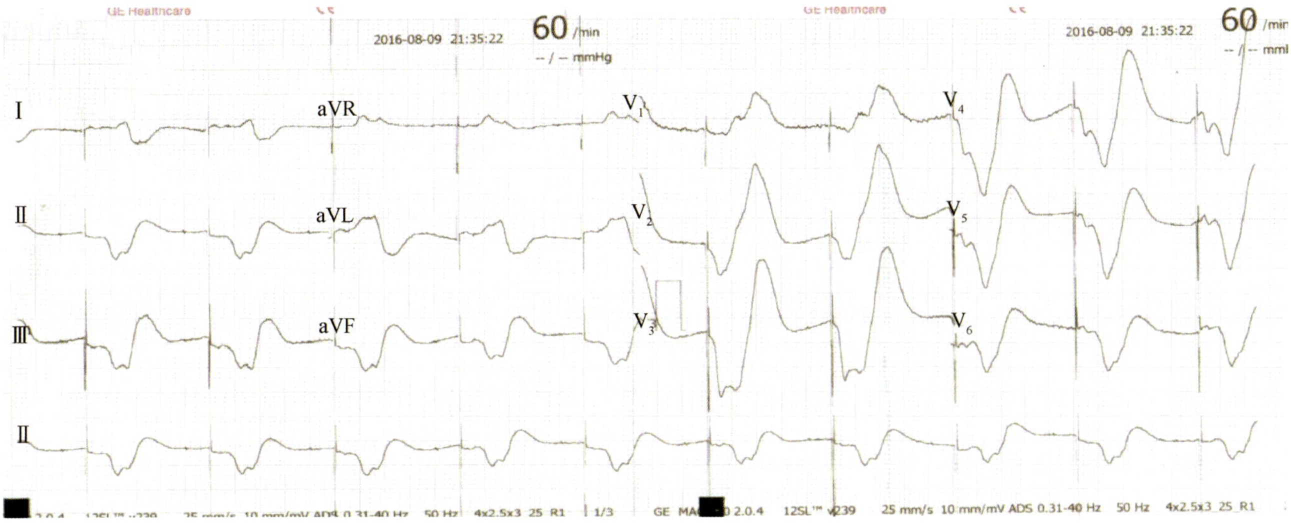

图 15.2　住院期间突然神志不清时的心电图

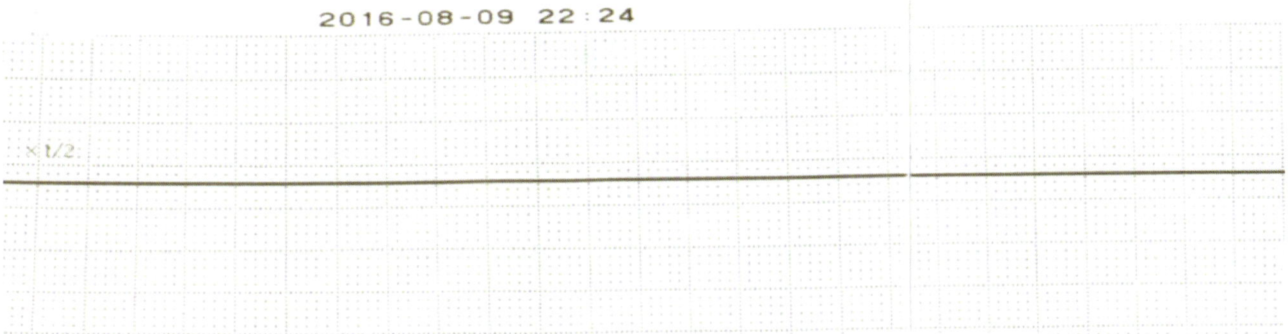

图 15.3　心电监护

问题

以下对于该患者图 15.3 描述正确的是？（单选题）

A. 心电图提示心室起搏夺获延迟

B. 心电监护提示患者已死亡

C. 心电监护提示心房、心室起搏不良

D. 心电监护提示监护导联线脱落

解答

D. 心电监护提示监护导联线脱落

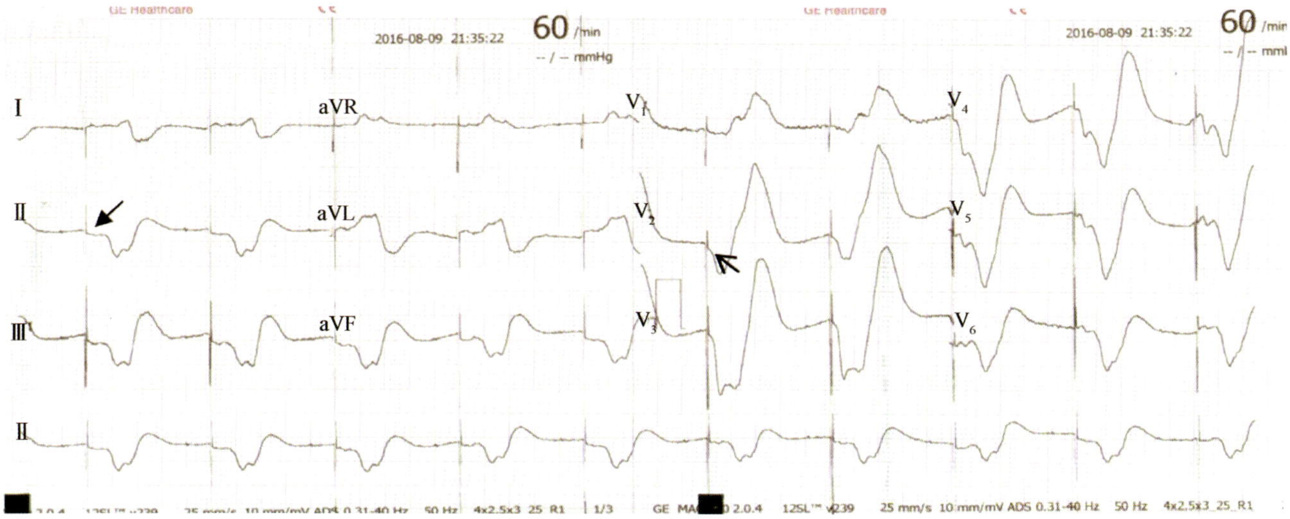

图 15.4 住院期间突然神志不清时的心电图

请注意图 15.1 的基本诊断：①心房颤动；② T 波改变；③ VVI 方式起搏脉冲，起搏功能未见明显异常。

在图 15.4 中可见 A-V 顺序起搏，AP 后未见明显 p 波，VP 后可见宽大畸形的 QRS 波，VP 与 QRS-T 关系恒定；对比图 15.1 中 VP 带起的宽 QRS-T 形态，并结合病史，需要考虑图 15.4 的表现为高危临终心电图＋起搏的情况，引起 QRS-T 序列形态变化的直接因素除起搏因素外还可能有严重低血压、低氧血症、高钾血症、酸中毒以及严重的脑水肿继发脑疝等情况。

以高钾血症为例，此时常由于心肌细胞动作电位 0 相上升速率降低，导致起搏器脉冲信号越来越早地落入前次心肌除极的相对不应期，导致心肌细胞于较高的膜电位水平开始除极，传导速度下降，引起起搏夺获延迟，直至电扩布失败，表现为夺获失败。图 15.4 中疑似存在夺获延迟（如↙所示），但观察 V_2 ～ V_4 导联可以发现并不存在明显的夺获延迟（如↖所示）。

图 15.3 中心电监护记录显示为一条直线，是否要考虑患者临终 / 死亡呢？对比记录时间，可以发现，图 15.2 与图 15.3 并不是同时记录的，而且题中提示患者一般情况并不好，因此心电监护记录显示为一条直线似乎确实可以提示患者临终 / 死亡。

而患者的起搏信号哪里去了呢？一条直线上未见到丝毫起搏钉的痕迹，是否因为起搏钉在程控监护仪上过小导致的呢？有一点需要注意：图 15.3 中我们也没有看到起搏通道的标记，考虑到无法手动关闭起搏器从而导致无起搏标记这一情况，即使起搏脉冲极其微小，但其上的起搏通道标记却不会消失。事实上单凭这份图无法推测出患者有无临终 / 死亡，也因为根本看不到起搏脉冲和标记无法判断起搏器功能情况。这份图上看不到任何信号，不论是心脏自身电-机械分离下的自身电活动或是心肌对起搏脉冲的局部电反应，抑或是起搏脉冲信号、起搏通道标记，均看不到，事实上，导致图 15.3 这种情况的直接原因就是监护导联线脱落。

出题：杨雅丽（仙桃市第一人民医院）

Case 16

介绍

女性，62 岁，双腔起搏器植入术后 1 年余（型号未知），门诊常规随访，动态心电图检查片段如图 16.1 所示。

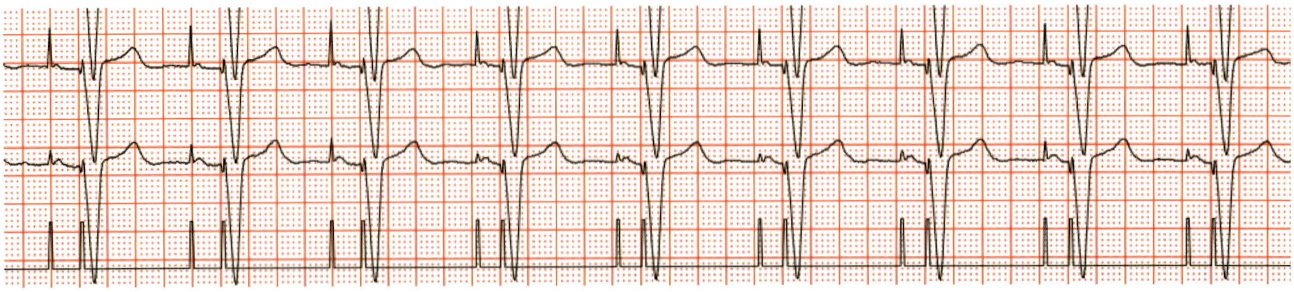

图 16.1 动态心电图片段

问题

请根据心电图表现推测该患者起搏器可能为以下哪个公司的产品？（多选题）

A. 百多力公司（Biotronik）

B. 波士顿科学公司（Boston Scientific）

C. 美敦力公司（Medtronic）

D. 圣犹达公司（St.Jude Medical）

解答

B. 波士顿科学公司（Boston Scientific）

C. 美敦力公司（Medtronic）

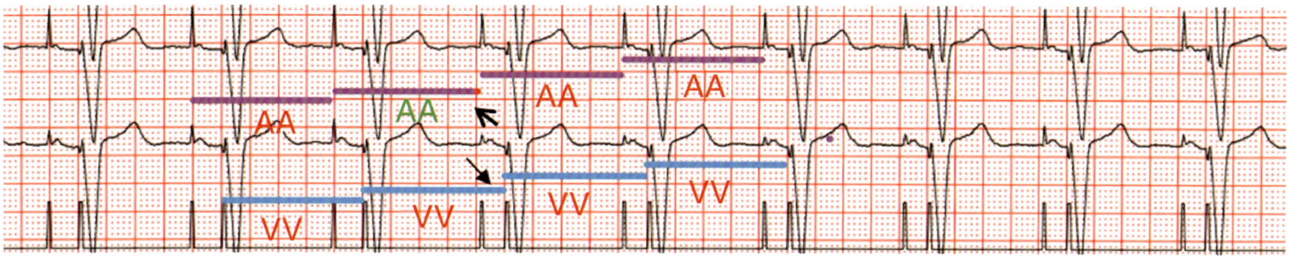

图 16.2 动态心电图片段

起搏序列分析：

三个较长的 AV 间期（230 ms），之后均为较短的 AV 间期（180 ms）。AV 间期滞后次数可以非常轻松地找到正确答案，但本题非常凑巧的是，这张图上我们无法通过这个方法来解决问题，因为不知道三个较长的 AV 间期之前到底还有没有或者还有几个较长的 AV 间期。初看起来，我们能找到的规律只有：（至少）三个较长的 AV 间期之后 AV 间期缩短。

换个思路，拿起分规量一量各个间期。很多时候，变化的地方就是突破点，此图就是如此：蓝色线条代表 VV 间期；紫色线条代表 AA 间期。三个较长的 AV 间期序列中，AA 间期及 VV 间期保持恒定；之后较短的 AV 间期序列中，AA 间期及 VV 间期保持恒定；但在 AV 间期缩短的前后：可见 VV 间期始终保持恒定（如 ↘ 所示）；第二个 AA 间期（**绿色**字体）比余下 AA 间期稍长（长了大约 1 个红点，约 50 ms，如 ↖ 所示）。该如何解读这个信息呢？这提示了起搏器的计时周期是 VV 计时。仔细测量可以发现，这道题中不论 AV 间期如何变化，起搏器的 VV 间期始终恒定，换句话说其计时方式是用 VV 计时。从计时方式的角度考虑，答案似乎是波士顿科学公司（Boston Scientific）。

如果是的话，我们来关注下 AV 间期的变化：波士顿科学公司（Boston Scientific）的起搏器，题中未见自身心房、心室事件，可以排除 Dynamic/Sensed AV delay，余下的 AV 间期滞后搜索功能还有 AV Search 和 AV Search ＋两种，它们的固定搜索次数为 8 次，启动条件均为连续 n（可程控）个 VP 事件后启动。而当 AV Search/AV Search ＋遇到 VV 间期计时时（即无自身传导时），AV 间期是以 VV 间期保持恒定而通过延长 VA 间期来缩短的。

图 16.3 为题目未给出的图的前半部分，此中可见 8 个延长的 AV 间期：

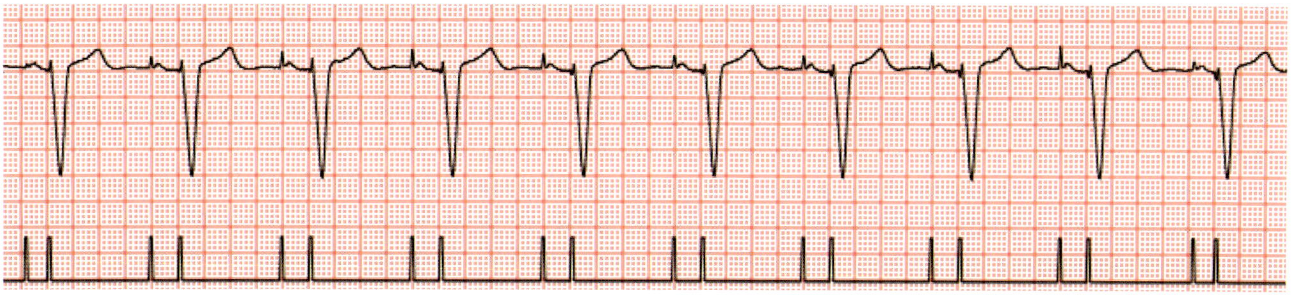

图 16.3 动态心电图片段

需要注意，虽然这份图确实是波士顿科学公司的 AV Search 功能在运作，美敦力公司起搏器使用改良的 AA 计时，但其 Search AV ＋在运行结束时，从延长的 AV 间期恢复原 AV 间期时的那一跳也是 VV 间期恒定而 AA 间期变化的，有兴趣的读者可以去观察一下类似功能在开启 / 结束时是通过何种方式进行 AV 间期的变化的。不过从 AV 间期的延长值上（Search AV ＋默认偏移量为 62 ms，可程控）二者具有显著差异，当然在调整程控值后，美敦力公司起搏器也可具有题目中所给的图中的表现，这也是为何 B 与

C 都是答案。

讨论

起搏器的计时方式有哪些？计时方式可以分为两大类：心房（AA）计时和心室（VV）计时。其中 AA 计时中分为纯 AA 计时和改良 AA 计时；VV 计时中分为纯 VV 计时和改良 VV 计时。

所谓计时方式：比如纯心室计时，就是心室事件（VS 事件和 VP 事件）会重整计时周期，而心房事件（AS 事件和 AP 事件）不会重整计时周期；起搏器在 DDI 模式下就是典型的纯心室计时。目前多数厂家的起搏器选择的计时方式为心房计时，我们先来看看心房计时和心室计时的区别：

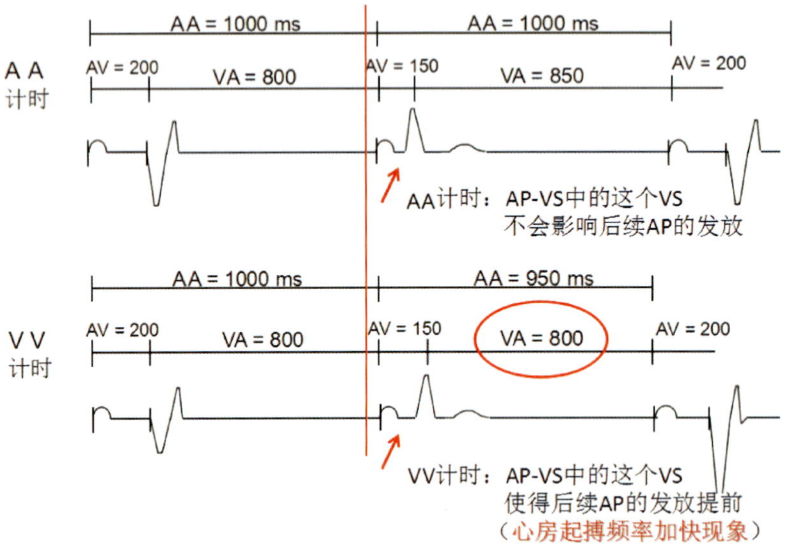

1. 在 AP-VP 序列下，两种计时方式在表现上并无区别；但 AP-VS 序列下，二者的区别则会显现。AA 计时：AA 间期依然是 1000 ms，但 VS-AP 间期则长于 VP-AP 间期，究其本质就是 AP-VS 中的这个 VS，不会影响后续 AP 的发放，即 AA 计时。

2. 反观 VV 计时在 AP-VS 序列下：AA 间期缩短为 950 ms，VS-AP 间期等于 VP-AP 间期，究其本质是因为 AP-VS 中的这个 VS 重整了 VV 间期和 VA 间期，使得 AP 脉冲提前发放，这就是 VV 计时中特有的“心房起搏频率加快现象”。

出题：吉亚军（海宁市人民医院）

Case 17

介绍

男性，67 岁，圣犹达（St.Jude）双腔起搏器植入术后，门诊常规复查，动态心电图检查片段如图 17.1 所示。

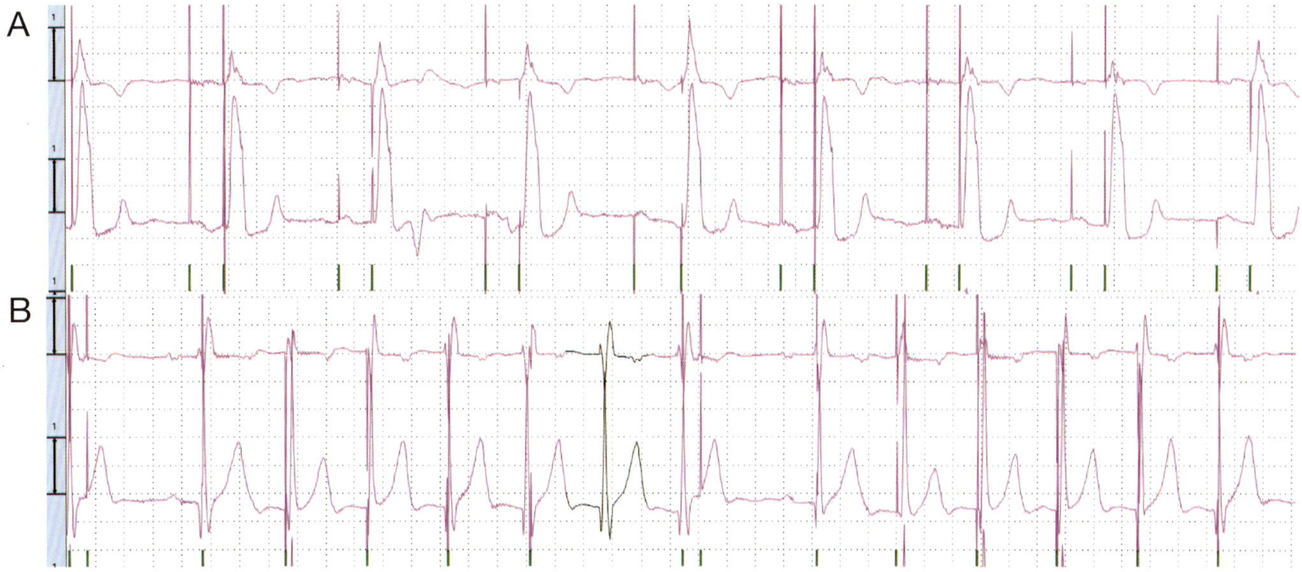

图 17.1 动态心电图片段（A、B 二图非连续记录）

问题

根据题目中的信息，下列陈述正确的是？（单选题）

A. 可见假性融合波，起搏器功能未见明显异常

B. 存在间歇心房感知不良，使得起搏器将自身下传的 QRS 波误认为是 PVC

C. 间歇出现 AS-VP-VP 备序列，提示 ER 间歇感知不良

D. 自身存在文氏传导，酷似起搏器文氏现象

解答

A. 可见假性融合波，起搏器功能未见明显异常

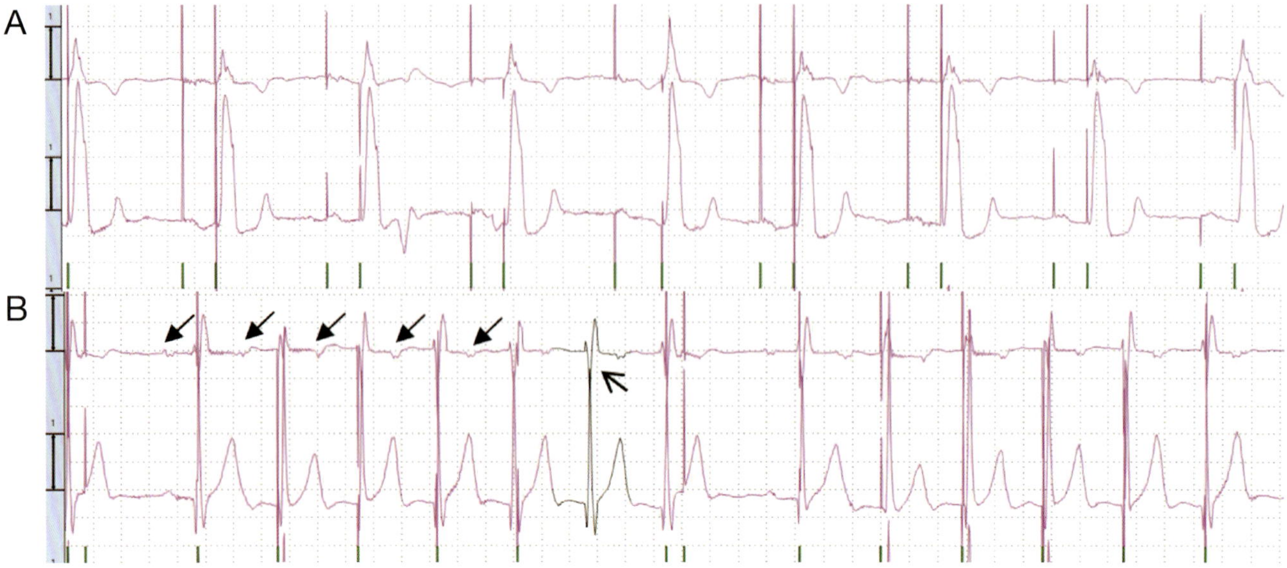

图 17.2 动态心电图片段

本题选项中存在一定误导性。题干说明是圣犹达起搏器，在 A 图中我们可以得到起搏器的一些基本参数，这里不再一一赘述了。本题的关键均在图 17.2 中。

此处起搏器以 VAT 方式运行（如图 17.2 ↙ 所示），但可以发现尽管 VAT 方式下的 VV 间期均等长，但 SAV 间期却逐渐延长，这提示同时发生了起搏器文氏现象（起搏器上限频率行为）；值得一提的是，因为存在自身下传，此处的 VP 均未夺获心室肌（功能性失夺获），形成假性融合波；再仔细观察，可以发现自身的 PR 间期也是逐搏延长的，事实上此处是自身房室传导文氏现象与起搏器文氏现象并存。

奇怪的是，图 17.2 中 ↖ 所指处的 QRS 波中并没有脉冲出现。对于这个 QRS 波，起搏器认为它是室性早搏还是自身下传呢？在其后可见双脉冲序列，是 AS-VP-VP 备序列吗？仔细测量此双脉冲间距为 120 ms，题目中告诉我们起搏器的品牌为圣犹达（St.Jude），后续未见排除融合波算法运作，这提示此处为圣犹达心室安全备用 VSS 功能（Ventricular Safety Standby，VSS，等价于 VSP 功能）运作。再仔细测量，AP 距其前 P 波距离恰约为 330 ms，这提示起搏器认为黑色 QRS 波为室性早搏（A Pace on PVC 功能运作）；该 QRS 波距离其前 P 波大于 280 ms，同样支持这一判断，此处实际上是 A Pace on PVC 功能遇上 VSS 功能时的表现。那么是否存在间歇心房感知不良呢？本图中无法明确判断，就目前能得到的证据来看，更支持该 P 波落于 PVARP 中成为不应期内心房感知（AR）事件，而非间歇心房感知不良，B 选项过于绝对了。

综上，应选择 A. 可见假性融合波，起搏器功能未见明显异常。

讨论

280 ms 在圣犹达（St.Jude）起搏器的 PVC 反应中扮演着重要角色。那么圣犹达起搏器是如何定义一个室性早搏（PVC）的呢？

1. VS 事件前无 AS 事件；

2. VS 事件前有 AR 事件发生，但 AR-VS 间期＞ 280 ms。

当起搏器认为发生室性早搏时，PVC 反应启动导致 PVARP 延长至 480 ms。换言之，AR-VS ≤ 280 ms 时起搏器就不认为这是 PVC 了。

出题：张余斌（浙江大学附属第一医院）

Case 18

介绍

女性，64 岁，圣犹达（St.Jude Medical）双腔 ICD 植入术后半年（Fortify DR CD2231-40），门诊常规随访，动态心电图检查片段如图 18.1 所示。基本频率 60 次 / 分，自动模式转换（AMS）功能开启。

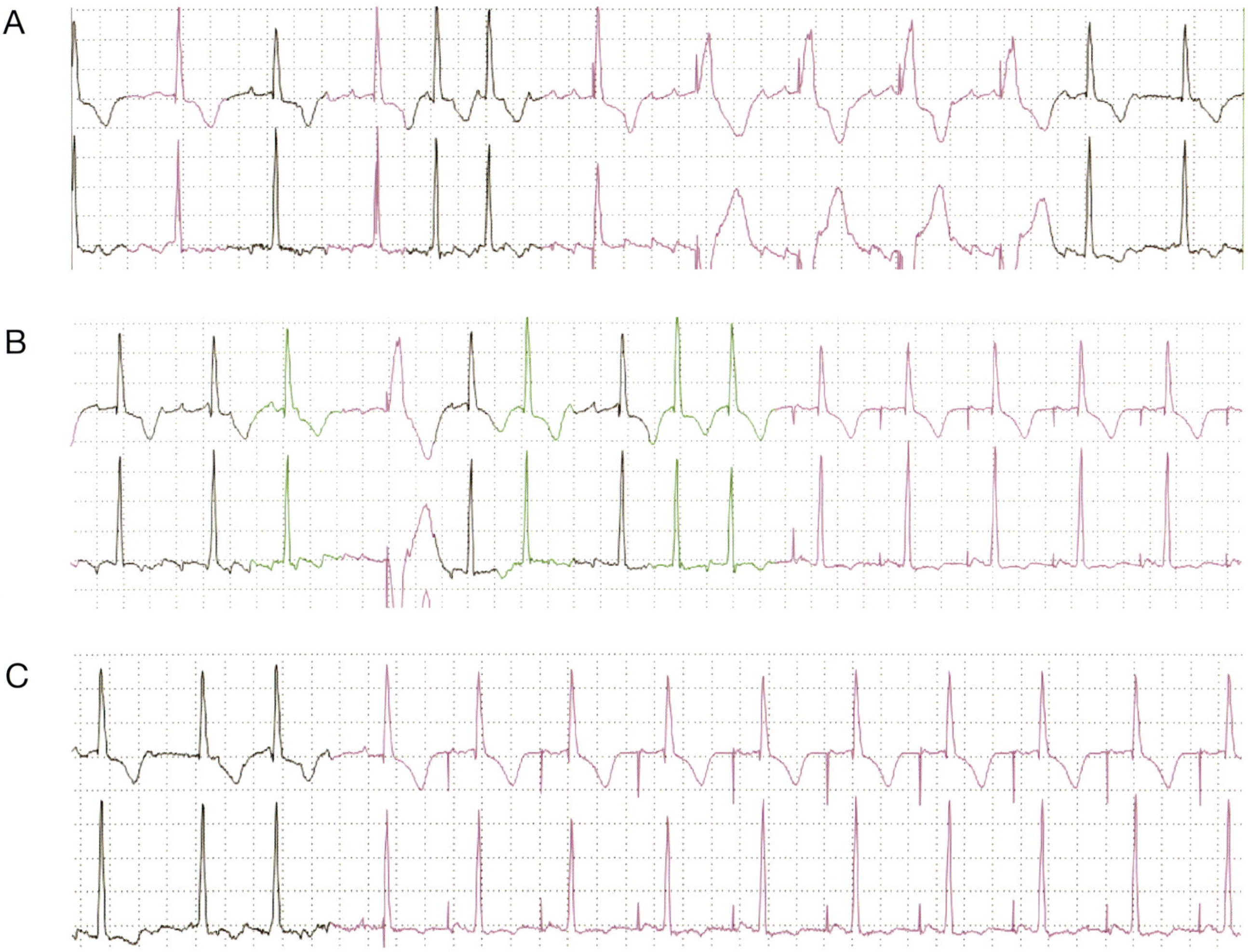

图 18.1　动态心电图片段（A、B、C 图非连续记录）

问题

请问图中起搏频率改变的原因是什么？（单选题）

A. 起搏器开启频率应答功能

B. 心房颤动结束发生模式反转换

C. DDI 模式下 VS 事件重整 VA 间期

D. 人为程控调整

解答

C. DDI 模式下 VS 事件重整 VA 间期

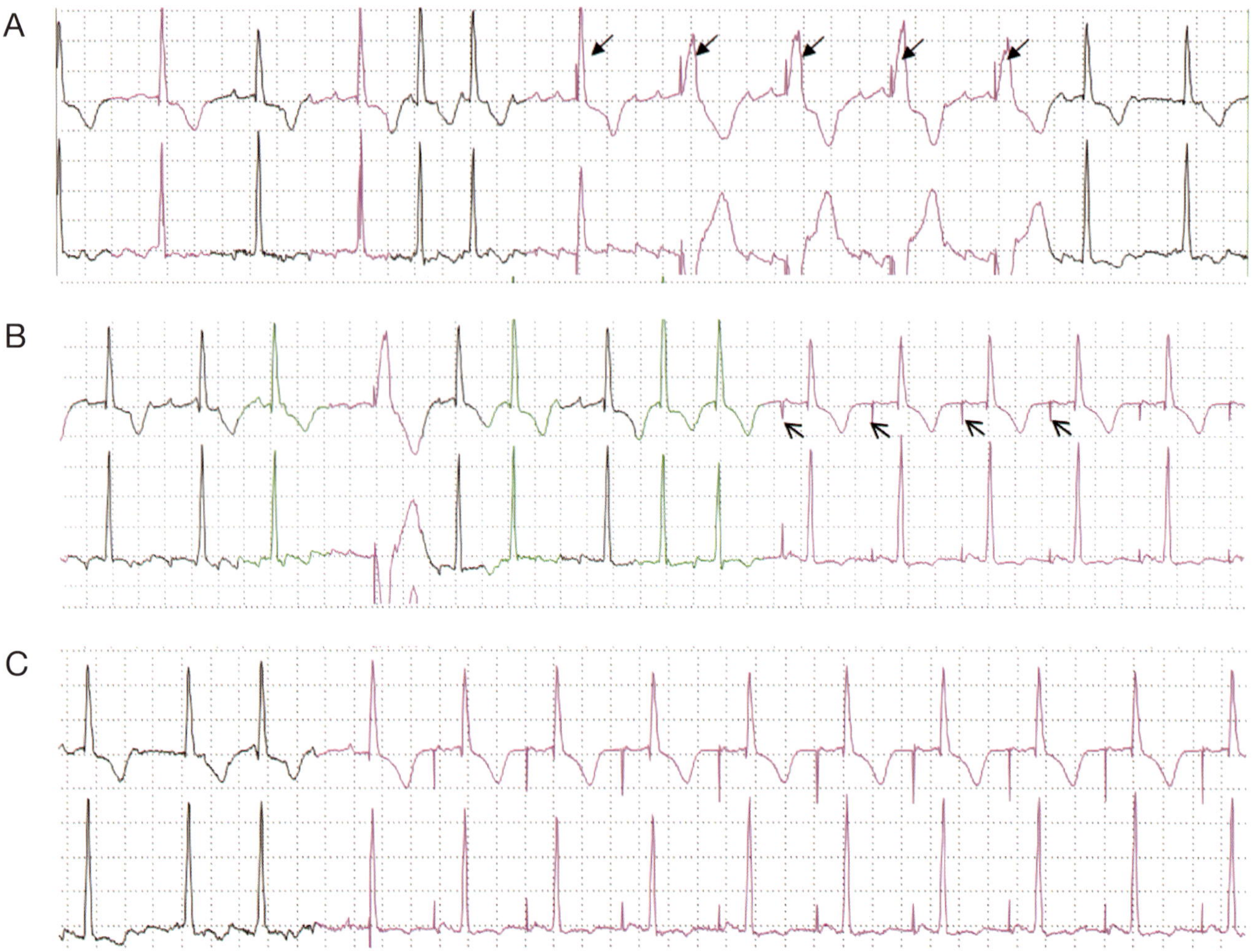

图 18.2 动态心电图片段（A、B、C 图非连续记录）

图 18.2A 中：根据题中所给图可以发现患者存在阵发性心房颤动，因此心房颤动发生时起搏器会因为快心房率而发生自动模式转换（Auto Mode Switch，AMS），起搏模式将从心房跟踪模式转为非心房跟踪模式。值得一提的是，圣犹达（St.Jude Medical）起搏器的自动模式转换是基于滤过心房频率间期（Filtered Atrial Rate Interval，FARI）概念建立的：具体来说每一个心房事件（包括 AP、AS 和 AR）均会影响 FARI，而当 FARI 短于起搏器的房性心律失常检测间期（Atrial Tachycardia Detection Interval，ATDI）时，起搏器将发生 AMS；之后当 FARI 长于 ATDI 时，起搏器发生模式反转换，从非心房跟踪模式转为心房跟踪模式。

仔细测量不难发现，图 18.2A 中起搏器在非心房跟踪模式下的起搏频率（自动模式转换基础频率，AMSBR）为 80 次 / 分（如↙所示）。

图 18.2B 中心房颤动自行终止后我们可以观察到 AP 脉冲的出现，但仔细测量后却发现此处的 AP-AP 频率为 90 次 / 分（如↖所示），快于前述的 AMSBR（80 次 / 分）。为什么起搏频率突然加快了呢？我们知道，当圣犹达起搏器在快速性房性心律失常结束时并不会立即发生模式反转换（需要等 FARI 长于 ATDI 时才会发生模式反转换），因此我们可以明确 90 次 / 分的 AP-AP 间期仍处于非跟踪模式（DDI）下。

答案其实就在图 18.2C 中：

首先需要强调的是，在 DDI 模式下，起搏器的计时周期不同于 DDD 模式下的：在 DDI 模式下起搏器采用纯心室计时，即仅 VP/VS 事件会重整 VA 和 VV 间期，AS 事件仅抑制 AP 脉冲的发放并不重整任何时间间期。我们在图 18.2C 中可以看到一个本图中相对少见的 VP-AP 序列（即 VP 脉冲重整 VA 间期），用这个确定的 VA 间期去与 90 次 / 分的 AP-AP 序列中的 VS-AP 序列对比可以发现，VS-AP 序列的 VA 间期等于 VP-AP 序列的 VA 间期。

所以起搏频率从 80 次 / 分突变为 90 次 / 分的原因并不是特殊功能的运作也不是人为的程控调整，而是连续的 VS 事件重整了 VA 间期所致，即纯心室（VV）计时下的心房频率加快现象。

出题：张余斌（浙江大学附属第一医院）

Case 19

介绍

男性，59 岁，因心房颤动伴长 RR 间期植入美敦力起搏器（美敦力 ADDRL1）。在希氏束电位理想部位植入心房电极，在右室间隔部植入右室电极。术后第 2 天行动态心电图检查，程控前记录的动态心电图片段如图 19.1 所示。

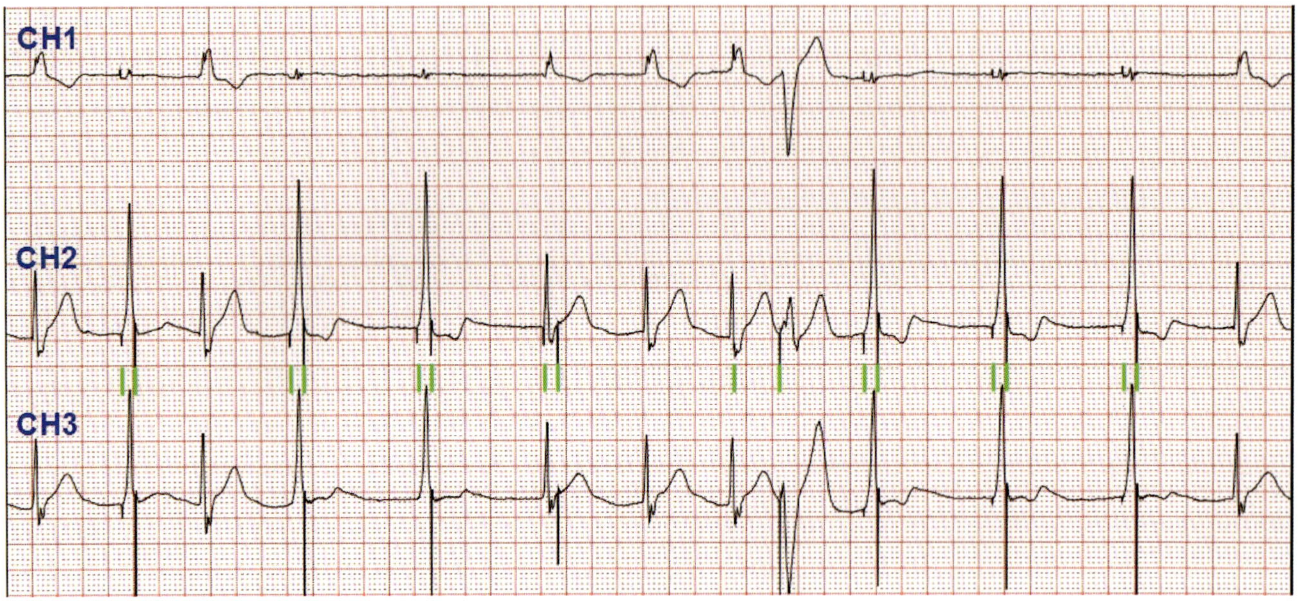

图 19.1 动态心电图片段

问题

根据题目所给信息，以下对程控的建议正确的是？（单选题）

A. 程控为 DVI 模式，关闭心室安全起搏，调整 AVI，必要时调整 PAVB

B. 程控为 DDD 模式，关闭心室安全起搏，调整 AVI，开启 MVP 功能

C. 程控为 AAI 模式

D. 程控为 VVI 模式

解答

A. 程控为 DVI 模式，关闭心室安全起搏，调整 AVI，必要时调整 PAVB

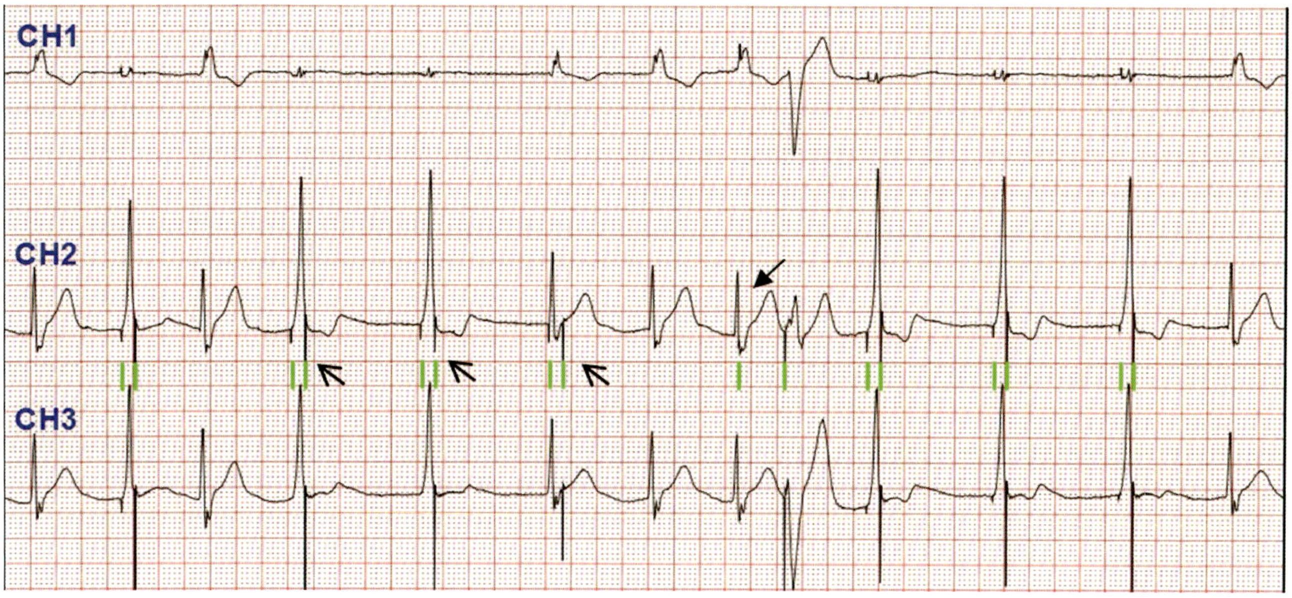

图 19.2　动态心电图片段

在这份图中我们可以看到两种类型长度的双脉冲序列：多数为短双脉冲序列，中间夹有较窄 QRS 波；有一个长双脉冲序列（如图 19.2 ↙ 所示）。长双脉冲序列中第二个脉冲后带起的宽 QRS 波提示我们此脉冲可能为 VP 脉冲，故其前的脉冲为 AP 脉冲；因而，该 VP 脉冲后的短双脉冲序列中的第一个脉冲应考虑 AP，第二个应考虑 VP。

仔细测量短 AP-VP 序列的长度（如图 19.2 ↖ 所示），可以发现其长度约 110 ms（即不到 120 ms），加之题干中说明植入的是美敦力起搏器，这提示我们此短 AP-VP 序列为心室安全起搏（VSP）功能运作。

那么 VSP 功能为什么会运作呢？毫无疑问，是因为短脉冲序列中的 QRS 波落入 AP 脉冲后的交叉感知窗（CDW）所致。题干中说明："在希氏束电位理想部位植入心房电极"，这提示我们短双脉冲序列中的 QRS 波实际上是由 AP 脉冲夺获希氏束并下传心室所产生的。因此应将 VSP 功能关闭并调整 AVI 和 PAVB。

出题：郑新权（浙江大学附属第一医院）

Case 20

介绍

男性，59 岁，因心房颤动伴长 RR 间期植入美敦力起搏器（美敦力 ADDRL1）。在希氏束电位理想部位植入心房电极，在右室间隔部植入右室电极。术后程控调整后动态心电图片段如图 20.1 所示。

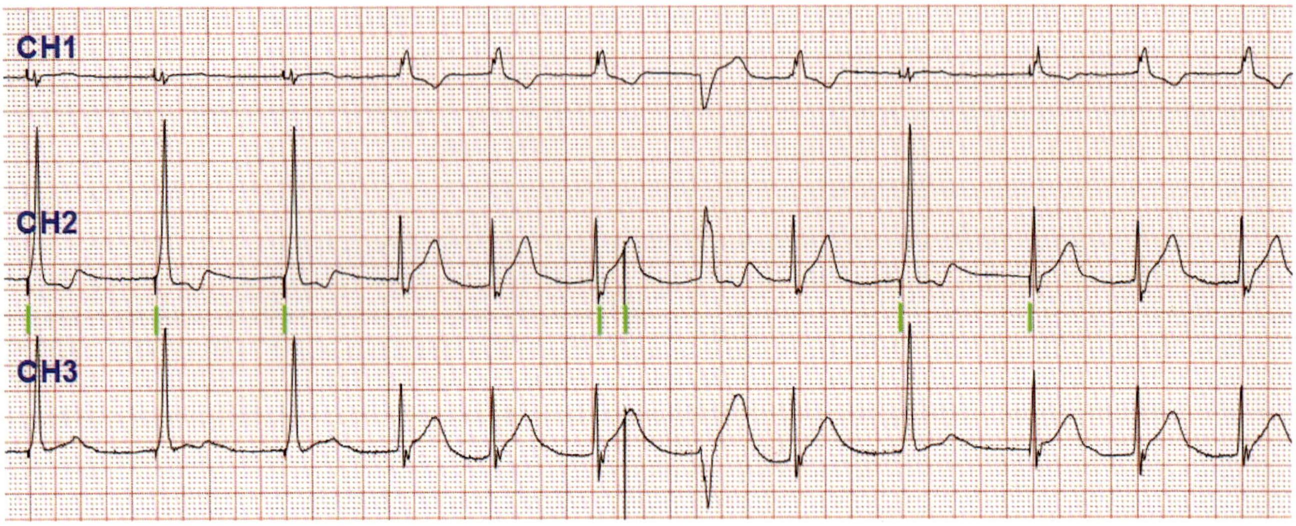

图 20.1 动态心电图片段

问题

根据题目所给信息，以下描述正确的是？（单选题）

A. 起搏频率不等，提示起搏器故障

B. 希氏束起搏心律（DVI 模式），起搏器功能未见异常

C. 间歇心室感知不良

D. 右室间隔部起搏不良

解答

B. 希氏束起搏心律（DVI 模式），起搏器功能未见异常

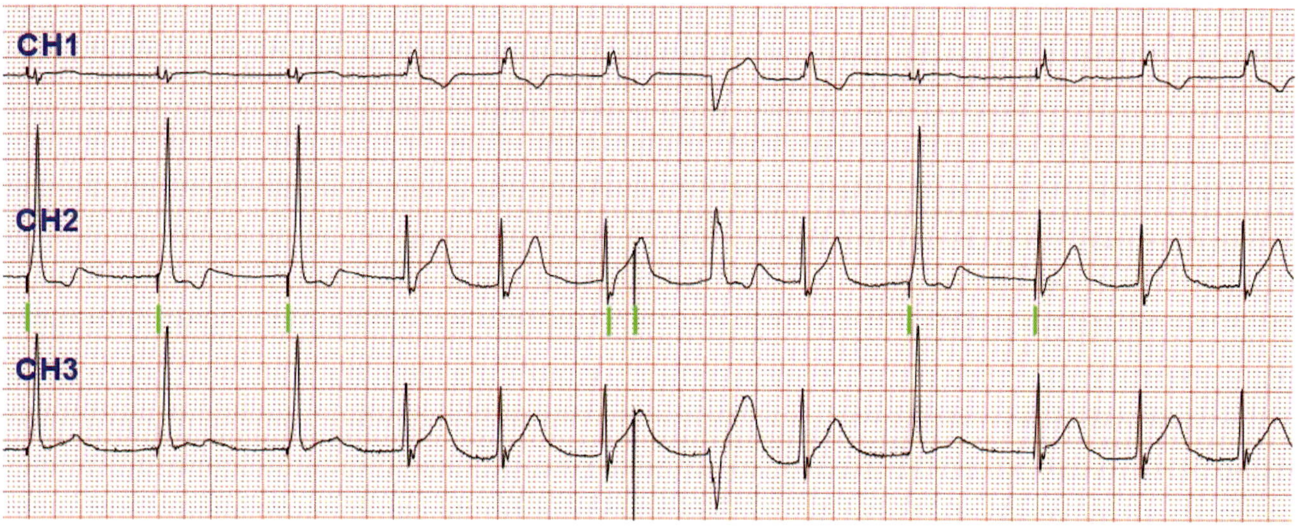

图 20.2　动态心电图片段

本例为心房颤动患者，因缓慢心室率需要起搏治疗，但右室心尖部起搏可能会对心功能产生不利影响，基于此，本例患者在希氏束起搏，但因顾虑术后患者可能会出现希氏束电极植入部位远端病变而导致起搏器失去对心率的支持作用，同时植入一根电极至右室间隔部作为备用，选用双腔起搏器，希氏束电极连接脉冲发生器心房导线接口，右室间隔部导线连接脉冲发生器心室导线接口。起搏器的工作状态为希氏束部位导线（连接脉冲发生器心房接口）在自身心室率缓慢时起搏以提供心率支持，因希氏束起搏心室激动顺序与正常房室结下传的激动顺序接近或完全一致，可以避免心室收缩不同步对于心功能的不利影响。同时，当因电极植入部位端希氏束病变或其他因素导致希氏束起搏无法提供心率支持时，由右室间隔部电极（接脉冲发生器心室接口）起搏，以保证患者安全。

图 20.2 中可见第 2、第 3 及第 10 个心搏频率为基础频率 60 次 / 分，QRS 波较窄（第 10 个心搏是融合波），为希氏束部位电极起搏，因其连接脉冲发生器心房接口，相当于起搏器心房起搏脉冲（AP），起搏后的 QRS 波被心室电极感知而抑制心室脉冲（右室间隔部电极）发放。第 6 个心搏为双脉冲，为起搏器发放的 AP、VP 脉冲，AP 与其前的 QRS 波间距等于 VA 间期，符合 DVI 模式心电图表现，AP 重叠于 QRS 波上导致 QRS 波位于心房后心室空白期（PVAB）而未被心室电极感知，并非心室感知不良，AV 间期结束时发放心室起搏脉冲（右室间隔部电极），位于 QRS 波的有效不应期，为功能性失夺获，非起搏不良。

故答案为 B. 希氏束起搏心律（DVI 模式），起搏器功能未见异常

出题：郑新权（浙江大学附属第一医院）

起搏器特殊功能

Case 21

介绍

患者女性，71 岁，12 年前因“三度房室传导阻滞”植入永久性人工心脏起搏器（DDD），1 年前因电池耗竭行起搏器更换术（型号：圣犹达 5816），术后起搏模式设置为 DDD 模式。本次因胸闷气促 1 周住院治疗，动态心电图片段如图 21.1 所示。

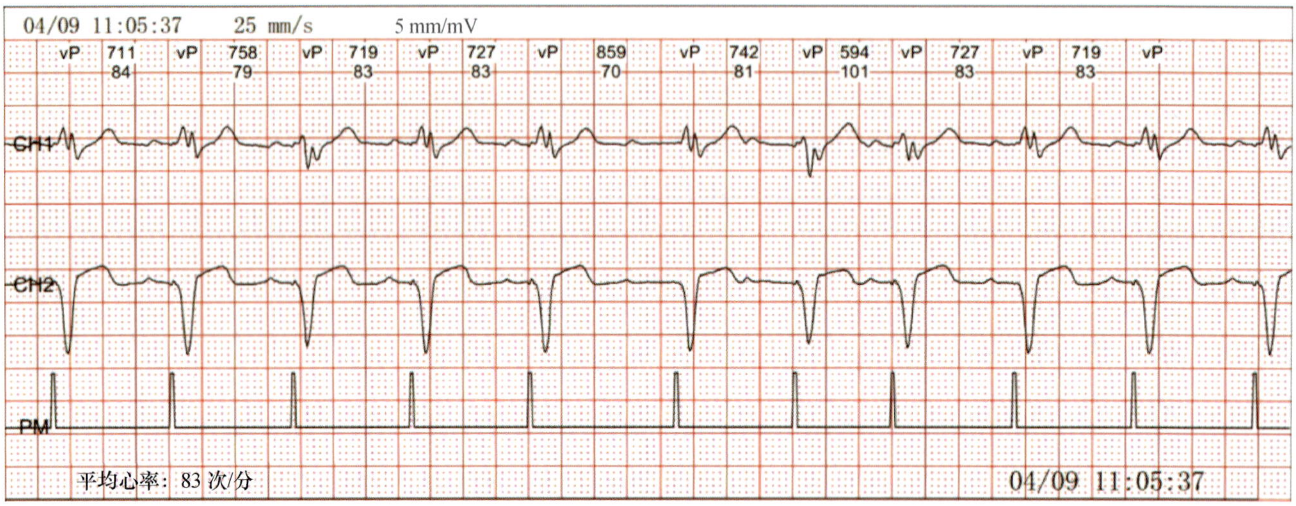

图 21.1　动态心电图片段

问题

以下对于该患者起搏器状态描述正确的是？（单选题）

A. 开启频率滞后功能

B. 开启 VIP 功能

C. 心房感知不良

D. 起搏器上限频率反应

解答

B. 开启 VIP 功能

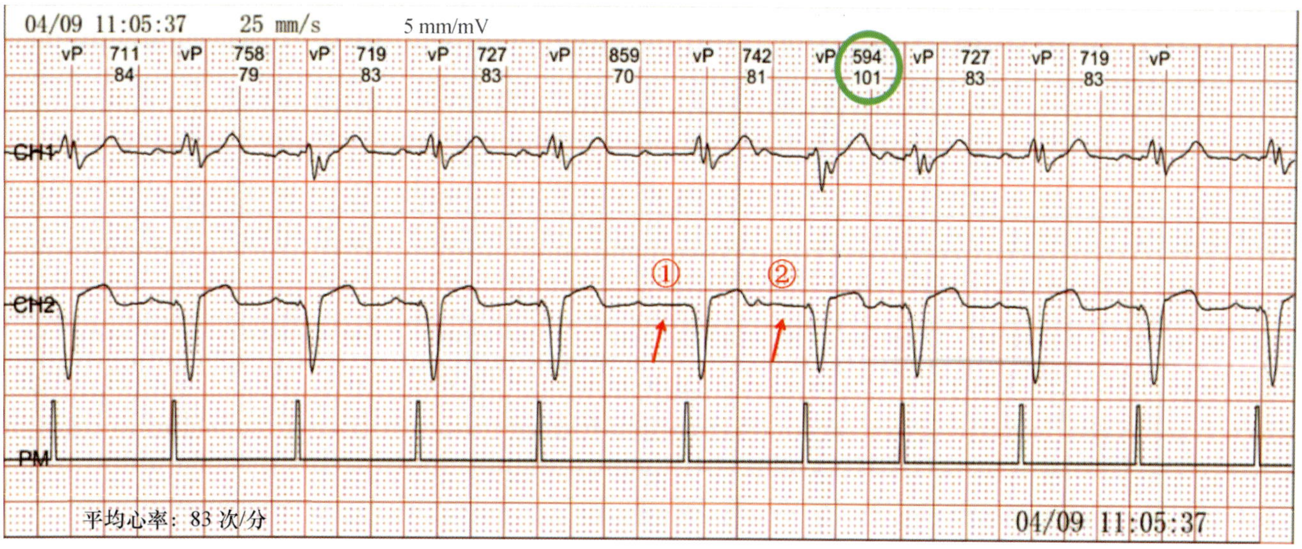

图 21.2 动态心电图片段

患者因“三度房室传导阻滞”植入永久性人工心脏起搏器（型号：圣犹达 5816）。如图 21.2 所示，呈 VAT 工作方式，窦性 P 波规整出现，窦性频率约 83 次 / 分，感知 AV 间期（SAV）150 ms，突然 SAV 间期自动延长 125 ms（如图 21.2 ↗ 所示），SAV 间期达 275 ms，并持续 2 次后，自身心室事件仍未出现，起搏器恢复到原来的 SAV 间期（150 ms），符合圣犹达起搏器的心室自身优先（VIP）功能。

VIP 功能设置的目的，主要是在感知到自身 QRS 波后 AV 间期自动延长或每隔一定时间 AV 间期自动延长来搜索自身 QRS 波群，从而鼓励自身房室传导，减少心室起搏比例，改善血流动力学，并可省电延长起搏器使用寿命。

讨论

双腔起搏器频率滞后功能的目的是促进自身 P 波出现，减少心房起搏比例。通常在起搏器感知到自身 P 波后，自动延长起搏逸搏间期（起搏逸搏间期＝起搏间期＋滞后值）。图 21.2 中自身窦性 P 波规律出现，快于基础起搏频率，抑制了心房脉冲的发放。故此图不好判断起搏器是否开启了频率滞后功能，只有在自身窦性频率减慢时，方可予以鉴别。

圣犹达双腔起搏器，通常为改良的心房计时，如果箭头符号所示 AV 间期延长是因为间歇性心房感知不良引起，那么起搏器会以前面的心房感知事件开始按低限频率间期发放下一次心房起搏信号，而箭头符号后首先出现的是心室起搏脉冲，故从双腔起搏器计时方法上可排除间歇性心房感知不良。

从图 21.2 中看，自身窦性节律规整（频率 83 次 / 分），一般上限跟踪频率不会设置那么低，虽然图中有两次感知 AV 间期延长，但感知 AV 间期为恒定延长；通常上限频率反应是因为自身窦性节律的频率＞上限频率时才会出现，且 SAV 间期为逐渐延长。图中圆圈标示之处，主要是因为 AV 间期恢复到原来程控的 SAV 间期，导致起搏频率加快，显然不符合起搏器上限频率反应。

出题：杨亚莉（仙桃市第一人民医院）

Case 22

介绍

患者男性，69 岁，1 年前因“病态窦房结综合征”植入双腔起搏器（DDDR），1 年后常规门诊复查，动态心电图片段如图 22.1 所示。

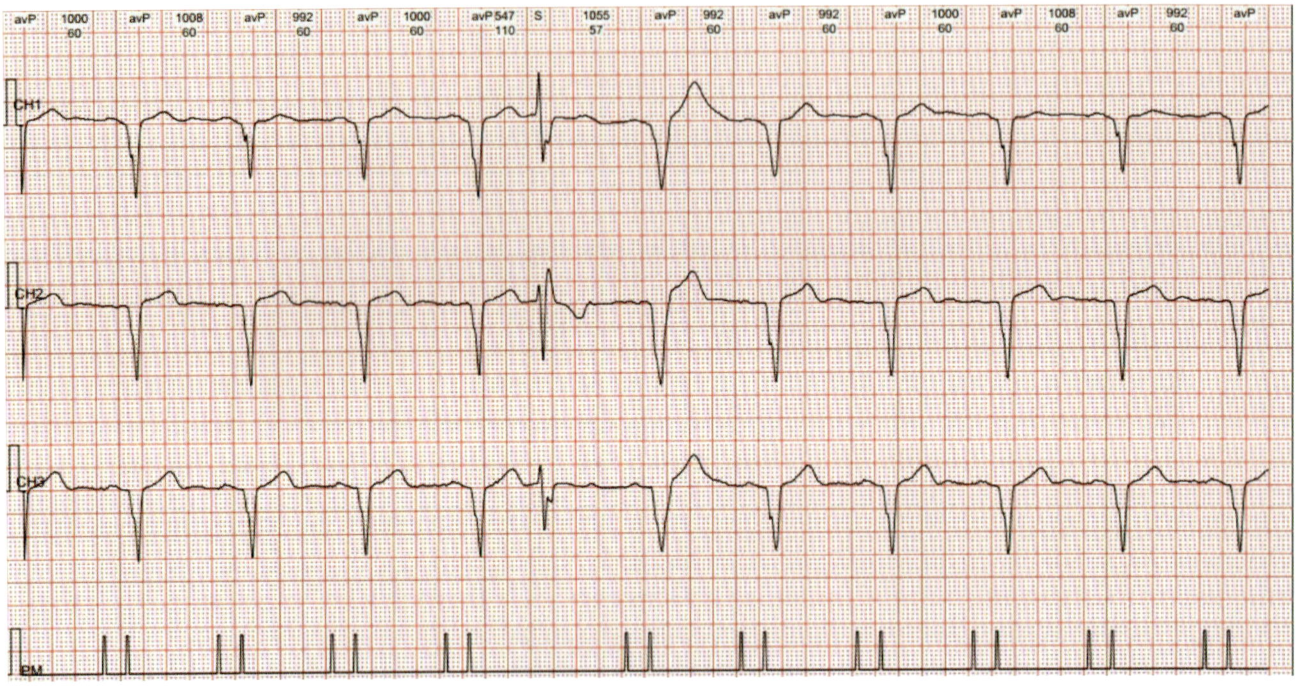

图 22.1 动态心电图片段

问题

请问图中为起搏器何种功能运行？（单选题）

A. 美敦力起搏器非竞争性心房起搏（NCAP）

B. 圣犹达起搏器室性早搏后反应＋ PVARP on PVC

C. 圣犹达起搏器室性早搏后反应 A Pace on PVC

D. 美敦力起搏器室性早搏后反应（PVC Response）

解答

C. 圣犹达起搏器室性早搏后反应 A Pace on PVC

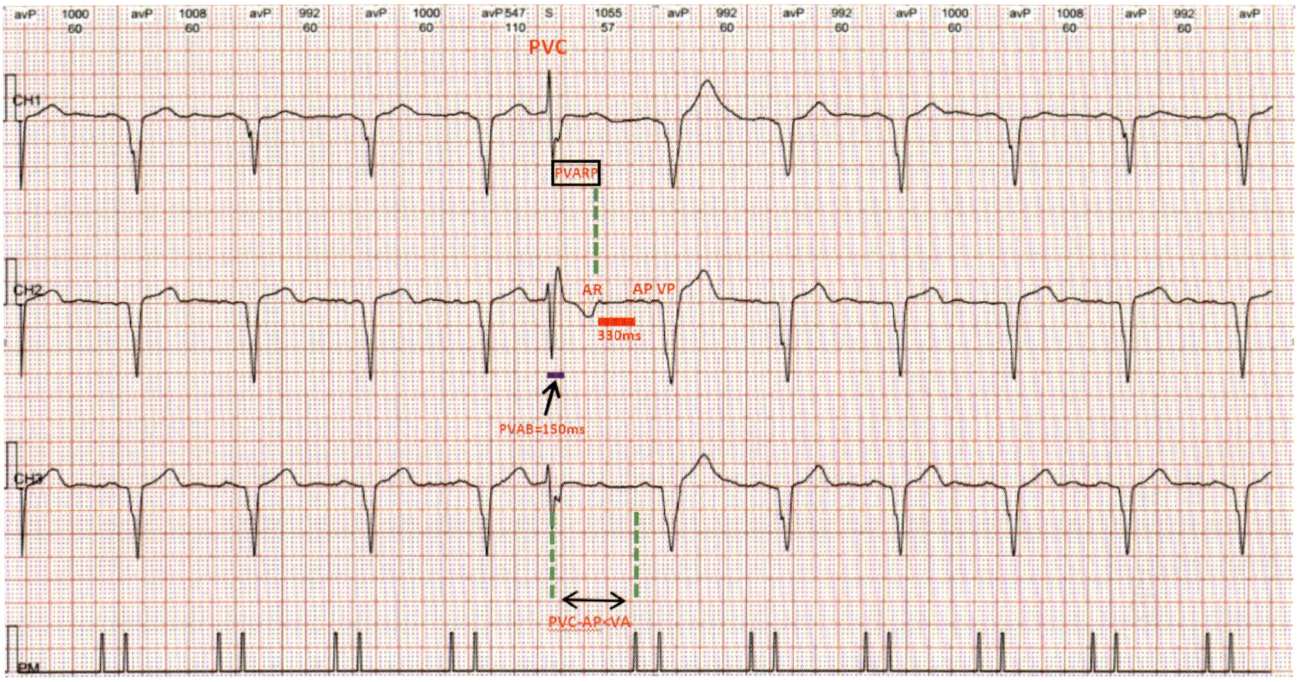

图 22.2　动态心电图片段

患者因“病态窦房结综合征”植入双腔起搏器（DDDR），从图 22.2 中可知：起搏模式 DDD，基本频率 60 次 / 分，起搏 AV 间期 200 ms，VA 间期 800 ms；当出现室性早搏（PVC）时，仔细观察在室性早搏的 T 波终末处可见明显自身 P 波，该 P 波并未引起起搏器跟踪（触发 VP 脉冲发放）。PVC 到下一个 AP 距离约 760 ms，即 PVC-AP ＜ VA 间期（800 ms），如果考虑 PVC 感知延迟因素，实际的 PVC-AP 间期可能更短（该室性早搏呈右束支传导阻滞图形改变，为起源于左室的室性早搏，可能存在感知延迟），那么什么情况下会导致室性早搏后 AP 信号提前发放呢?

通常美敦力室性早搏后反应和 NCAP 功能都不会使 AP 提前发放；圣犹达室性早搏后反应则可以出现 AP 提前发放，那我们首先就可以排除 A、D。

圣犹达起搏器对室性早搏（PVC）反应有两种：“＋ PVARP on PVC” 和 “A Pace on PVC”，分别应用于圣犹达起搏器不同型号。

“＋ PVARP on PVC”：PVC 出现后，延长 PVARP 至 480 ms（分为前 150 ms 的绝对不应期和后 330 ms 的相对不应期），紧跟 330 ms 心房警觉期，在此期间如果感知 P 波，在 SAV 间期后触发 VP，如果警觉期内无心房感知，在 330 ms 心房警觉期结束时发放 AP（即 VA 间期＝ 810 ms）。

“A Pace on PVC”：可以理解为“＋ PVARP on PVC”升级版，同样，PVC 出现时，心房通道开启一个 480 ms 的 PVARP（分为前 150 ms 的绝对不应期和后 330 ms 的相对不应期），紧跟 330 ms 心房警觉期，与＋ PVARP on PVC 不同的是，如果在 PVARP 的相对不应期（后 330 ms）内出现心房感知（AR）事件，在 AR 后 330 ms 发放心房起搏脉冲。

图 22.2 中 PVC-AP 距离约 760 ms，如果为圣犹达“＋ PVARP on PVC”功能运作，在警觉期结束时仍无自身 P 波出现，应该是在 PVC 后 810 ms 发放 AP 信号，而该图的 PVC-AP 明显＜ 810 ms，故不符合圣犹达“＋ PVARP on PVC”。那么只有圣犹达“A Pace on PVC”符合图中的功能运作。

从而我们可以推论，PVC － AP ＝ 760 ms，760 － 330 ＝ 430 ms，AR 事件刚好在 PVARP（480 ms）内 330 ms 的相对不应期内感知，在此 330 ms 的相对不应期感知到的 P 波通常被起搏器定义为逆传 P 波，起搏器感知逆传 P 波不会触发心室起搏，而是在感知 P 波后 330 ms 处发放心房脉冲。

讨论

美敦力起搏器室性早搏后反应（PVC Response）：起搏器在感知到室性早搏后，自动延长 PVARP 至 400 ms 使室性早搏后可能出现的逆传 P 波落在 PVARP 内，不会触发心室起搏，避免起搏器介导心动过速（PMT）的发生。如果自身 P 波出现在室性早搏 400 ms 后、VA 间期结束之前可被起搏器感知，在 SAV 间期后发放心室脉冲。如自身 P 波在 VA 间期结束时仍未发生，起搏器按 VA 间期发放心房脉冲。总之，美敦力起搏器心房脉冲不会在室性早搏后 VA 间期结束之前发放。

美敦力起搏器非竞争性心房起搏（NCAP）：NCAP 是起搏器在 PVARP 内感知心房事件后开启一个 300 ms / 400 ms（部分型号起搏器可程控）的 NCAP 间期，在这个间期内不发放心房起搏脉冲，如果 VA 间期在 NCAP 间期之前结束，则 NCAP 结束后立即发放心房起搏脉冲，此时，相当于延长了 VA 间期，其后房室间期将缩短（最小值 30 ms，部分早期型号为 80 ms）以维持相对稳定的心室率；如果 NCAP 间期在 VA 间期之前结束，则 VA 间期结束时正常发放心房起搏脉冲。总之，NCAP 功能不会使心房脉冲提前发放，其目的是为了避免心房起搏落在自身 P 波的不应期内诱发快速房性心律失常。

还有一种原因可能使 AP 信号提前发放。如果宽 QRS 波群前面的 T 波中隐藏有提前的房性早搏，变成了 AS-VS 序列，那么该宽 QRS 波群被起搏器认为是室上性下传，按照改良的心房计时，从宽 QRS 波群前面的 AS 开始计算，按下限频率间期发放下一次 AP，那么 VS-AP 中间 T 波上的 P 波可能刚好落在 PVARP 内不被感知或者存在间歇性心房感知不良。通常起搏器的 PVARP 不会设置那么长，显然这两种可能性都比较小。

出题：杨亚莉（仙桃市第一人民医院）

Case 23

介绍

患者男性，75 岁，农民。因“窦性停搏”植入圣犹达公司的 VVI 起搏器 3 年（具体型号不详），图 23.1 为动态心电图连续记录片段。

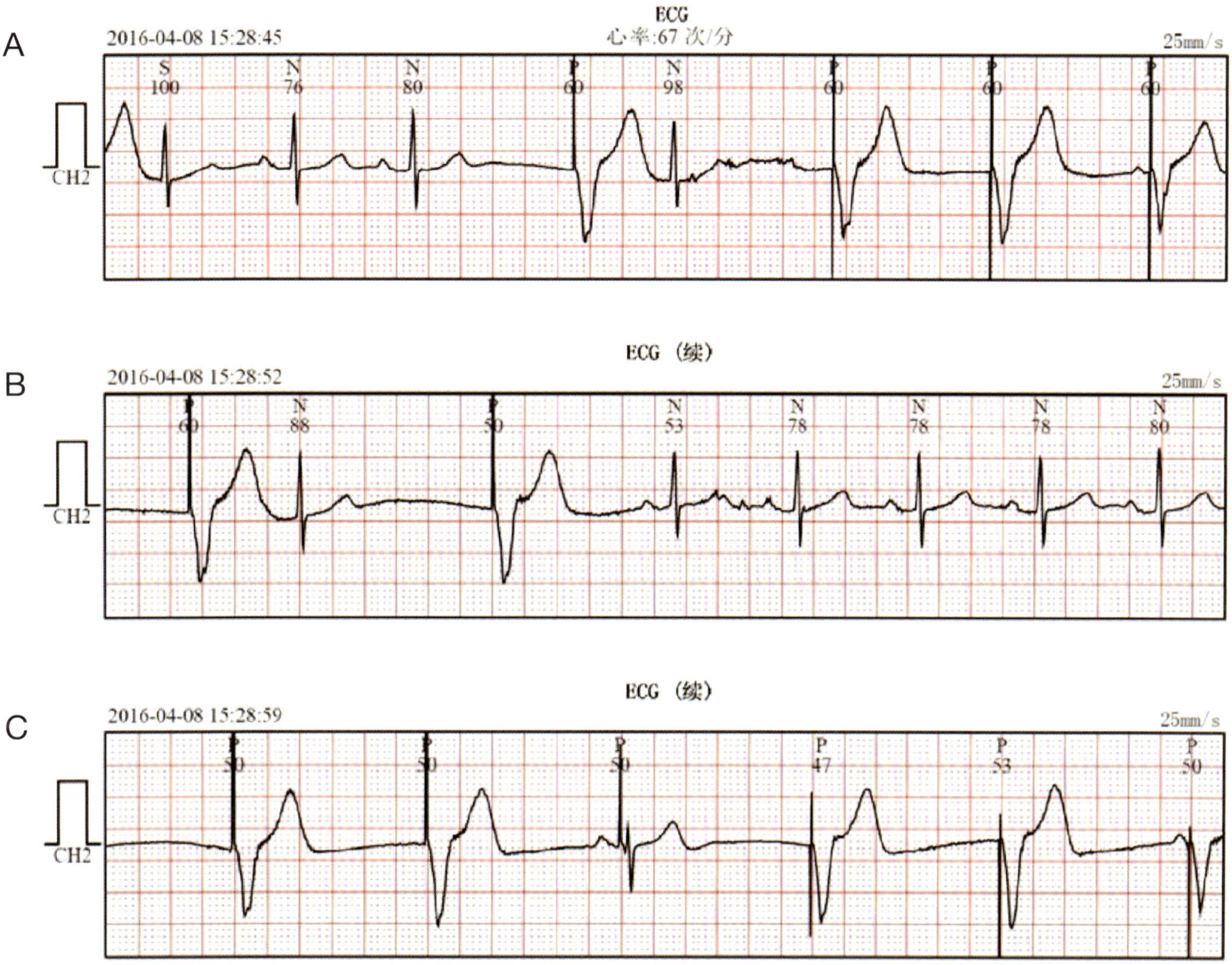

图 23.1　动态心电图片段（A、B、C 图为连续记录）

问题

下列关于起搏器的选项中哪项正确？（单选题）

A. VVI 起搏器；室性融合波；起搏器开启频率滞后功能，感知及起搏功能未见异常

B. VVI 起搏器；室性融合波；起搏器开启睡眠频率，感知及起搏功能未见异常

C. VVI 起搏器；室性融合波；起搏器开启休息频率，感知及起搏功能未见异常

D. VVI 起搏器；室性融合波；起搏器间歇性感知过度（误感知 T 波），起搏功能未见异常

解答

C. VVI 起搏器；室性融合波；起搏器开启休息频率，感知及起搏功能未见异常。

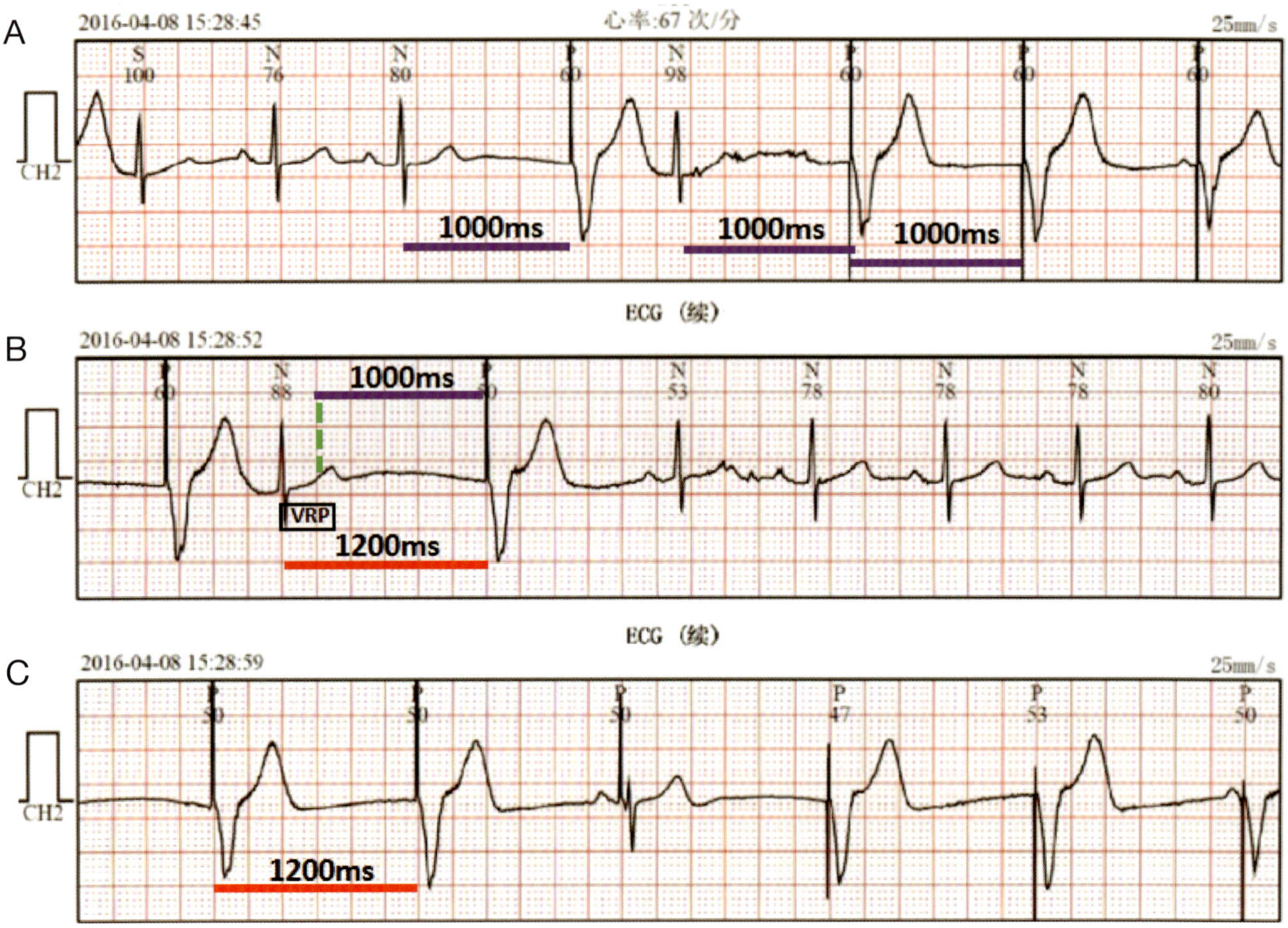

图 23.2　动态心电图片段（A、B、C 图为连续记录）

患者因“窦性停搏”植入圣犹达 VVI 起搏器，图 23.2 片段 A：自身 QRS 波至心室起搏脉冲之间的逸搏间期等于起搏间期，均为 1000 ms，显然不符合滞后频率功能特点（通常滞后频率功能开启时，逸搏间期大于起搏间期）。

为什么图 23.2 片段 B 和片段 C 中会出现起搏频率减慢了呢（VS-VP 和 VP-VP 间期均为 1200 ms），是起搏器开启了休息频率的缘故？还是间歇性心室过感知 T 波，导致起搏节律重整了呢？片段 C：我们假设心室过感知了 T 波，我们从第 2 个 VP 处反向测量一个基本频率间期（1000 ms），那么起搏器过感知 T 波的位置刚好落在第一个 VP 后 200 ms 处，通常圣犹达起搏器心室不应期（VRP）设置均大于 200 ms，那么该信号应该处于 VRP 内而不重整计时周期，显然间歇性心室过感知 T 波的立场是不成立的。那么只有圣犹达的休息频率符合答案（非睡眠频率）。

圣犹达起搏器的休息频率，通常允许患者在没有活动时将起搏频率降到设定的自动休息频率，后者除了能适应患者的生理性心率变化外，客观上起到了鼓励自身激动下传，达到减少心室起搏的目的。

休息频率有以下几个特点：

1. 是根据感应到的患者活动水平来自动决定休息频率。收集超过 7 天的数据自动生成活动变化阈值。如果当前活动低于活动变化阈值时会自动激活休息频率。如果当前活动高于活动变化阈值，自动休息频率会恢复到基础频率或传感器驱动频率。

2. 不受时间和时区限制，适应于生活不规律和跨时区旅行的患者。

3. 需要程控设置适当的自动休息频率，通常低于起搏基本频率。

出题：李则林（浙江省中西医结合医院）

Case 24

介绍

患者男性，76 岁。因“因病态窦房结综合征、阵发性心房颤动”植入 DDD 起搏器 2 年，图 24.1 为患者动态心电图连续片段。

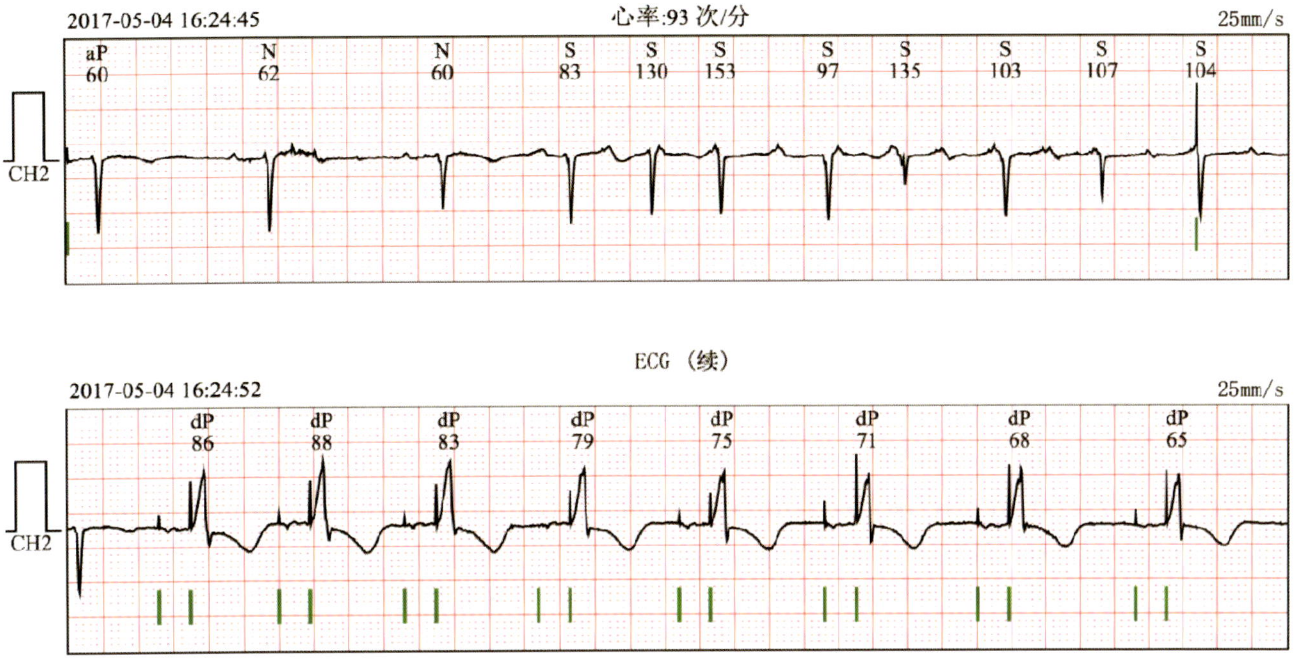

图 24.1　动态心电图片段

问题

1. 下列选项中关于起搏器功能的描述正确的是？（单选题）
   A. 起搏器开启休息频率
   B. 起搏器发生自动模式转换（DDD-DDIR）
   C. 起搏器准备启动心房自动阈值管理功能
   D. 起搏器磁铁反应

2. 根据以上心电图表现，推测患者安装哪个公司的起搏器可能性最大？（单选题）
   A. 美敦力公司
   B. 圣犹达公司
   C. 百多力公司
   D. 波士顿科学公司

解答

1. B. 起搏器发生模式转换（DDD-DDI）

2. A. 美敦力公司

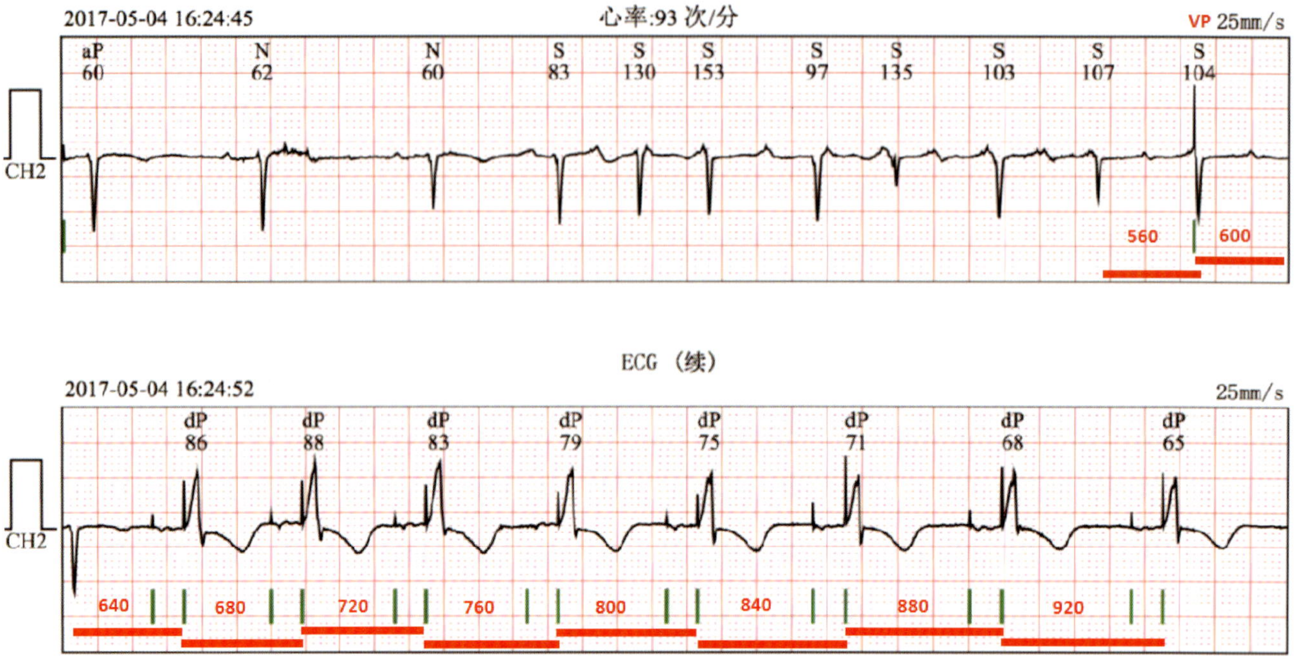

图 24.2　动态心电图片段

如图 24.2 所示，图中上行首先是 DDD 起搏模式，表现为 AP-VS、AS-VS 序列，因“PR 间期”均 ＜ PAV 或 SAV 间期，故心室脉冲被抑制，当发生快速性心律失常后，可见起搏频率呈逐渐下降趋势，即 VV 间期逐渐延长，每次递增 40 ms（实际为 AV 间期不变，VA 间期每次递增，导致 VV 间期递增），此特征完全符合美敦力起搏器自动模式转换功能运作，由 DDD 模式→ DDIR 模式。

讨论

圣犹达起搏器的休息频率下，通常在患者休息状态下自动将起搏频率降到设定的休息频率，后者除了能适应患者的生理性心率变化外，客观上起到了鼓励自身激动下传，达到减少心室起搏的目的。通常休息频率＜基本起搏频率，且休息频率恒定不变；而图中起搏频率＞基本起搏频率，且起搏频率逐渐减慢，故可排除休息频率运作。

不同厂家的起搏器对磁铁的反应不同，双腔起搏器磁铁反应时转为 DOO 工作方式，起搏频率增快（大于基础起搏频率），通常以磁铁频率工作。而图中起搏频率发生逐渐性降低，显然也不符合起搏器磁铁反应。

出题：李则林（浙江省中西医结合医院）

Case 25

介绍

患者女性，70 岁。因“因病态窦房结综合征、阵发性心房颤动”植入 DDD 起搏器 3 年，图 25.1 为患者接触磁铁时的动态心电图连续记录片段。

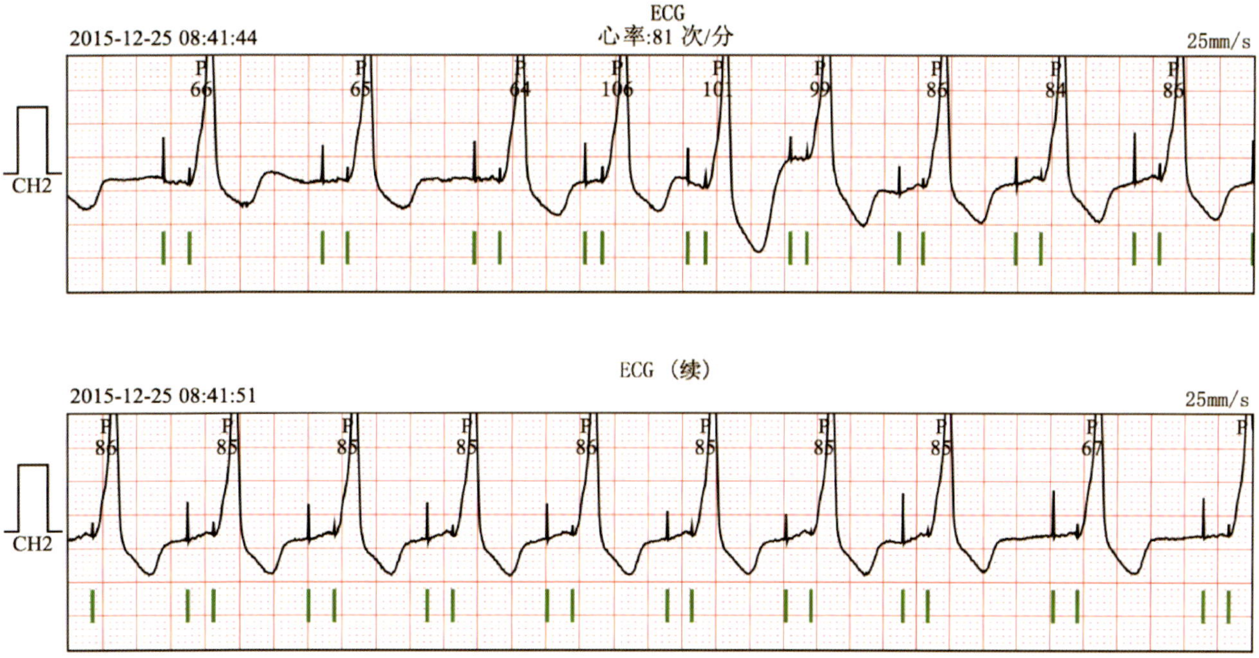

图 25.1 动态心电图片段

问题

请根据心电图表现判断患者安装的是哪个公司的起搏器？（单选题）

A. 美敦力公司

B. 圣犹达公司

C. 百多力公司

D. 波士顿科学公司

解答

A. 美敦力公司

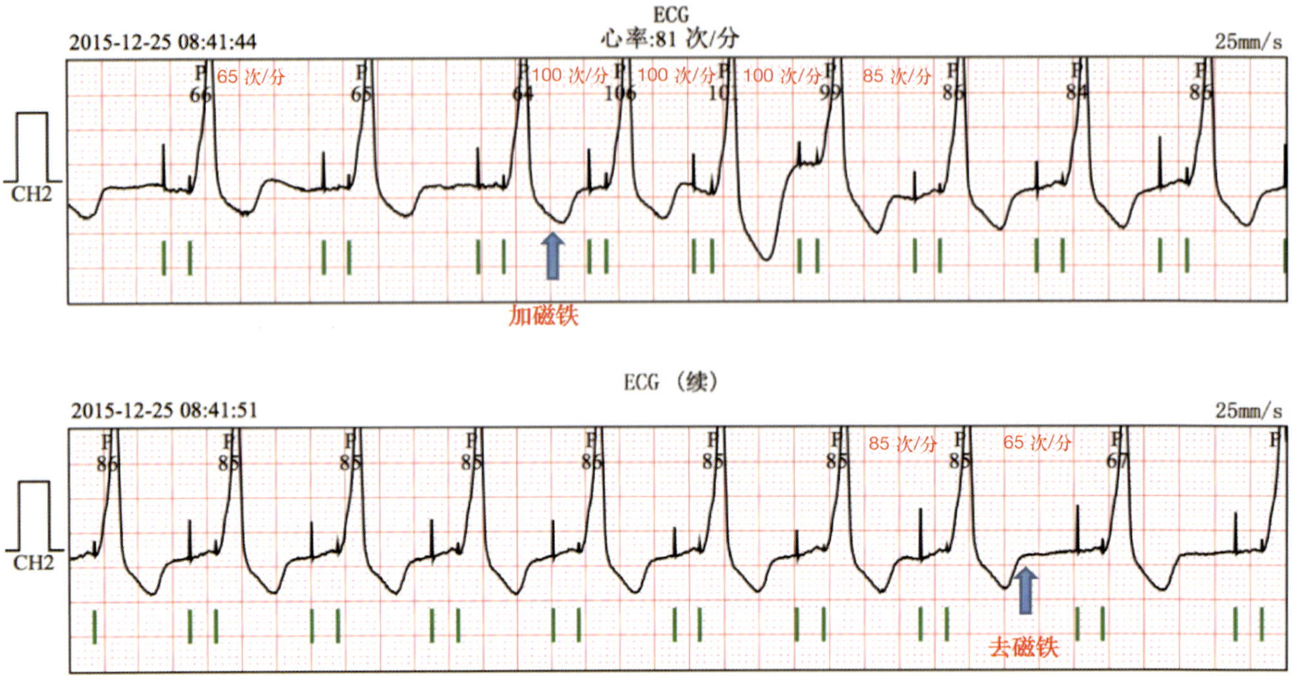

图 25.2　动态心电图片段

图中起始可见连续 3 次房室顺序起搏（AP-VP 序列），PAV 间期 150 ms，起搏频率 65 次 / 分，当接触磁铁后，出现连续 3 次 PAV 间期 100 ms、频率 100 次 / 分的房室顺序起搏（AP-VP 序列），之后 PAV 间期延长至 150 ms、起搏频率变为 85 次 / 分，当磁铁去掉后，起搏频率又恢复到原来的 PAV 间期（150 ms）和起搏频率（65 次 / 分）。这完全符合美敦力双腔起搏器磁铁反应，美敦力起搏器磁铁反应时会运行阈值安全范围测试（TMT）：美敦力双腔起搏器被放置磁铁后，首先出现连续 3 次 PAV 间期 100 ms、频率 100 次 / 分的 DOO 起搏，第三个脉冲的脉宽下降 25% 或电压自动下降 20%（不同型号有所不同），若仍能起搏，提示目前起搏器起搏输出能量相对起搏阈值具有足够的安全边界，之后以原来程控 PAV 间期、85 次 / 分磁铁频率的 DOO 模式起搏，直至移去磁铁后，又恢复到初始的 AV 间期、起搏频率和起搏模式。

虽然波士顿科学公司起搏器也具有类似美敦力起搏器的阈值安全范围测试（TMT）功能，但是波士顿科学公司起搏器磁铁反应时，首先出现连续 3 次 PAV 间期 100 ms、频率 100 次 / 分的 DOO 起搏，如果自动阈值功能关闭，同样会在第 3 个 VP 降低起搏脉宽 50%，若仍能起搏，提示目前起搏器起搏输出能量相对起搏阈值具有足够的安全边界，之后仍以原来程控的 PAV 间期、100 次 / 分的磁铁频率的 DOO 模式起搏，直至移去磁铁。所以波士顿科学公司起搏器磁铁反应时，PAV 间期会有变化，但起搏频率不会发生改变；而美敦力起搏器 TMT 时，PAV 间期和起搏频率均会发生改变。

出题：李则林（浙江省中西医结合医院）

Case 26

介绍

女性，58 岁，双腔起搏器植入术后 1 周，动态心电图连续记录片段如图 26.1 所示。

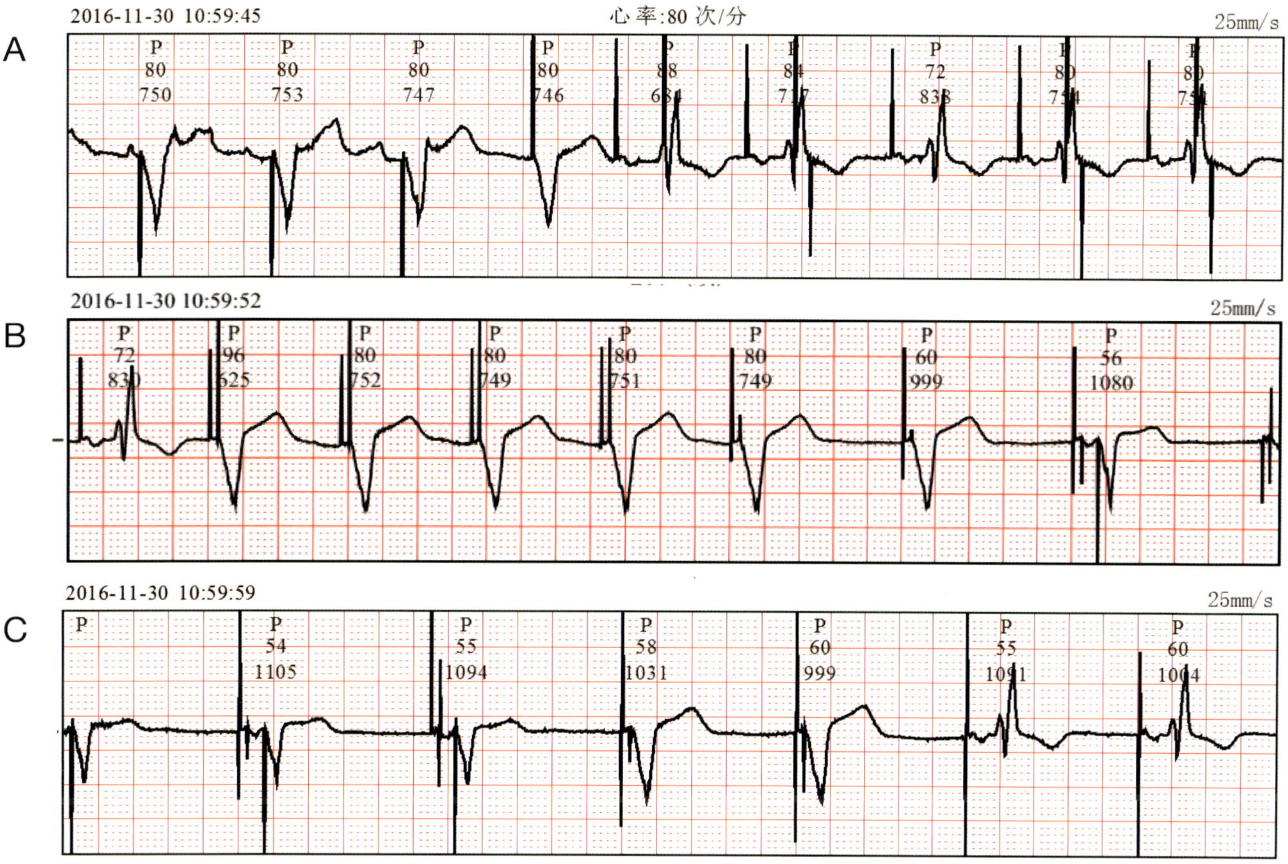

图 26.1 动态心电图片段

问题

请问该患者植入的是何品牌的起搏器？（单选题）

A. Medtronic

B. St.Jude Medical

C. Biotronik

D. Boston Scientific

E. Vitatron

解答

B. St.Jude Medical

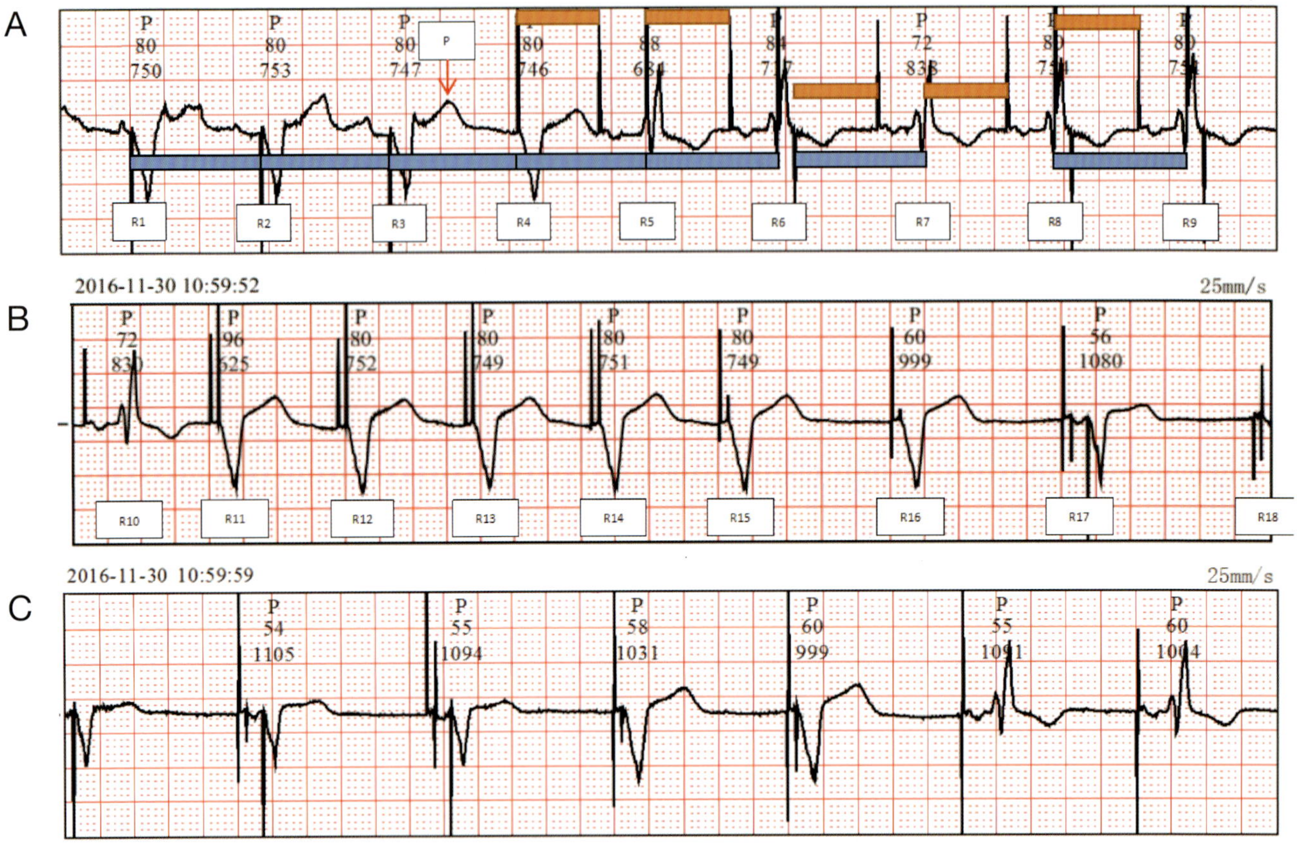

图 26.2 动态心电图片段

图 26.2 的 A 中，VP-VP 间期固定为 80 次 / 分，起始见房性心动过速频率为 280 次 / 分，R3 后房性心动过速终止（如↓所示）。R1 ～ R4 间因感知到房性 P 波因此抑制 AP 脉冲的发放。R5、R6、R7、R8、R9 为房室顺序起搏，AP-AP 间期及 VP-VP 间期均为 800 ms，PAV 间期 250 ms，VA 间期 500 ms。R5 前的 AP 脉冲距离前一次 VP 脉冲的 VA 间期为 500 ms，而距离前一次心房 P 波间期大于 750 ms。根据以上特点可明确图 26.2A 中起搏器为 DDI 工作模式。

R6、R8、R9 三次 VP 脉冲落于自身 QRS 波上形成假性融合波，其后 100 ms 见心室备用脉冲发放。R8、R9 两次连续心室备用脉冲后，图 26.2B R10 正常 PAV 间期内感知自身 QRS 波而抑制 VP 脉冲发放。其后 PAV 间期为 50 ms。此过程符合 St.Jude Medical 起搏器的心室融合波排除算法及 AC 功能运作过程（DDI 模式下融合波排除功能时 PAV 间期延长失活）。图 26.2B R16 处达到模式反转换条件，起搏器由 DDI 模式转换为 DDD 模式（降为低限频率 60 次 / 分），并继续进行心室阈值测试。图 26.3 为圣犹达起搏器融合波排除算法示意图。

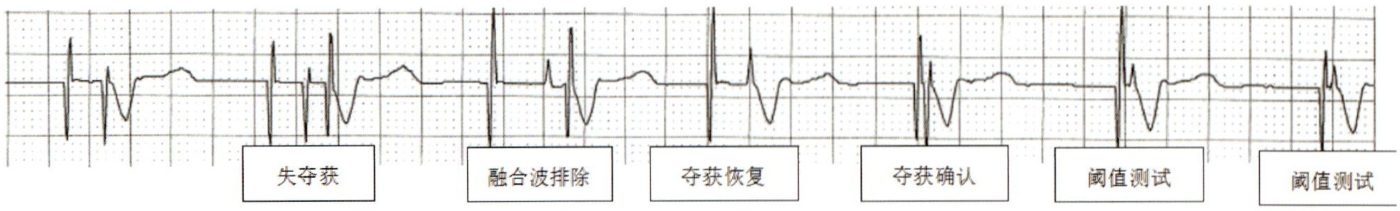

图 26.3 St.Jude Medical 起搏器融合波排除算法

出题：黄玥（嘉兴市第一医院）

Case 27

介绍

男性，70 岁，7 年前因“病态窦房结综合征”植入 DDD 起搏器（型号：美敦力 SED01），复查动态心电图，动态心电图部分片段如图 27.1 所示，B 与 C 为非连续记录。

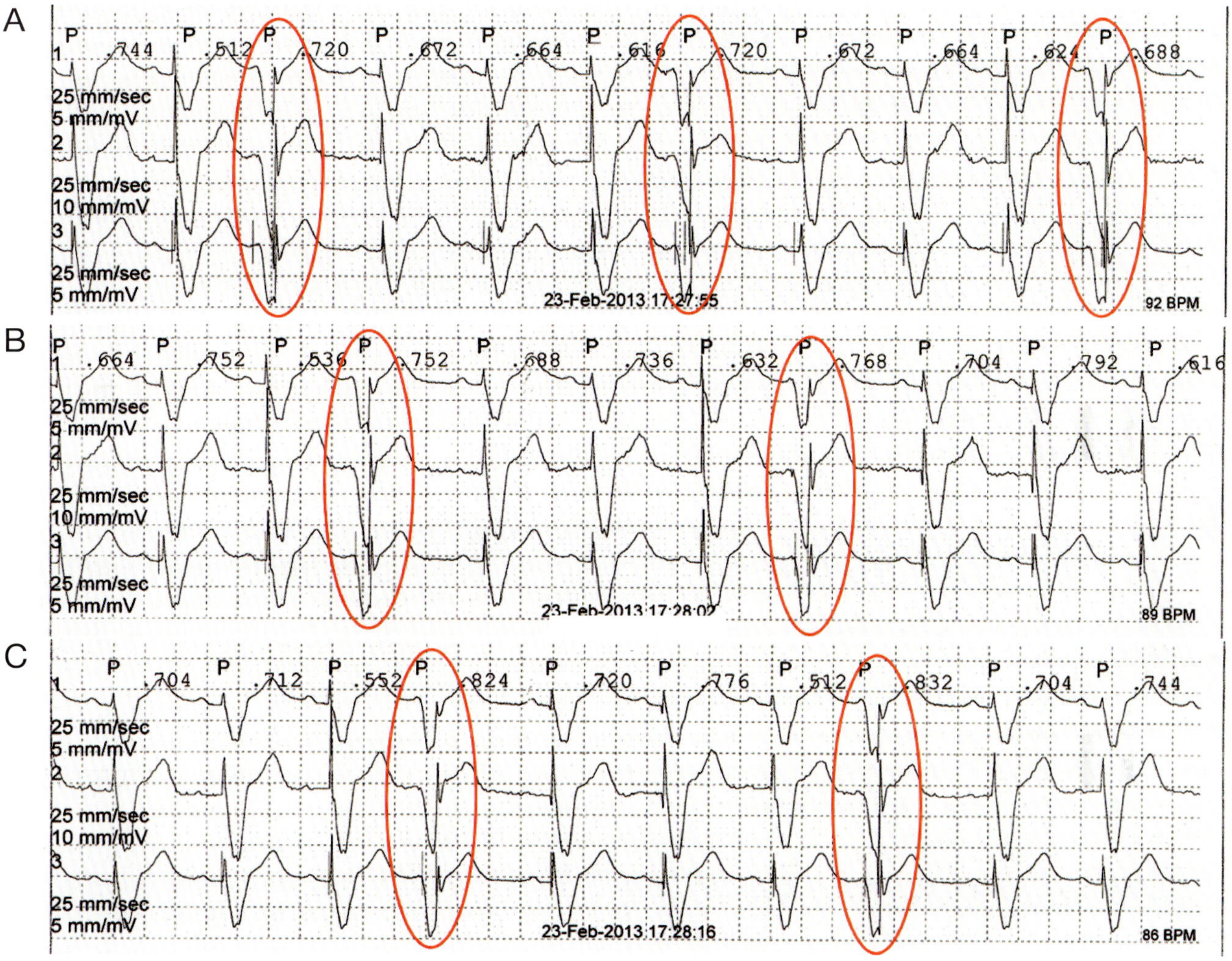

图 27.1 动态心电图部分片段

问题

请问为何图中多处在心室事件中有脉冲发放？（单选题）

A. VSP（心室安全起搏）

B. MVP（心室起搏管理）

C. VCM（心室自动阈值管理）

D. 心房感知不良

解答

C. VCM（心室自动阈值管理）

心室自动阈值管理（VCM）是美敦力起搏器的自动阈值搜索功能。该功能运作时的一个显著特征是 3 + 1 现象：

1. 支持周期：为了保证检测时心室起搏，起搏器设定每次测试脉冲发放前有连续 3 个起搏或自主节律引起的 QRS 波，并将其命名为“支持周期”。

2. 测试脉冲：在每组“支持周期”后释放测试脉冲，测试脉冲的电压和脉宽如果在阈值以上则能够夺获心肌，反之则发生失夺获事件。

3. 备用脉冲：不管是否夺获，均在距离测试脉冲 110 ms（Advisa 系列为 100 ms）处释放当前电压自适应值和 1.0 ms 脉宽备用脉冲。如果测试脉冲夺获心室，那么备用脉冲将会重叠于 QRS 波中。

本题图中我们可见患者基本节律为窦性心律，起搏器以 VAT 方式跟踪起搏心室。每个心室事件中有脉冲发放的心搏，其起始部还存在另一个起搏脉冲，且该脉冲后紧随的 QRS 波形态与其他起搏的 QRS 波形态一致，说明第一个脉冲是心室脉冲，第二个脉冲为备用脉冲，两脉冲间隔 110 ms。此种现象呈 3 + 1 发生，完全符合 VCM 运作的特点。

那么，VCM 运作时出现的间隔较短的双脉冲现象如何与 VSP、MVP 进行鉴别？

首先，我们完全可以排除 MVP，因为 MVP 模式下，出现短 AV 间期的条件是存在房室传导中断，本题中没有；MVP 导致的短 AV 间期不会 > 80 ms，与本题不符。

其次，VSP 功能运作时，AV 间隔 110 ms，与 VCM 心室双脉冲间隔一致，有时可能会误判。诱发 VSP 的常见原因很多，其中包括心房感知不良。由于起搏器未感知自身 P 波，心房脉冲按低限频率间期发放，自身 P 波下传的 QRS 波如果正好落在心房脉冲后的心室交叉感知窗将会触发心室安全起搏，形成间隔 110 ms 的双脉冲，中间夹着一个自身 QRS 波的现象。但本题中所有双脉冲的第一个脉冲都是提前发放，故排除 VSP。

另外，为什么每次双脉冲出现时，第一个心室脉冲距离窦性 P 波（SAV 间期）的时间很短，心房感知功能是否正常？其实，这恰是 VCM 在窦性节律下运作的特点。VCM 运作时，如果在心房逸搏间期（VAI）内感知到自身 P 波，起搏器将会缩短 SAV 间期（支持事件 AV 间期减 110 ms）导致测试脉冲提前发放。本题中所有自身 P 波均被跟踪起搏，心房感知功能良好。

出题：沈灯（上海市普陀区中心医院）

Case 28

介绍

患者男性，70 岁，7 年前因“病态窦房结综合征”植入 DDDR 起搏器（型号：美敦力 ADDRL1），常规复诊，复查动态心电图，动态心电图片段如图 28.1 所示。

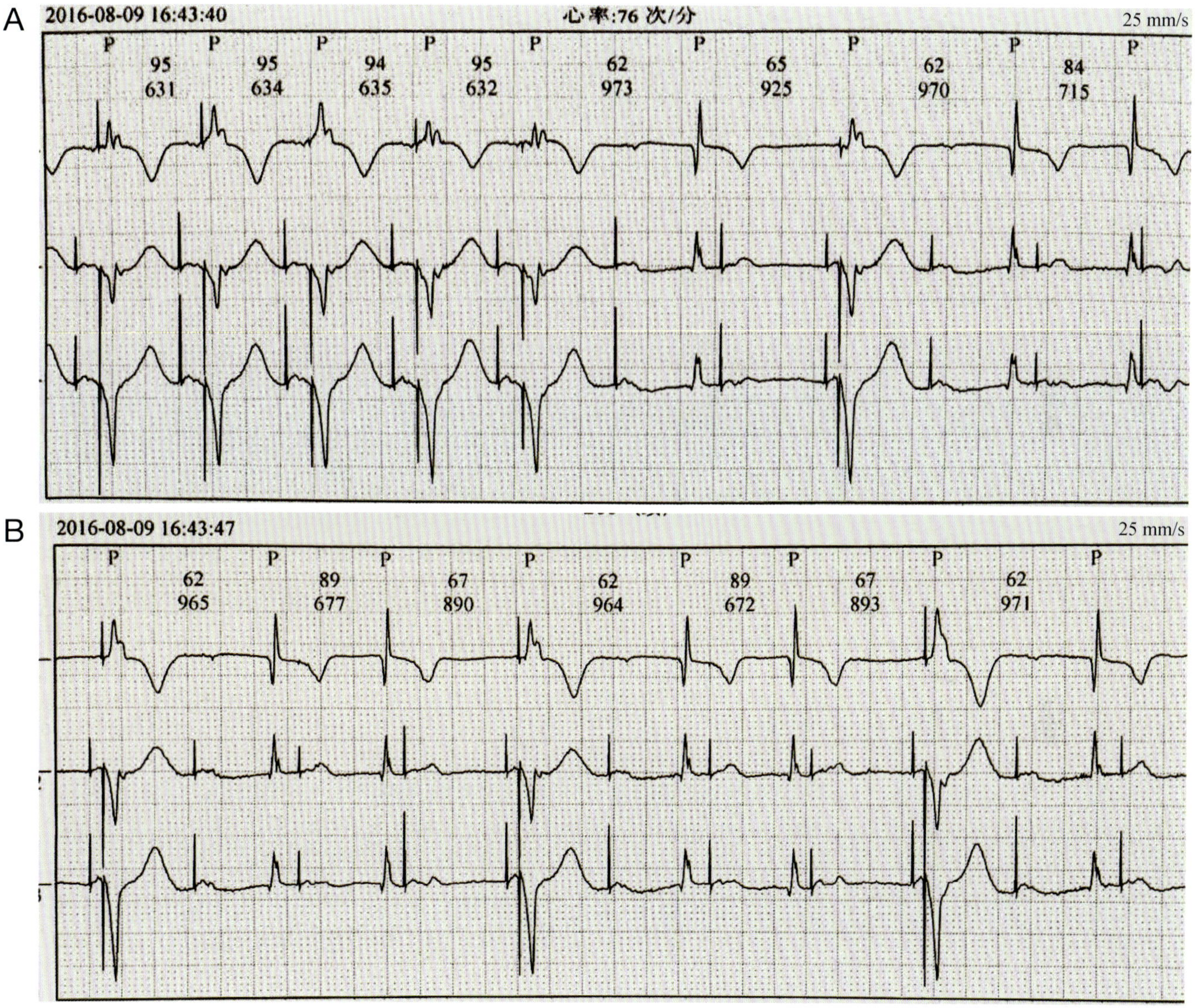

图 28.1　动态心电图片段（A、B 两图连续记录）

问题

请选出以下正确的选项？（单选题）

A. 心室过感知

B. MVP 功能

C. Search AV ＋

D. 心室起搏不良

解答

B. MVP 功能

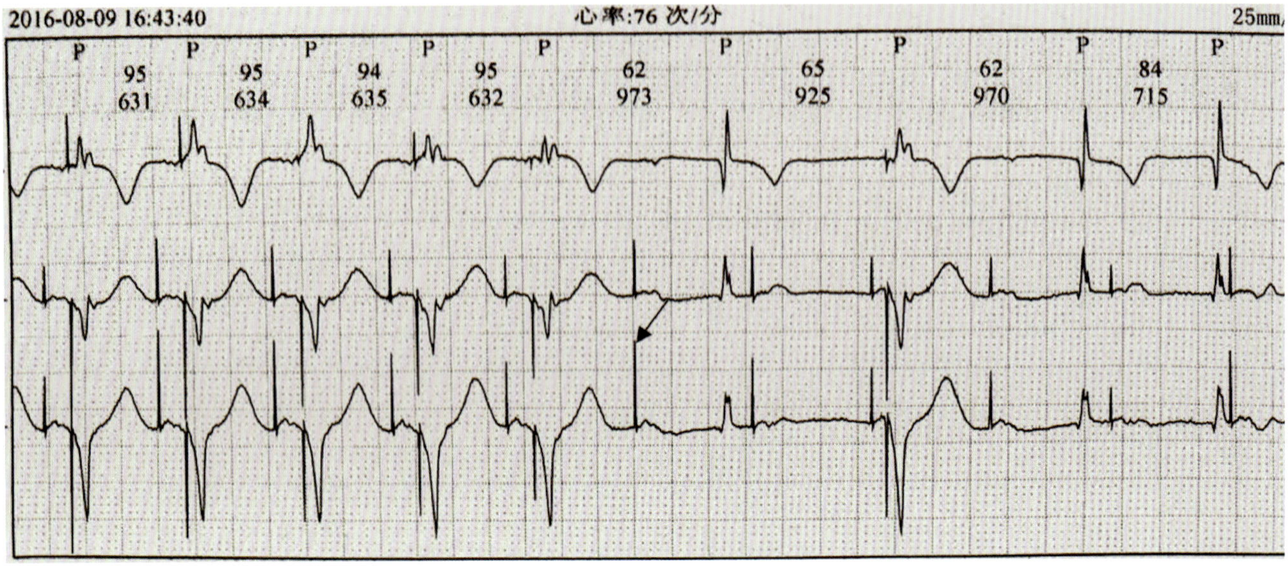

图 28.2　动态心电图片段

美敦力 Adapta 系列双腔起搏器（型号：ADDRL1）植入术后动态心电图片段。该系列起搏器最大的特点是具有 MVP（心室起搏管理）功能。MVP 功能：提供功能性 AAI（R）起搏伴有心室监测和仅在房室传导阻滞事件时需要 DDD（R）备用起搏的基于心房起搏的双腔起搏器。其算法包括两部分：① AAI（R）+→ DDD（R）：AAI（R）+模式时，出现暂时的房室传导中断时，于预定的心房起搏后 80 ms 发放心室备用脉冲；最近 4 个 AA 间期中有 2 个（简称 2/4）无传导的 VS 事件，模式转换 AAI（R）+→ DDD（R）。② DDD（R）→ AAI（R）+：DDD（R）模式下，临时性运用 AAI（R）时间间期去检测一个 AA 间期中有无传导的 VS，如果有则立即由 DDD（R）转换为 AAI（R）+；如果没有 VS 则继续 DDD（R）模式工作，直到下次传导检查的到来（按设定每 1 min、2 min、4 min、8 min……直至 16 h）。

回到本题，是否为 MVP 功能运作呢？让我们从心电图表现和起搏器计时特点来分析：图 28.2 中，前 5 个心动周期为 AP-VP 方式，AA 间期约 630 ms（起搏频率 95 次 / 分），PAV150 ms，为 DDDR 起搏模式。自第 6 个 AP（如 ↙ 所示）开始为 AP-VS 方式（AAIR 模式），除第 6 个 AP 与前一 AP 的 AA 间期为 700 ms（延长了 70 ms）外（这是因为房室传导检查时 AP 将被推迟 PAV − 80 ms = 150 − 80 ms），其余 AA 间期为 630 ms，AP-VS 间期介于 440 ～ 520 ms 之间。部分 AP（例如第 7 个）后无 VS 时，下一个 AP（例如第 8 个）后 80 ms 可见心室起搏。

所以，本题第 6 个心动周期符合 DDD（R）模式下临时性应用 AAI（R）时间间期检测有无传导 VS，VS 被确认后立即发生模式转换 DDD（R）→ AAI（R）+。其后在 AAI（R）+起搏模式下，出现房室传导中断（AP 后无 VS）时，于预定的心房起搏后 80 ms 发放心室备用脉冲；而又不符合 2/4 无传导的 VS 事件时 AAI（R）+→ DDD（R）的条件。通过本图我们发现 DDD（R）→ AAI（R）+时为一跳转换；AAI（R）+→ DDD（R）时条件相对苛刻。这是因为 MVP 功能设计的初衷是为了能安全地鼓励更多的自身房室传导，减少不必要的右心室起搏。

出题：沈灯（上海市普陀区中心医院）

Case 29

介绍

患者男性，70 岁，7 年前因“病态窦房结综合征”植入 DDD 起搏器（型号：百多力 AXIOS D），常规复诊，复查动态心电图，动态心电图片段如图 29.1 所示。

A

B

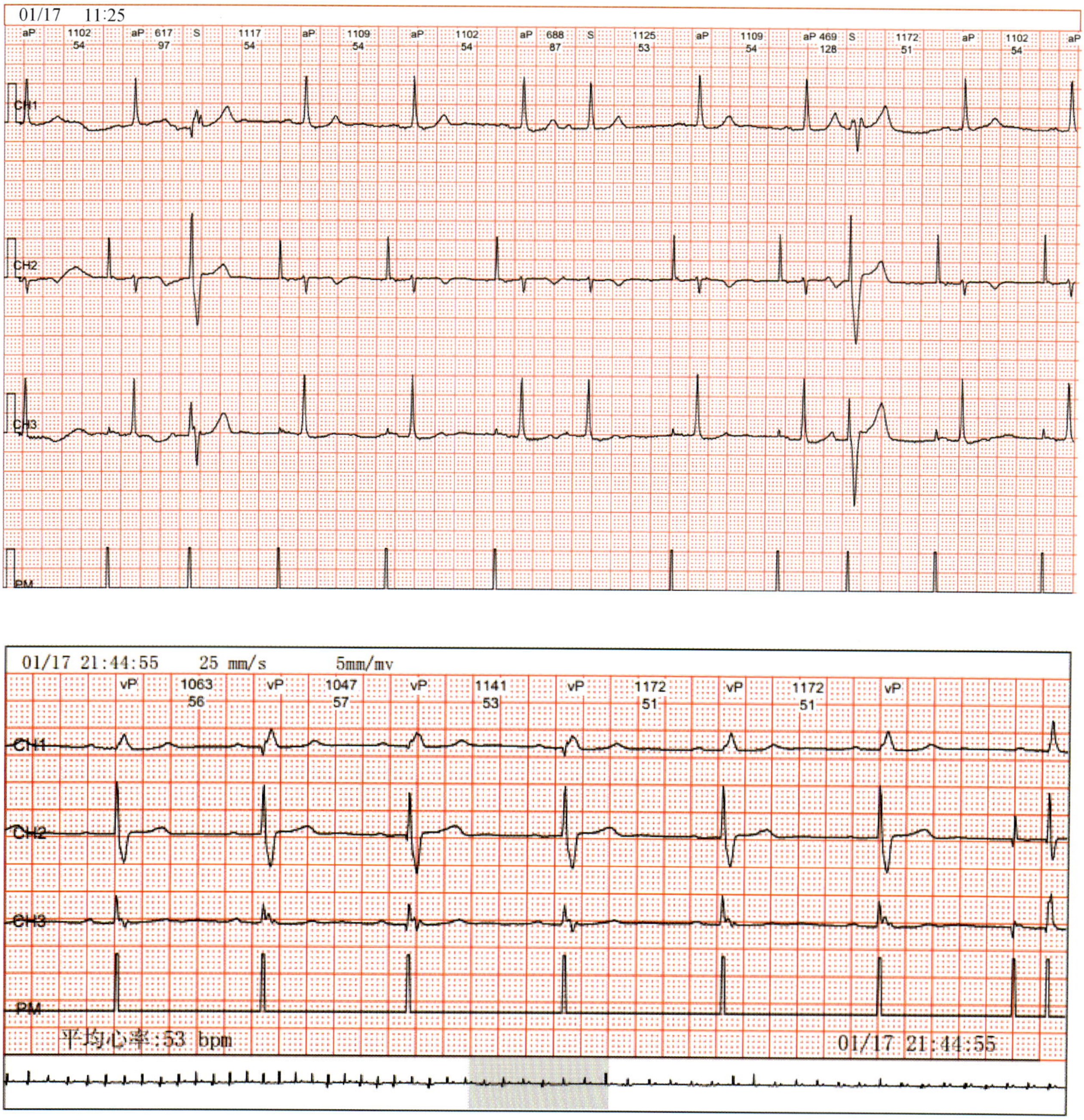

图 29.1 动态心电图片段

B（续）

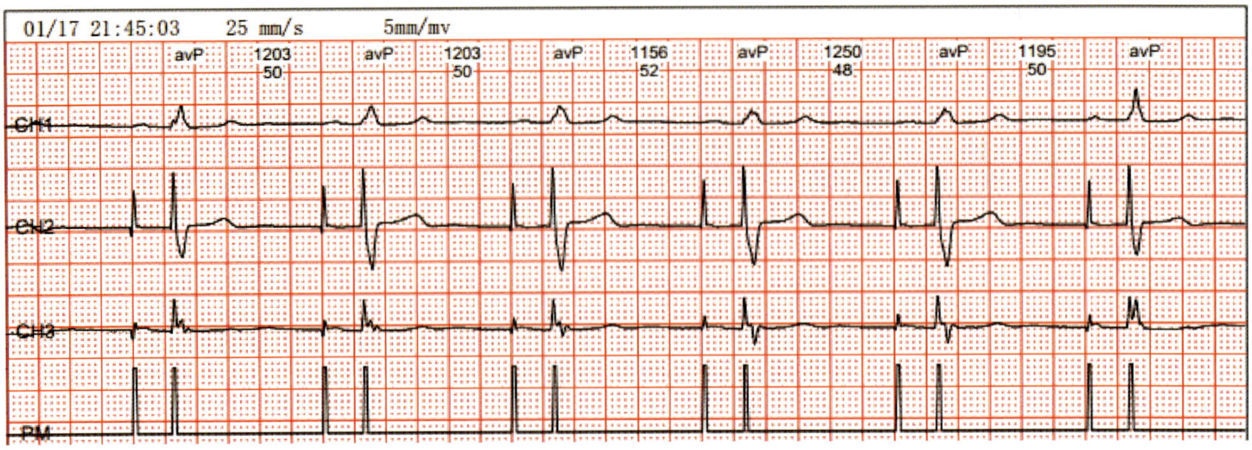

图 29.1 动态心电图片段（续）

问题

请选出以下正确的选项？（单选题）

A. 基础频率 60 次 / 分

B. 开启频率滞后功能

C. 开启夜间频率

D. 心室误感知

解答

C. 开启夜间频率

A
B
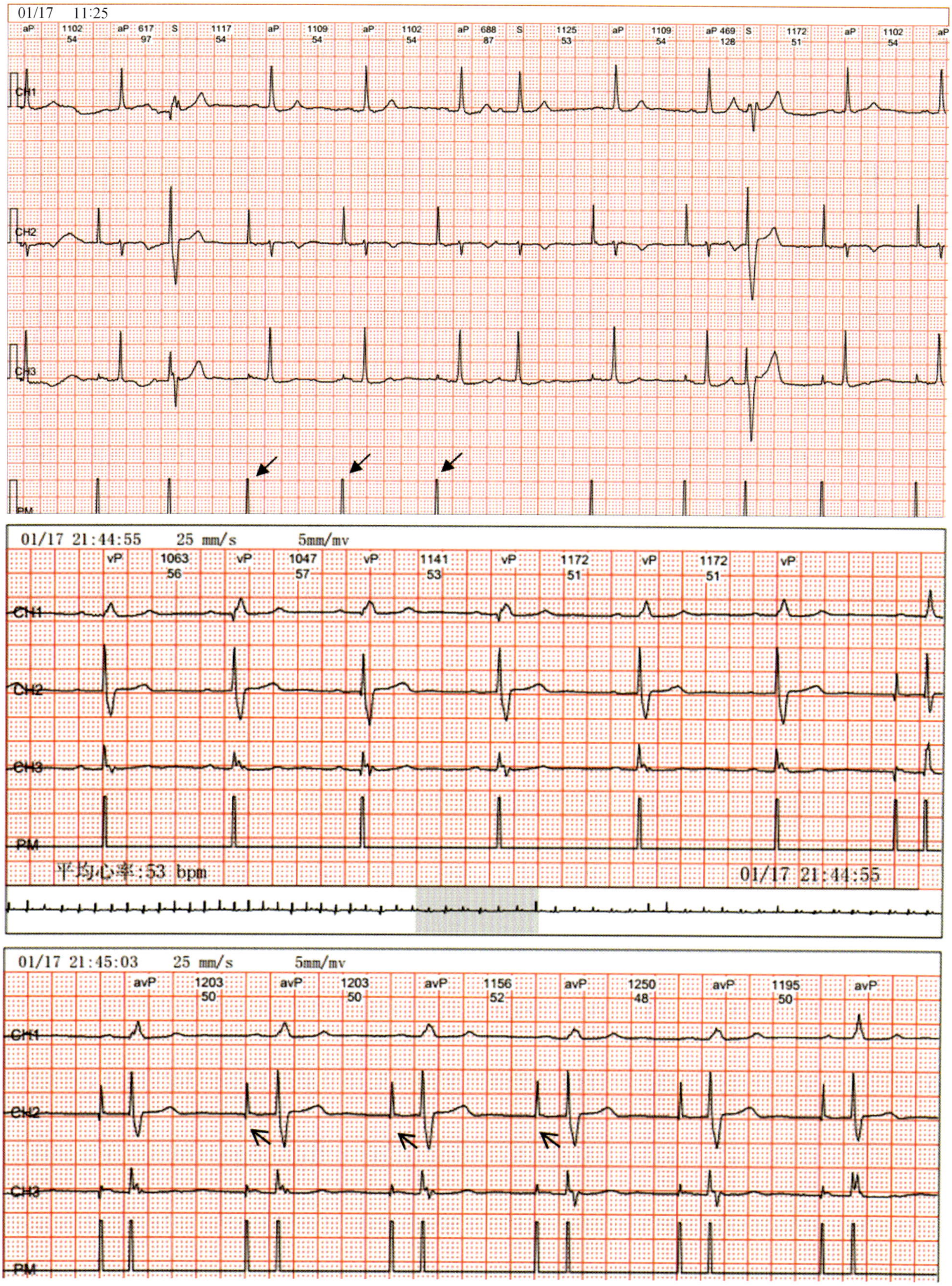

图 29.2 动态心电图片段

题中所给信息为百多力 DDD 起搏器植入术后动态心电图片段。

片段 A(11:25 时) 为心房起搏心律,AAI 工作方式，部分房性早搏后触发心室跟踪（VAT 工作方式）。AS-AP 间期和 AP-AP 间期均 1100 ms (如图 29.2 ↙ 所示)。

片段 B（21:44—21:45）为连续记录，前 6 个心搏为 AS-VP（VAT）方式，从第 7 个心搏开始为 AP-VP（DDD）方式。AS-AP 间期和 AP-AP 间期均为 1200 ms (如图 29.2 ↖ 所示)。同一时间 AS-AP 间期和 AP-AP 间期相等，否定开启频率滞后功能 (频率滞后功能：起搏器感知自身心搏至下一次脉冲发放的逸搏间期长于起搏间期，即 AS-AP 间期应＞ AP-AP 间期)。

白天（11:25 时）起搏频率为 55 次 / 分，夜间（21:44—21:45 时）起搏频率为 50 次 / 分，没有频率应答功能情况下，应考虑开启夜间频率 (基础起搏频率 55 次 / 分，夜间频率 50 次 / 分)。夜间 VA 间期短于 1100 ms，排除心室误感知可能 (百多力公司起搏器心室误感知后 VA 间期应等于 AA 间期)。

出题：吉亚军 (海宁市人民医院)

Case 30

介绍

男性，79 岁，美敦力（Medtronic）起搏器（型号不详）植入术后，门诊常规复查，动态心电图检查片段如图 30.1 所示。

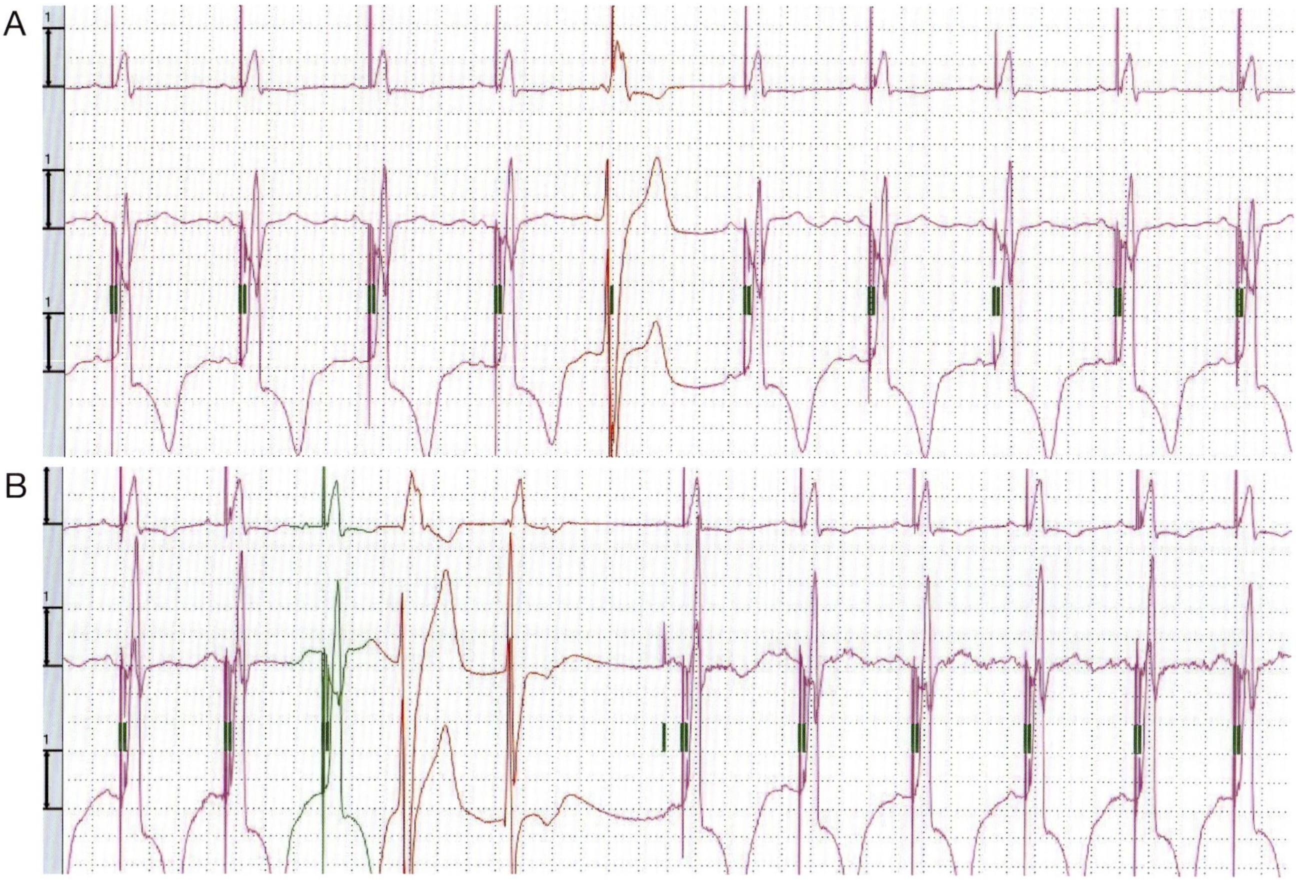

图 30.1 动态心电图片段（A、B 图非连续记录）

问题

根据题目所给信息，下列哪项最能解释自身 QRS 波里时有时无的脉冲信号？（单选题）

A. 起搏器程控行为

B. VSR（心室感知反应），起搏器功能未见明显异常

C. 心脏再同步化治疗（CRT）起搏器，偶发房性早搏，间歇性心室感知延迟

D. PVC 后心房同步脉冲，间歇性心室感知不良

解答

B. VSR（心室感知反应），起搏器功能未见明显异常

A B

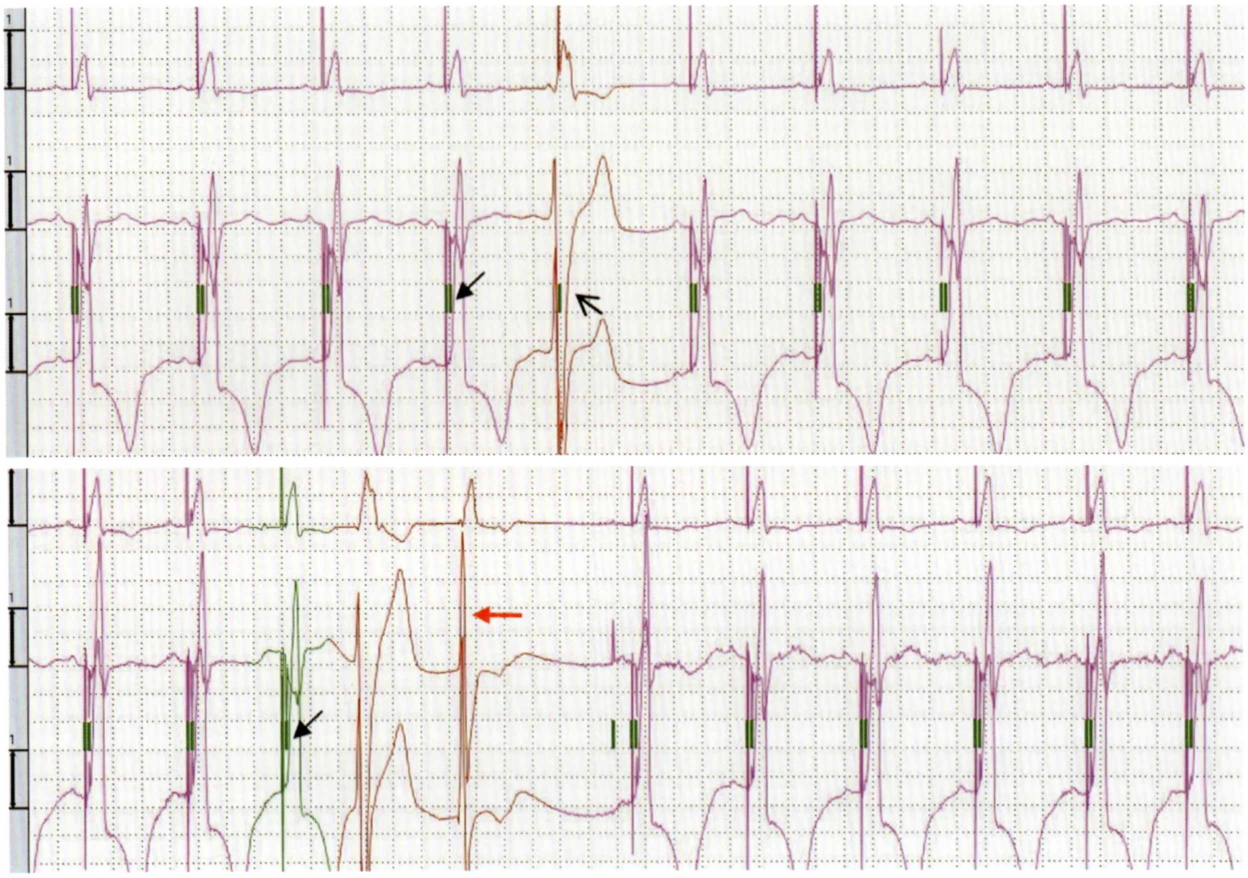

图 30.2　动态心电图片段（A、B 图非连续记录）

题干中说明是美敦力（Medtronic）起搏器，我们首先可以排除 Vitatron 起搏器的 PVC 后心房同步脉冲（PVC synchronous atrial stimulation）功能，其目的是在发生 PVC 时优先夺获心房以避免室房逆传的发生及后续可能发生的 PMT，但在美敦力的起搏器中并没有这个功能或类似表现的功能。

请注意图中 AS-VP 序列中的脉冲（如图 30.2 ↙ 所示），其实际上是双脉冲，提示患者安装的是 CRT 三腔起搏器；但与之不同的是，PVC 中的脉冲是“单”脉冲（如图 30.2 ↖ 所示），同时 AS-“单”脉冲序列间期也明显短于前者。

这实际上是美敦力 CRT-P/D 的心室感知反应（ventricular sense response，VSR）功能在跟踪模式下的运作图。首先需要明确，双心室起搏的治疗核心在于尽可能保证双心室同步起搏；因而当出现 VS 事件而导致双心室失同步时，起搏器在感知后 8 ms 先左室起搏，后 4 ms 再右室起搏（二者近乎重叠，看起来像“单”脉冲），以尽可能弥补双室失同步的影响。其他厂商也均有类似功能。

但为何有的室性早搏中有脉冲信号，有的没有呢（如图 30.2 ← 所示）？ VSR 在非跟踪模式下，启动条件为：① VS 事件；② VV 频率低于 VSR 的最大反应频率。但 VSR 在跟踪模式下启动条件则有所不同：① AP/AS-VS 序列；② VV 频率低于 VSR 的最大反应频率。请注意图中箭头所标，即可发现个中端倪。

讨论

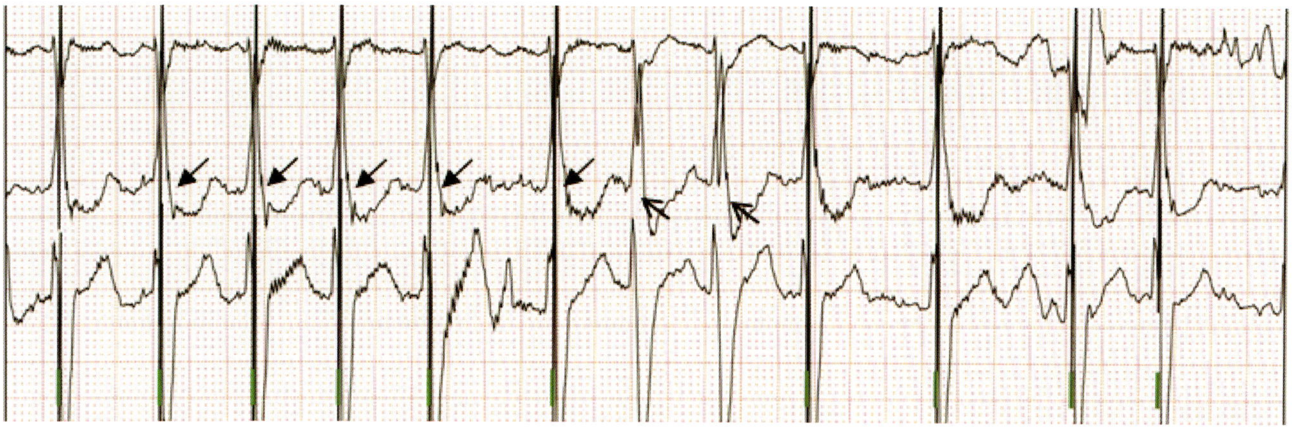

图 30.3　动态心电图片段——非跟踪模式下美敦力三腔起搏器心室感知反应（VSR）功能运行

此图的基本节律为心房颤动，起搏器感知到自身 VS 事件后，如果 VV 频率低于 VSR 的最大反应频率（如 ↙ 所示），即运行 VSR 功能。当 VV 频率高于 VSR 的最大反应频率（如 ↖ 所示），则不会运行 VSR。本图中，VSR 的最大反应频率为 140 次 / 分。

圣犹达（St.Jude）三腔起搏器可以通过将起搏模式程控为 VVT/DDT 模式来实现类似功能，其也具有一个最大反应频率。

出题：张余斌（浙江大学附属第一医院）

Case 31

介绍

男性，78 岁，起搏器（起搏器厂家及参数不详）植入术后 2 年。门诊行动态心电图检察，动态心电图片段见图 31.1。

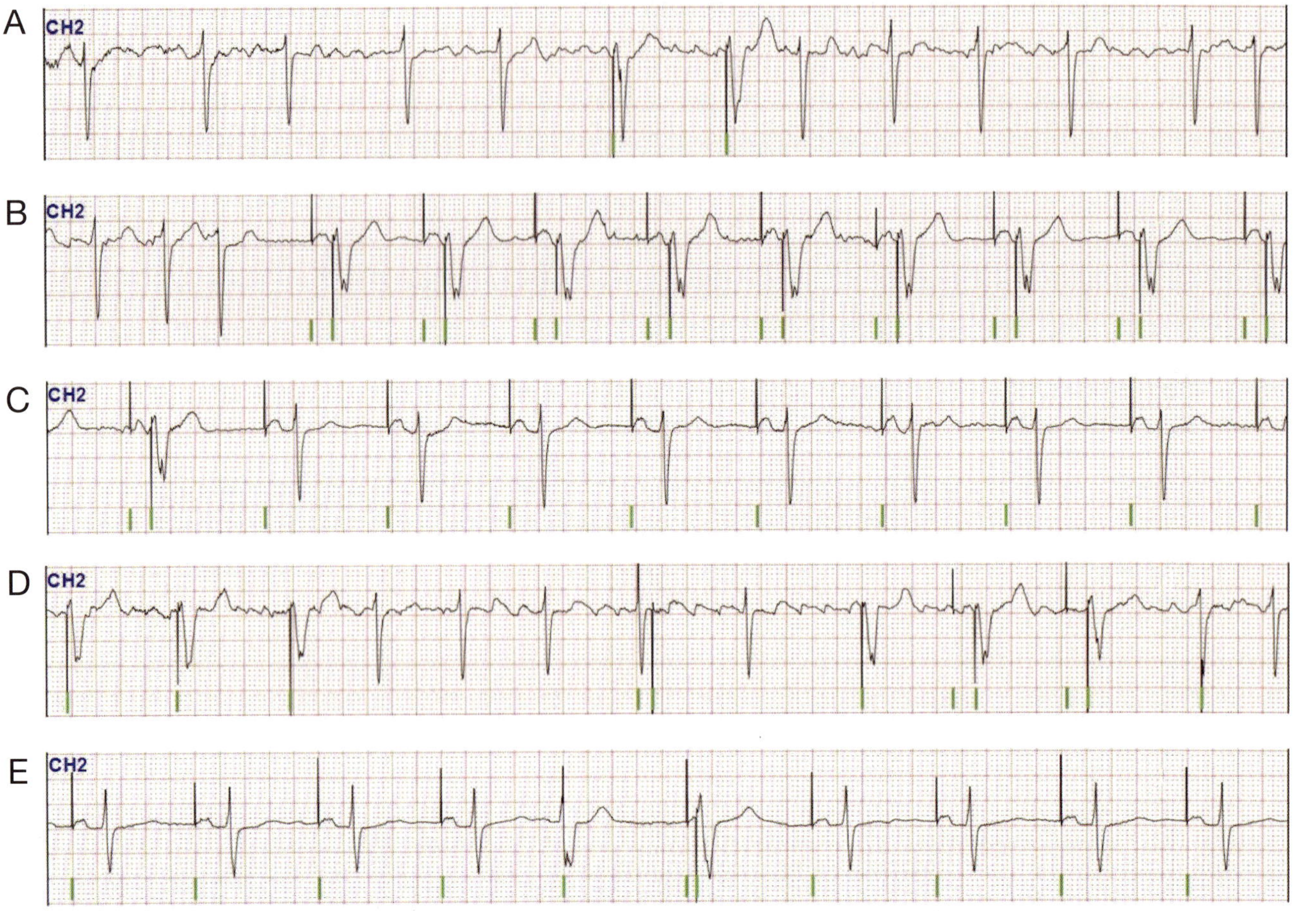

图 31.1 动态心电图片段 A-E

问题

1. 对上述动态心电图片段 C 诊断正确的是？（单选题）
   A. 模式反转换（DDIR 转 DDD）
   B. Search AV ＋功能运作
   C. 频率滞后伴搜索功能运作
   D. 心室起搏管理（MVP）功能运作（DDD 转 AAI ＋）
   E. 心室自身优先（VIP）功能运作

2. 根据上述动态心电图片段可见哪几种起搏器特殊功能运作？（多选题）
   A. 模式转换（DDD 转 AAI ＋）与反转换（DDIR 转 DDD）
   B. 心室安全起搏（VSP）功能运作
   C. 频率适应性 AV（RAAV）功能运作
   D. Search AV ＋功能运作
   E. 频率滞后伴随搜索功能运作
   F. 心室起搏管理（MVP）功能运作

解答

1. D. 心室起搏管理（MVP）功能运作（DDD 转 AAI +）
2. A. 模式转换（DDD 转 AAI +）与反转换（DDIR 转 DDD）
   B. 心室安全起搏（VSP）功能运作
   F. 心室起搏管理（MVP）功能运作

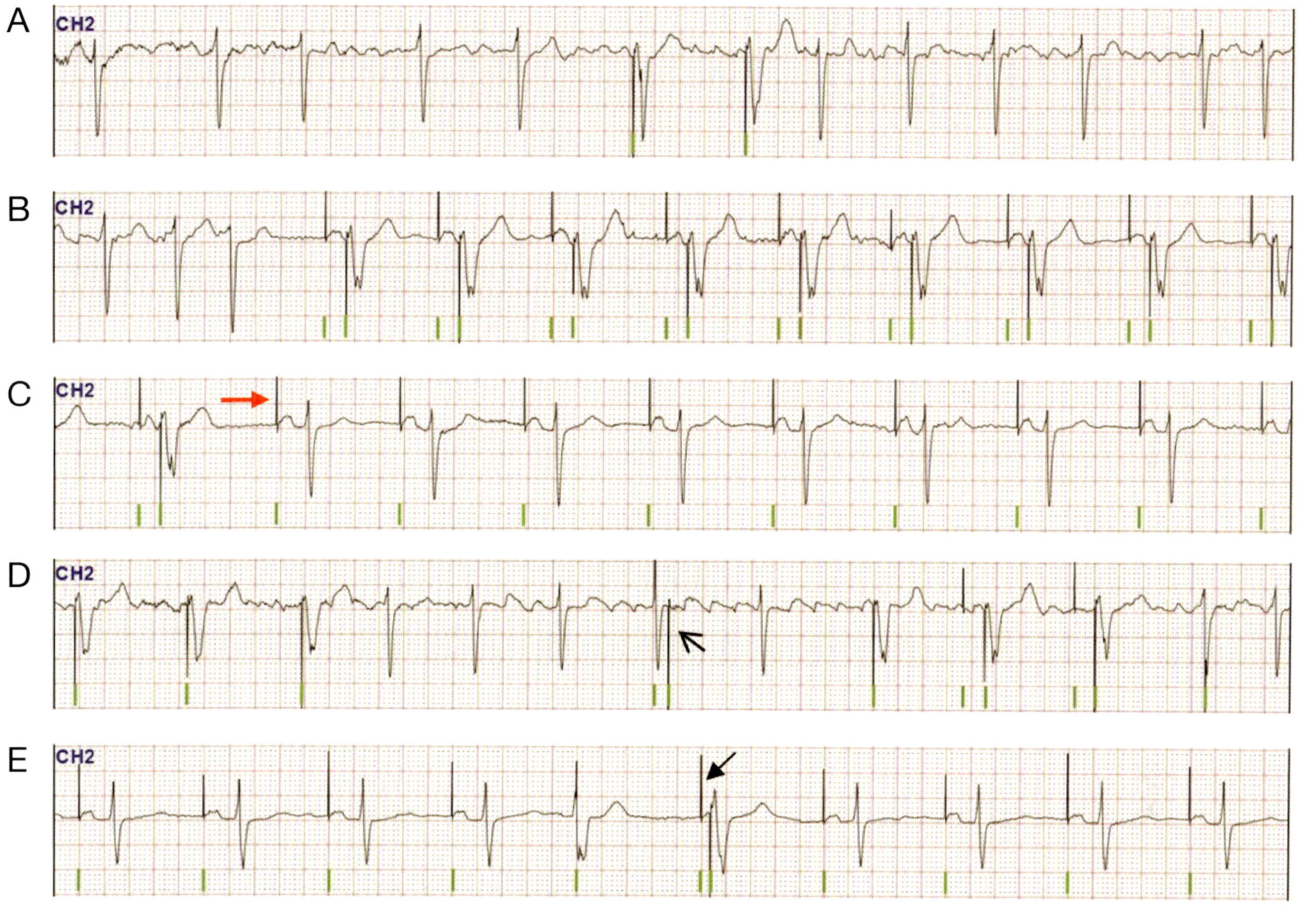

图 31.2　动态心电图片段

我们从下往上分析：图 31.2E 中可见短 PAV 80 ms（如↙所示），仔细观察可发现，前一个 QRS 波（PVC）很可能恰好落于其前毗邻的 AP 信号后的心室空白期内，使得起搏器认为此处发生了房室传导中断，故而在此 AP 1000 ms（低限频率）+ 80 ms 的位置发放 VP 备用脉冲，这提示我们这里可能是 MVP 功能（美敦力）在运作。

我们再看图 31.2D，仔细测量可知短 PAV 间期约 110 ms(如↖所示)，此 PAV 间期中可见一 QRS 波，这提示此处为 AP 脉冲后的交叉感知窗内起搏器感知到了 VS 事件，触发 VSP 反应（心室安全起搏）运作（VSP 在非跟踪模式下亦可运行）。综上，我们可以确定起搏器厂家为美敦力（Medtronic）。

反过来再去看图 31.2C，此处确实酷似发生了频率滞后+ AV 正滞后搜索（Medtronic 起搏器功能：AA 间期延长，VP 消失，自身 VS 出现）；但实际上此处是 MVP 功能在进行房室传导搜索，尝试 DDD 转 AAI +：仔细测量可发现 AA 间期的延长值恰等于当前 SAV/PAV 间期－ 80 ms（如→所示）。而房室传导搜索的实质，是先一跳从 DDD 转为 AAI +，如果存在稳定的房室传导，那么继续保持 AAI +；若此次 AA 间期（AS \ AP）中无 QRS 波，则一跳转回 DDD 模式。

图 31.2A、B 则展示了心房颤动时和心房颤动结束后起搏模式从非心房跟踪模式（DDIR）转回心房跟踪模式（DDD）。

讨论

如图 31.3 所示，MVP 功能在 DDD 模式下（AP-VP 序列，起搏频率如蓝双箭头示）将起搏模式转为 AAI ＋来进行房室传导检测，无自身房室传导，房室传导检测失败，出现漏搏（AP-AP 序列中既无 VS 事件也无 VP 事件），起搏模式一跳转回 DDD 模式并在漏搏 AP-AP 序列中第一个 AP 脉冲后的当前起搏间期（蓝双箭头）＋ 80 ms 后发放 VP 备用脉冲。

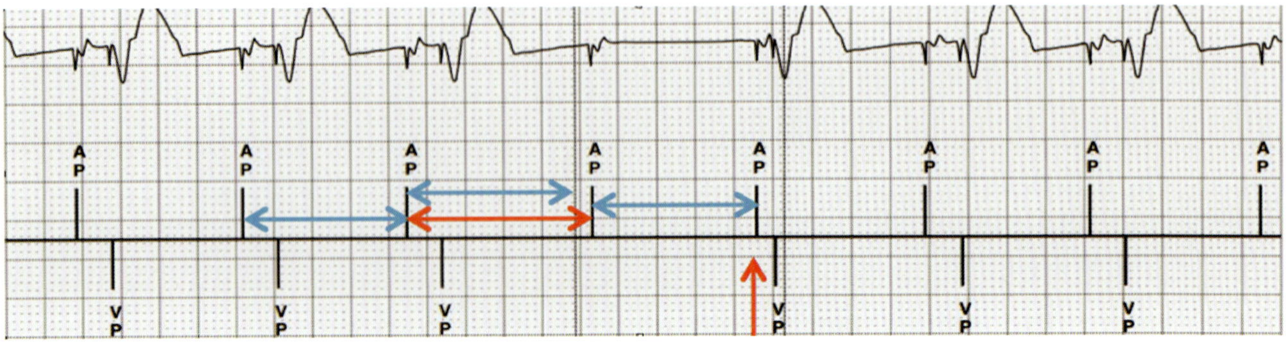

图 31.3 MVP 功能房室传导检测失败（DDD 尝试转 AAI ＋）

出题：郑新权（浙江大学附属第一医院）

Case 32

介绍

男，75 岁，因三度房室传导阻滞植入美敦力双腔起搏器（具体型号不详）。门诊常规随访，动态心电图片段如图 32.1 所示。

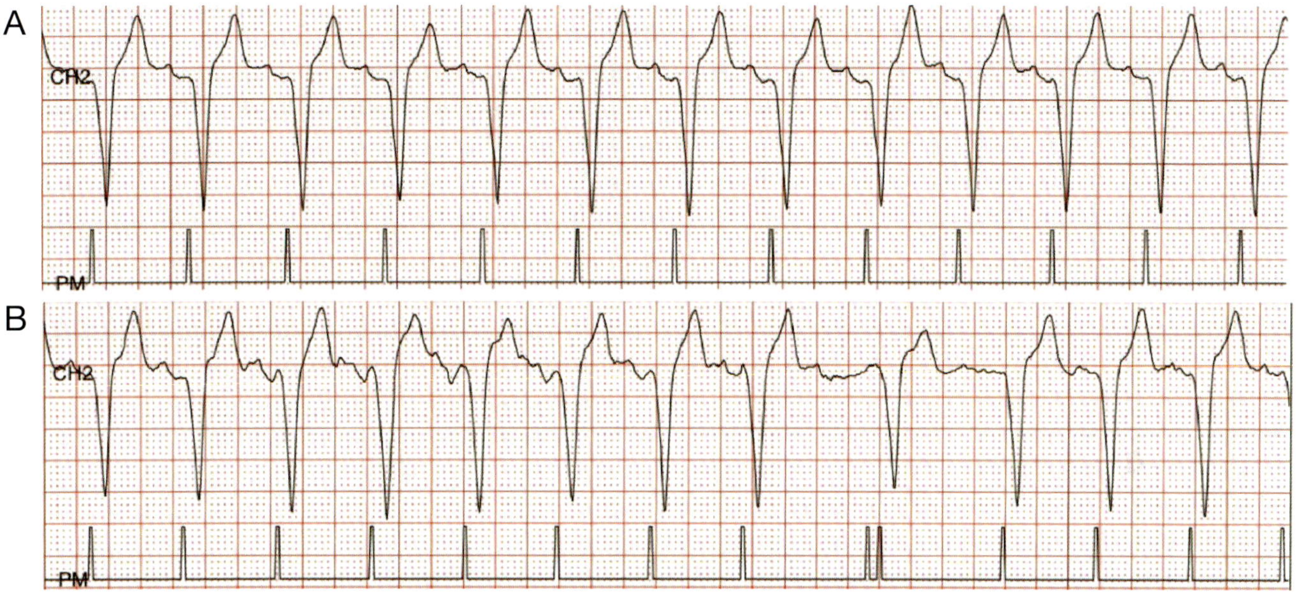

图 32.1　动态心电图片段（A、B 图连续记录）

问题

请判断图中为何种起搏器特殊功能运作？（单选题）

A. 非竞争性心房起搏（NCAP）

B. 空白期房扑搜索（BFS）

C. 上限频率反应伴频率适应性 AV 间期

D. 起搏器介导心动过速干预（PMTI）

解答

B. 空白期房扑搜索（BFS）

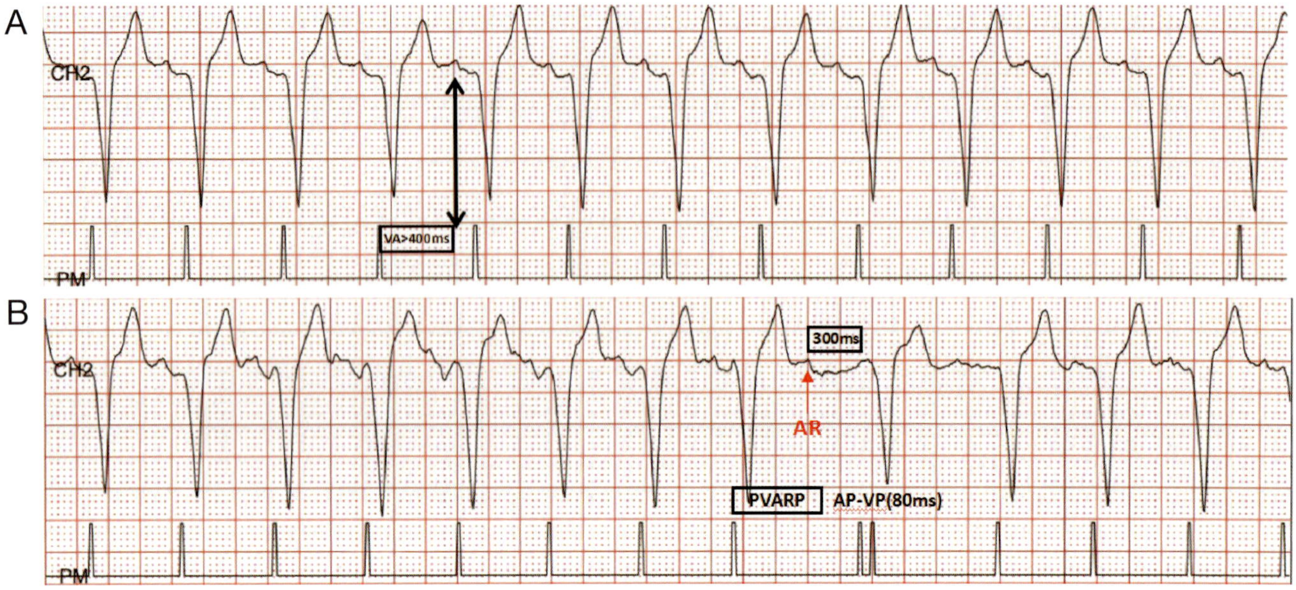

图 32.2 动态心电图片段（A、B 图连续记录）

非竞争性心房起搏（NCAP）通常是主要针对心室后心房不应期（PVARP）内的心房事件（AR 事件）而设定的特殊功能，避免房性早搏产生的心房折返期或易损期中竞争性发放心房脉冲，减少房性心律失常的诱发；同时也为了避免下次心房脉冲因落在前次心房事件的心室不应期内而无法成功起搏心房而造成的房室失同步。

图 32.2 中，心动过速时 PP 与 RP 均固定，VP-AS 间期约 480 ms >美敦力起搏器 PVARP 的程控最大值 400 ms，说明所有的 P 波均在 PVARP 外感知，故不会开启 NCAP 功能。

心动过速时，感知 AV 间期（SAV）并未出现逐渐延长，排除上限频率反应；美敦力起搏器的频率适应性 AV 间期功能，在心率快时 AV 间期短，心率慢时 AV 间期长，而此图，刚好相反，故也不符合上限频率反应伴频率适应性 AV 间期。

通常美敦力起搏器 PMTI 功能运作时为连续 8 个 AS-VP 工作模式之后，如果起搏器检测到其 VP-AS 间期（VA 间期）均< 400 ms，则起搏器诊断发生了 PMT，在第 9 个 VP 之后自动延长 PVARP 至 400 ms，使 AS 变成 AR，从而不触发心室跟踪，进而终止 PMT。此图中心动过速时，VP-AS（AR）> 400 ms，AS-VP 个数远大于 8 个。故基本可排除 PMTI。

因此答案是 B. 空白期房扑搜索（BFS）功能，此功能设置的目的：主要是检测出心房扑动等快速性房性心律失常发生时由于部分心房事件落入心室后心房空白期（PVAB）未被起搏器感知而不能发生自动模式转换（AMS）的情况；BFS 功能通常会在连续 8 个 AA 间期< 2 倍总心房空白期（AVI + PVAB）并且< 2 倍模式转换频率间期时启动，因 AA 间期< 2 倍心房总空白期，那么 1/2（AS-AS）<心房总空白期，提示两个 AS 的中点刚好落在总心房空白期内。如果心房扑动 2：1 心室跟踪时，很有可能会因一个 P（F）波落在 PVAB 中而不被计数，不能正确启动模式转换功能，导致快速的心室跟踪；我们如果把 PVARP 延长，使 AS-AS < AVI + PVARP（心房总不应期），而启动条件 AS-AS < 2 倍总心房空白期，那么只要将 PVARP 延长使 AVI + PVARP = 2 倍总心房空白期即可，故可使其后的心房感知事件落入延长的 PVARP 内标记为不应期内心房感知事件（即使第 9 次 AS 事件变为 AR 事件，如图 32.2 ↑ 所示），从而不触发心室起搏［让其后隐藏的 P（F）波显露出来，达到检测目的］，以此 AR 为起点，开启一个心房警觉期；在此期间如果出现 AS，且 AR 至 AS 间期小于模式转换频率间期，则于 AS 后 80 ms 发放 VP，并立即进行模式转换；如果未检测到 AS，则于 AR 后心房警觉期结束时发放 AP，且于 AP 后 30 ～ 80 ms

处发放 VP。

讨论

非竞争性心房起搏（NCAP）：仅在心房跟踪模式时发生，在非心房跟踪模式时自动关闭。在起搏器介导的心动过速自动干预（PMTI）或室性早搏反应（PVC 反应）时会由 AR 自动开启一次。在 PVARP 内心房感知事件后启动 300 ms 的 NCAP 期，在此期内不发放 AP，NCAP 期结束后立即发放心房脉冲，AV 间期自动缩短（通常型号起搏器为 80 ms，部分型号起搏器为 30 ms）。设置 NCAP 可避免发生在心房相对不应期中的心房起搏，减少因心房起搏可能诱发的快速房性心律失常。

出题：陈顾江（海宁市人民医院）

Case 33

介绍

患者女性，80 岁。因“病态窦房结综合征，频发室性早搏”植入美敦力公司的 DDD 起搏器 2 年，图 33.1 为患者动态心电图记录片段。

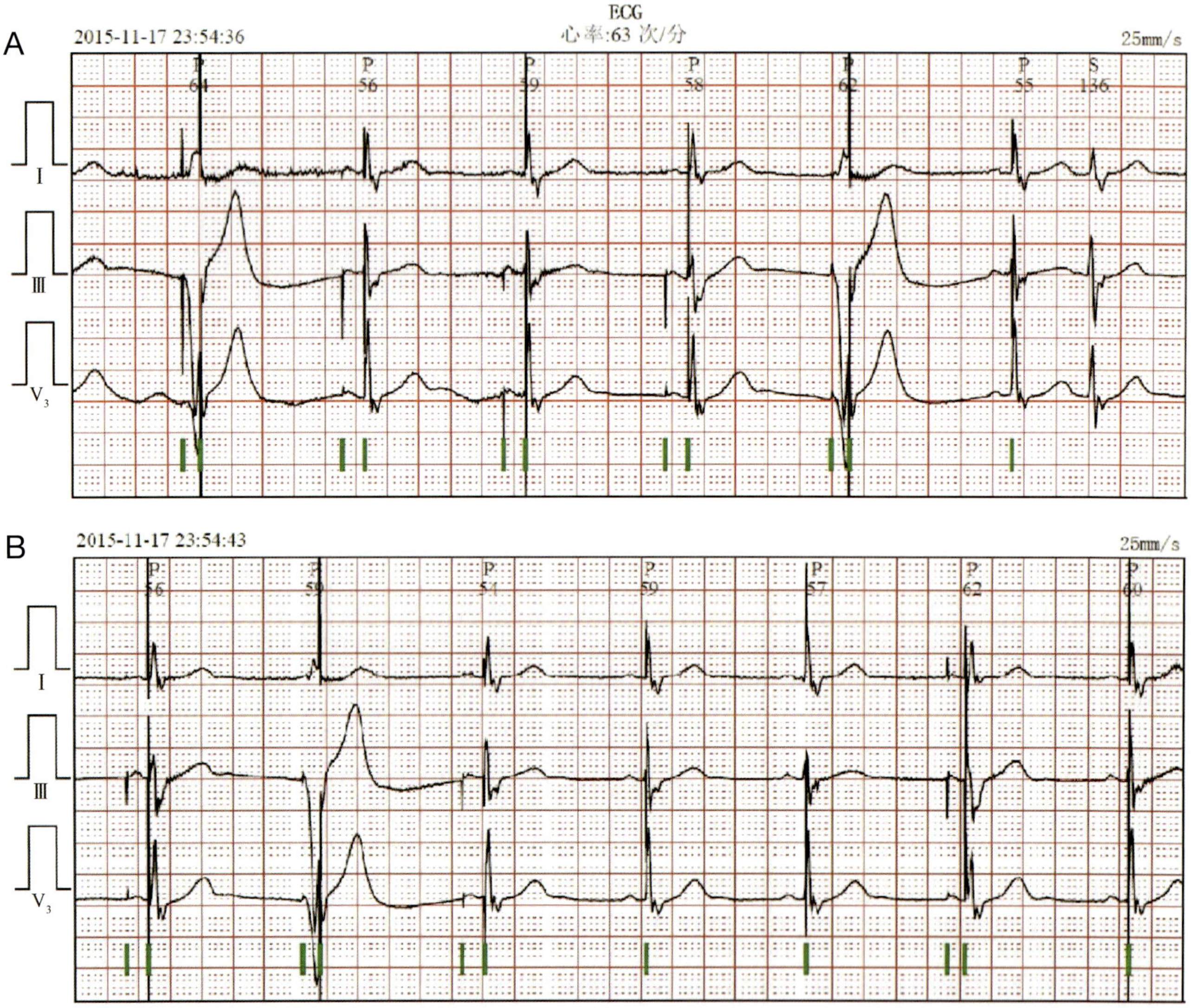

图 33.1 动态心电图记录片段

问题

根据题目所给信息，下列选项中哪项正确？（单选题）

A. 窦性心律；DDD 起搏器；房性早搏；室性早搏触发心室安全起搏现象（VSP）

B. 窦性心律；DDD 起搏器；房性早搏；室性早搏致心室空白期现象

C. 窦性心律；DDD 起搏器；房性早搏；起搏器心室自动阈值管理（VCM）功能运作

D. 窦性心律；DDD 起搏器；房性早搏；起搏器远场感知现象

解答

C. 窦性心律；DDD 起搏器；房性早搏；起搏器心室自动阈值管理（VCM）功能运作

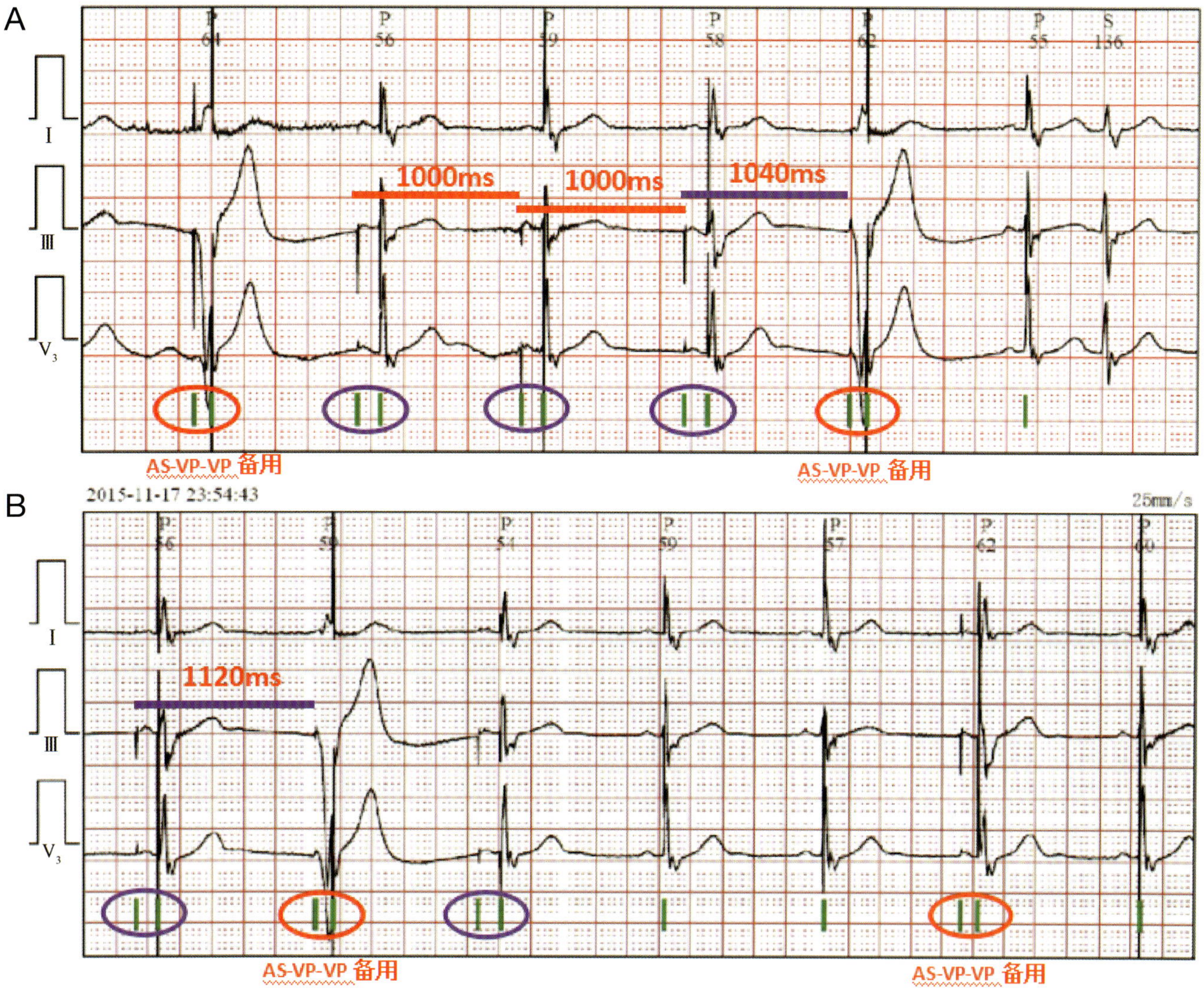

图 33.2　动态心电图片段

患者因“病态窦房结综合征，频发室性早搏”植入美敦力 DDD 起搏器，从图 33.2 中我们可以得出一些信息：PAV150 ms（紫圈），下限起搏频率 60 次 / 分。图中有 4 个标红圈的地方，双脉冲距离刚好 110 ms，明显小于 PAV，那么我们首先可以排除室性早搏后空白期现象，因为通常室性早搏落在心房后心室空白期，心室脉冲在设置的 PAV 后发放。前 3 个标红色圆圈处的 QRS 波群，为宽 QRS 波群，是室性早搏刚好落在心房脉冲后的交叉感知窗触发心室安全起搏（VSP），还是双腔起搏器的心室自动阈值管理（VCM）功能运作呢?

我们可以假设宽 QRS 波群为自身室性早搏，“AP-VP”缩短为 VSP 现象，那么按理 VSP 前面的 AP-AP 距离应刚好＝下限频率间期（AA 间期），而图 A 第 2 个和图 B 第一个红圈的地方，“AP-AP”距离明显延长（1040 ms 和 1120 ms），均明显＞AA 间期，显然假设不成立，可以排除室性早搏触发的 VSP。同样图中并未见起搏器远场感知现象。

其实仔细观察不难发现，该图符合典型美敦力双腔起搏器 VCM 功能运作（3 + 1 方式）。首先我们再来复习下美敦力起搏器 VCM 的运作特点：典型美敦力 VCM（3 + 1）方式（3 个支持周期＋ 1 个测试脉冲）：①非跟踪模式（VVI/DDI）下，测试脉冲的频率是支持周期频率＋ 15 次 / 分或间期缩短 150 ms。②跟踪模式（DDD）下支持周期为心房起搏时，测试脉冲 AP 推迟 125 ms 同时 PAV 缩短 125 ms。

③跟踪模式（DDD）下支持周期为窦性心律时，测试脉冲的 SAV 缩短 110 ms（VP 提前）。

回过头我们再细致思考这份图，美敦力双腔起搏器 VCM 功能运作，跟踪模式（DDD）下支持周期为窦性心律时，测试脉冲的 SAV 缩短 110 ms。图中 PAV = 150 ms，在每次测试脉冲发放前均有自身 P 波，那么测试脉冲的 SAV = 120 − 110 = 10 ms，相当于在自身 P 波后 10 ms 处发放心室测试脉冲（如此短的 SAV，让我们很难辨别 P 波的起点，甚至误认为没有看见自身 P 波），无论测试脉冲是否夺获心室，均会在测试脉冲后 110 ms 处发放备用脉冲。在第 3 次测试脉冲发放时，前面的 AP 至测试脉冲距离 < 1125 ms（1000 +推迟 125 ms），故未见 AP 发放（感知到自身 P 波后心房脉冲被抑制）。在第 4 次测试脉冲发放时，心室测试脉冲失夺获，备用脉冲 110 ms 发放刚好落在自身 QRS 波群后心室不应期，形成假性室性融合波。

出题：李则林（浙江省中西医结合医院）

Case 34

介绍

患者男性，89 岁，植入双腔起搏器（型号：圣犹达 5256）6 年，门诊常规起搏器随访，常规心电图及程控参数如图 34.1 所示。

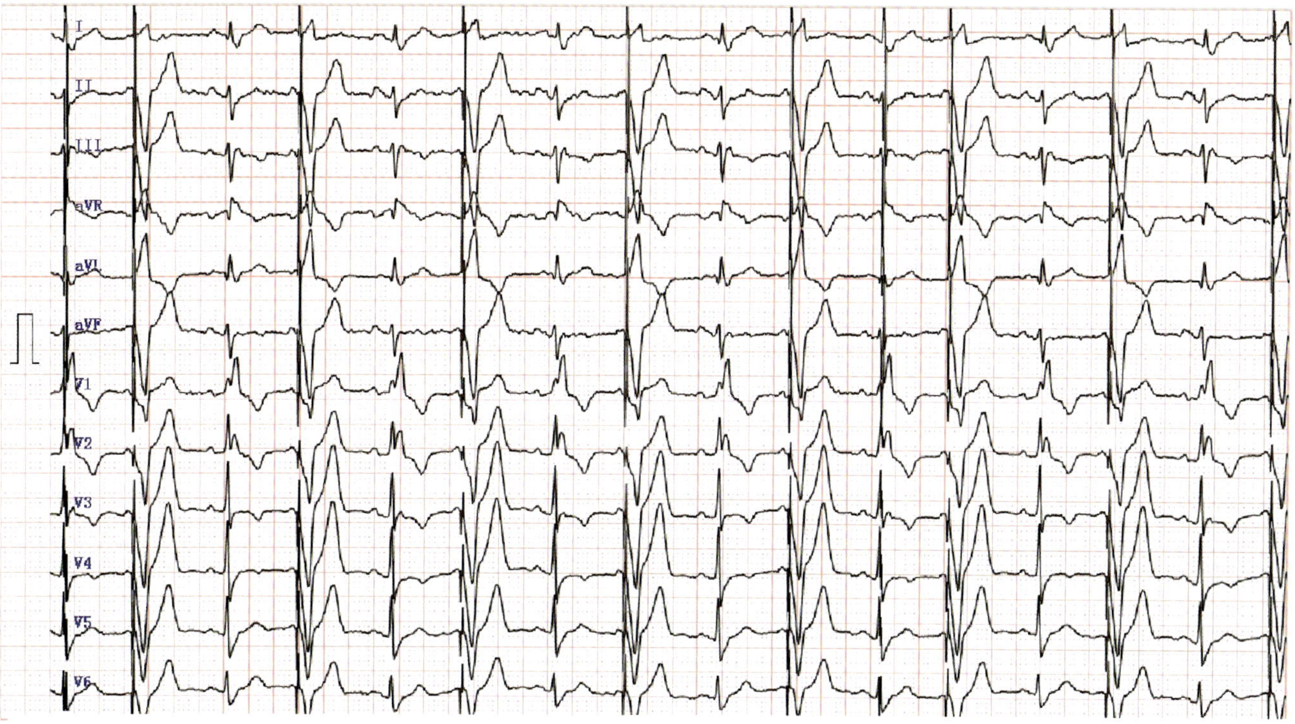

基本操作	初始	当前
模式	DDD	
磁铁反应	电池测试	
频率		
基本频率	60 min^{-1}	
最大跟踪频率	110 min^{-1}	
滞后频率	关闭	
不应期和空白期		
PVARP	275 ms	
心室不应期	250 ms	
心室后心房空白期	100 ms	
心室空白期	12 ms	
心室安全备用	打开	
PVC 选项	＋ PVARP on PVC	
PMT 选项	关闭	

间期	初始	当前
起搏的 AV 间期	200 ms	
感知的 AV 间期	180 ms	
频率适应性 AV 间期	关闭	
最短 AV 间期	70 ms	
自动自主传导搜索	关闭	
负向 AV 滞后 / 搜索	关闭	
AT/AF 检测和反应		
自动模式转换	DDI	
房性心动过速检测频率	225 min^{-1}	
AMS 基本频率	60 min^{-1}	

夺获与感知	心房 初始	心房 当前	心室 初始	心室 当前
Auto Capture™	不存在		打开	
备用起搏极性设置	不存在		双极	
ER 感知灵敏度	不存在		14.1 mV	
取样率	不存在		8 小时	
脉冲振幅	2.50 V		1.875 V	
脉宽	0.4 ms		0.4 ms	
感知灵敏度	0.5 mV		2.0 mV	

图 34.1　常规心电图及程控参数

问题

请选出以下对于该起搏器工作状态描述正确的选项？（单选题）

A. 心房感知不良，可见心室安全起搏（心室安全备用 VSS）

B. 心房感知不良，可见室性早搏后反应（＋ PVARP on PVC）

C. 起搏器功能未见异常，可见自动夺获（Auto Capture）功能运行

D. 起搏器功能未见异常，可见心室自动阈值管理（VCM）功能运行

解答

C. 起搏器功能未见异常，可见自动夺获（Auto Capture）功能运行

本题具有以下特点：

1. 隔跳发生心室起搏；
2. 心室起搏时，SAV 间期非常短；
3. RR 间期长短交替，短 RR 间期的频率刚好约 110 次 / 分。
4. 结合程控报告：自动 AV 间期调整，抗 PMT 等功能均关闭，只有心室自动夺获（Auto Capture，AC）功能是打开的，因此初步判断是基于此项特殊功能起作用所导致的心电图表现。

心电图短 RR 频率为 110 次 / 分，恰好是最大跟踪频率（MTR）。此时产生一个问题：当 AC 功能起作用时，遇到 MTR 会出现什么情况？仔细了解 AC 功能具体起作用的条件和表现，当 AC 阈值搜索运作时，SAV 间期应缩短至 25 ms，如果 RR 间期受上限跟踪频率限制，无法满足 SAV 间期缩短至 25 ms，则 AC 会暂停一次，并在低于 MTR 的下一跳时重新开始运作，上述现象周而复始。

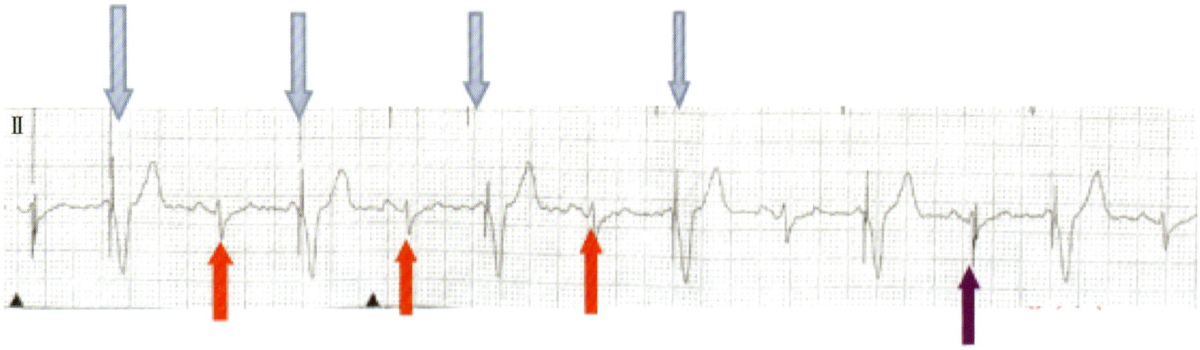

图 34.2 常规心电图片段

图 34.2 中：①蓝色箭头代表：AC 阈值搜索开始，SAV 缩短，此时心室起搏距离前一个 R 波的频率刚好为 110 次 / 分，为心室最大跟踪频率；②红色箭头代表：阈值搜索暂停（紫色箭头为起搏融合波）。

讨论

通常自身心房事件后不会触发心室安全起搏（心室安全备用 VSS），必须在心房起搏后交叉感知窗感知心电事件才会触发心室安全起搏，图中根本未见 AP 信号，故不符合心室安全起搏（心室安全备用 VSS）。

心室自动阈值管理（VCM）功能是美敦力起搏器的功能，心室自动夺获（AC）功能是圣犹达起搏器的功能；VCM 时可见典型的“3 + 1”模式，且测试脉冲后均可见备用脉冲发放，而 AC 运作仅在测试脉冲失夺获时发放备用脉冲。

当心房感知不良时，自身心室事件被起搏器误认为“室性早搏”（PVC），室性早搏后反应（+ PVARP on PVC）功能运作时，PVARP 自身延长至 480 ms（分为前 150 ms 的绝对不应期和后 330 ms 的相对不应期），紧跟 330 ms 心房警觉期，在此期间如果感知到 P 波，则抑制 AP 脉冲并在 SAV 间期后触发 VP。图 34.1 中的 SAV 很短，而程控资料显示的 SAV = 180 ms，不符合圣犹达室性早搏后反应（+ PVARP on PVC）。

出题：潘运萍（郑州大学第二附属医院）

Case 35

介绍

患者男性，60岁，2周前因“病态窦房结综合征”植入DDD起搏器（起搏器厂家及参数不详）。今查动态心电图，动态心电图片段如图35.1所示。

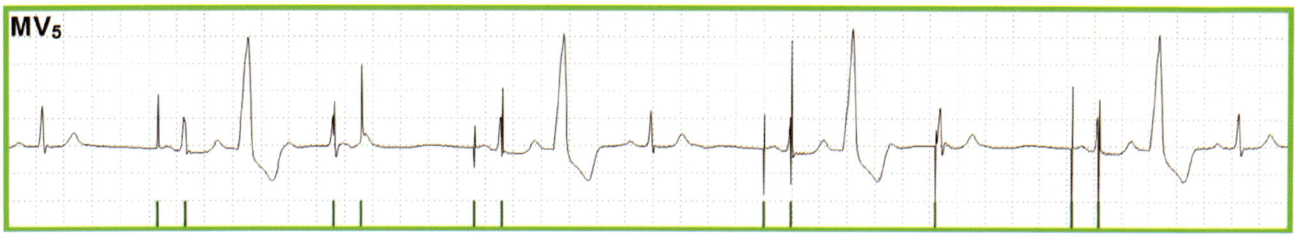

图35.1　动态心电图片段

问题

对上述心电图片段诊断正确的是？（单选题）

A. 间歇性心房感知功能不良，心室感知功能、心房起搏功能良好，心室起搏功能无法判断

B. 上限频率行为所致PV间期延长，心室起搏功能不良

C. NCAP功能运作，心房、心室感知功能和心房起搏功能良好，心室起搏功能不良

D. PVC反应（A Pace on PVC运作），心房、心室感知功能和心房起搏功能良好，心室起搏功能无法判断

解答

D. PVC 反应（A Pace on PVC 运作），心房、心室感知功能和心房起搏功能良好，心室起搏功能无法判断

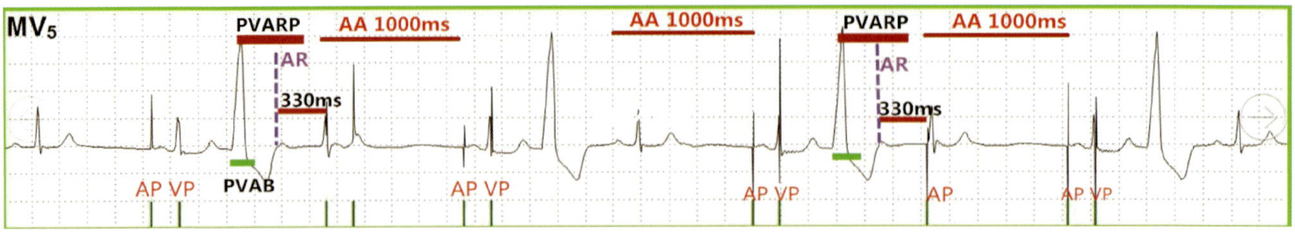

图 35.2　动态心电图片段

从图 35.2 中我们可以得出起搏器的基本参数：低限起搏频率 60 次 / 分，PAV = 200 ms，VA = 800 ms；仔细观察，室性早搏后 T 波上均可见提前的 P 波，此 P 波后并未触发心室起搏，可能存在以下几个原因：

1. 间歇性心房感知功能不良：如果存在心房感知不良，通常室性早搏后以 VA 计时（室性早搏的 VS 事件重整 VA 间期），但此图中室性早搏至下一个 AP 距离约 700 ms，明显＜ VA 间期（800 ms），显然不符合。

2. NCAP 功能运作时，AP 信号不会提前发放，只会推迟发放，且 AP-VP 通常会缩短，显然也不符合。

3. PVC 反应（A Pace on PVC 运作），此特殊功能为圣犹达部分型号起搏器对室性早搏的反应，通常默认开启。PVC 出现时，心房通道开启一个 480 ms 的 PVARP，依次为 150 ms 的绝对不应期和 330 ms 的相对不应期，330 ms 的相对不应期内若有心房感知（AR）事件，在 AR 后 330 ms 发放心房起搏脉冲，此图完全符合该功能运作。因自身 PR 间期和起搏 AV 间期较为接近，VP 均落在自身 QRS 后心室不应期，呈假性起搏融合波，故心室起搏功能无法判断，而心房、心室感知功能和心房起搏功能良好。

如果考虑上限频率行为，那么图中室性早搏后首先出现的是 VP ＋备用心室脉冲，我们可以算出其上限频率约 85 次 / 分，通常上限频率不会设置那么低，且 VP- 备用心室脉冲距离不可能是 200 ms，故不考虑上限频率行为的发生。

出题：郑新权（浙江大学附属第一医院）

Case 36

病例介绍

患者男性，68 岁，因"三度房室传导阻滞"植入双腔起搏器，术后复查动态心电图，部分片段如 36.1 所示。

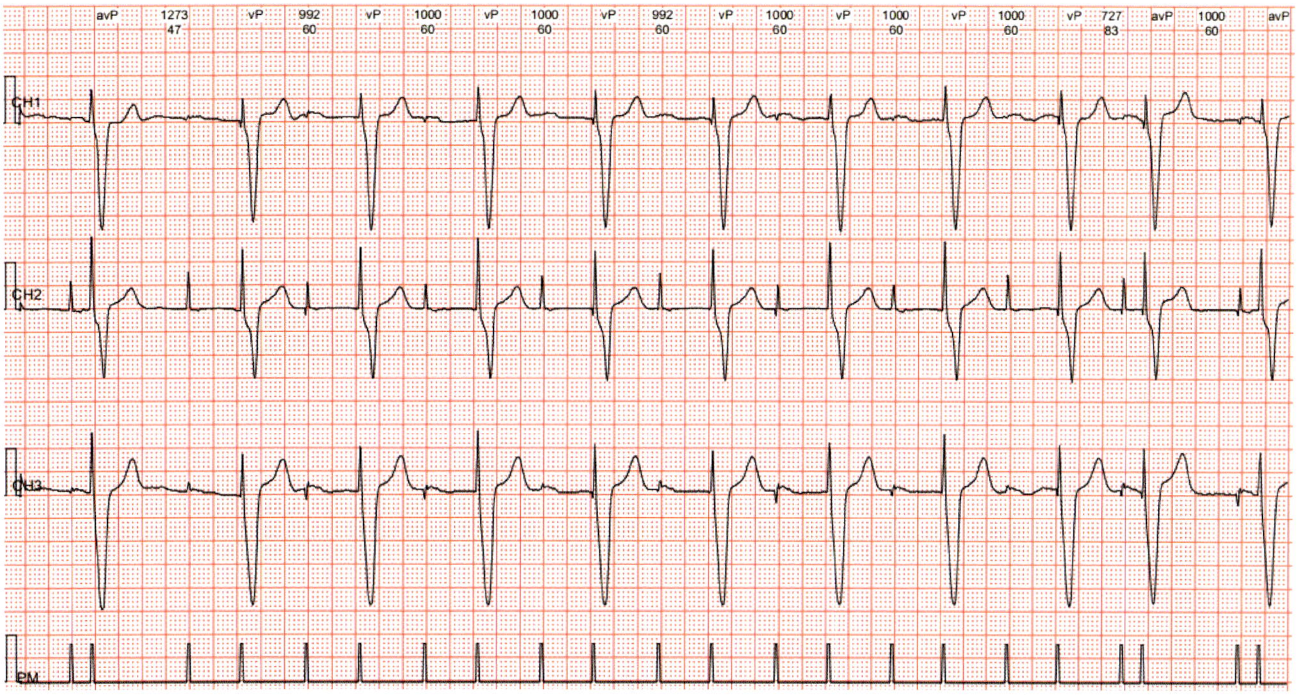

图 36.1 动态心电图片段

问题

请问图中起搏器为何种功能运作？（单选题）

A. VP Suppression- 百多力起搏器

B. AV Search ＋ - 波科起搏器

C. Search AV ＋ - 美敦力起搏器

D. VIP- 圣犹达起搏器

解答

A. VP Suppression- 百多力起搏器

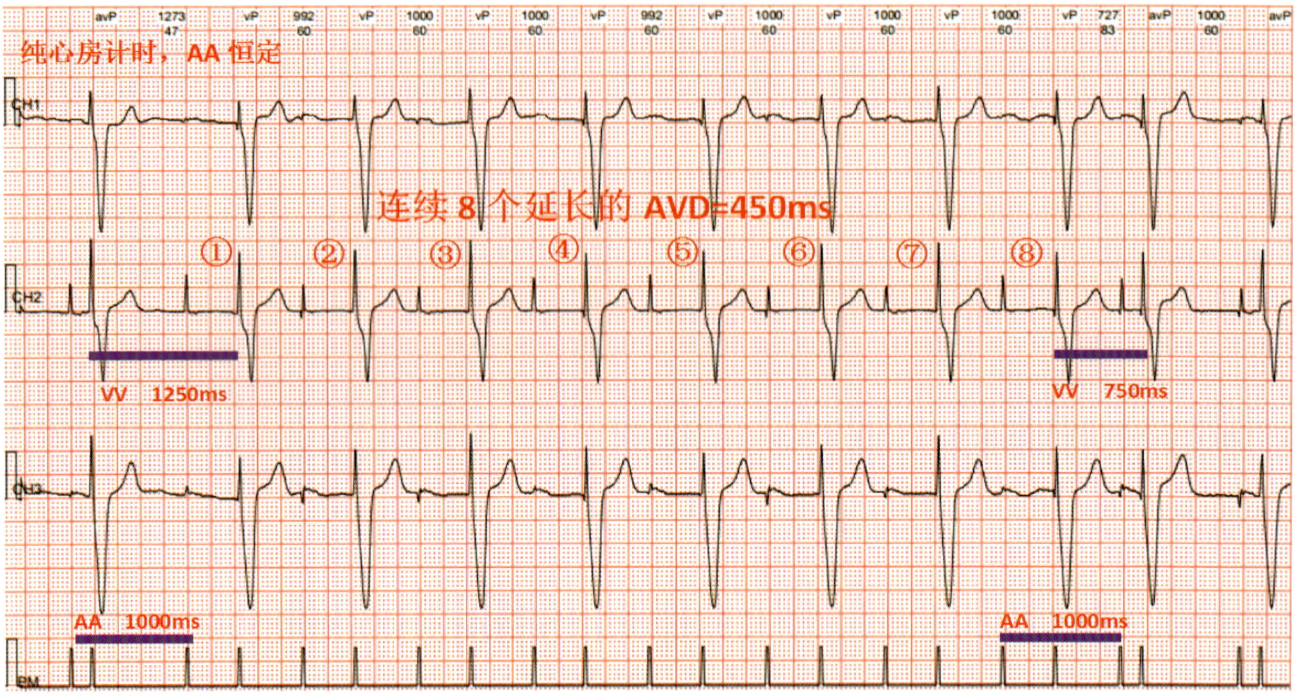

图 36.2 动态心电图片段

仔细观察，图中在前后两次短 AP-VP 中连续出现 8 次延长的 AV 间期。那么我们首先可以排除美敦力起搏器的 Search AV ＋（连续 16 个周期的 AV 搜索）和圣犹达起搏器的 VIP 功能（搜索周期 1 ～ 3，最大为 3）的运作。但百多力起搏器的 VP Suppression（心室起搏抑制）的 VS 连续性搜索和波科起搏器的 AV Search ＋均是连续出现 8 个 AV 间期延长，那么我们如何鉴别这两种功能呢?

方法有二：

1. 首先从计时方法上分析：

在 AVD 延长或缩短到原值时，VP 随之推迟或提前，导致心室率的减慢或加快，但 AA 间期始终恒定 1000 ms，完全符合百多力起搏器的纯心房计时特点，而波科起搏器是改良的 VV 计时方法（VV 恒定），故考虑百多力起搏器的 VP Suppression 运作。

2. 其次我们可以从特殊功能运作特点上分析：

百多力起搏器 VP Suppression：该功能类似于美敦力起搏器的 MVP 功能，其目的是尽量鼓励自身房室结下传，减少心室起搏发生。该功能运作时，会发生 VS 连续性搜索（连续 8 个搜索周期），搜索时延长 AVD 值至 450 ms，在连续 8 个周期内未搜索到 VS，AV 间期恢复到初始值，继续维持 DDD（R）模式运作。此图完全符合百多力起搏器的 VP Suppression 功能运作特点。

波科起搏器 AV Search ＋：当起搏器开启 AV 搜索滞后时，AV 间期一般不会超过 300 ms（在部分型号机器中不超过 400 ms）。

出题：吉亚军（海宁市人民医院）

Case 37

介绍

患者男性，78 岁，因“病态窦房结综合征”植入双腔起搏器，术后动态心电图片段如图 37.1。

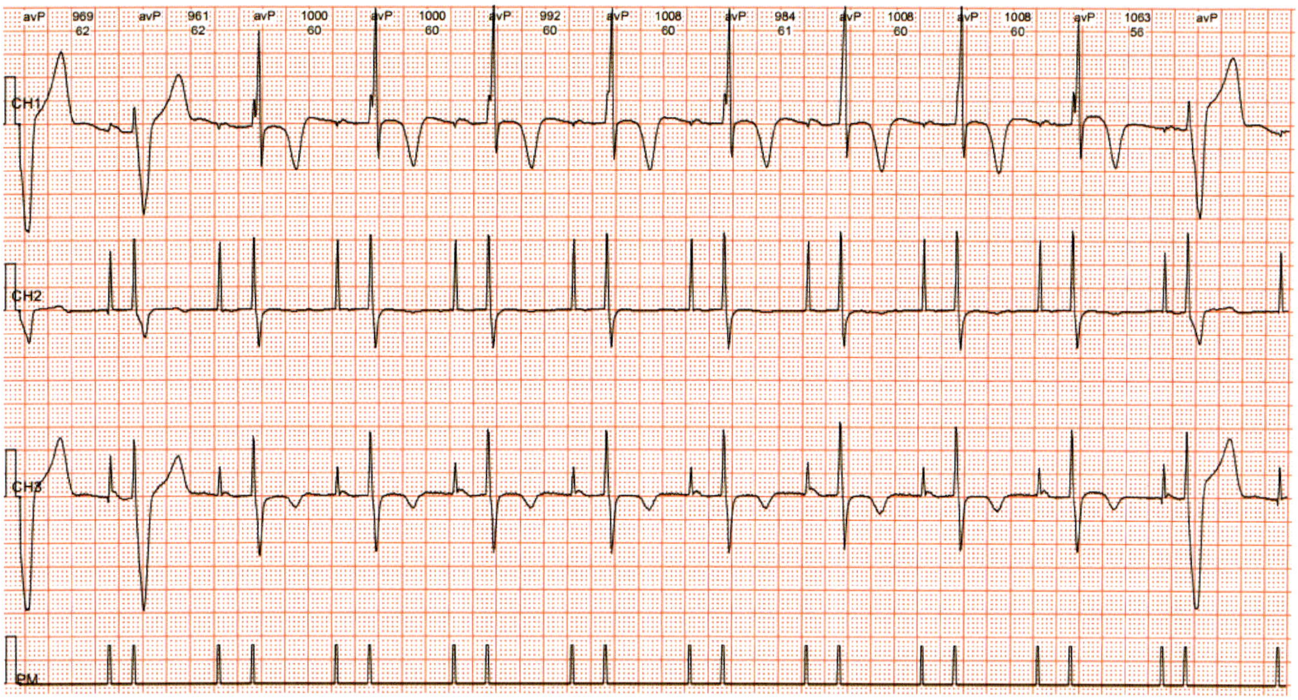

图 37.1　动态心电图片段

问题

请问图中为起搏器何种功能运作？（单选题）

A. VP Suppression- 百多力起搏器

B. AV Search ＋ - 波科起搏器

C. Search AV ＋ - 美敦力起搏器

D. VIP- 圣犹达起搏器

解答

B. AV Search ＋ - 波科起搏器

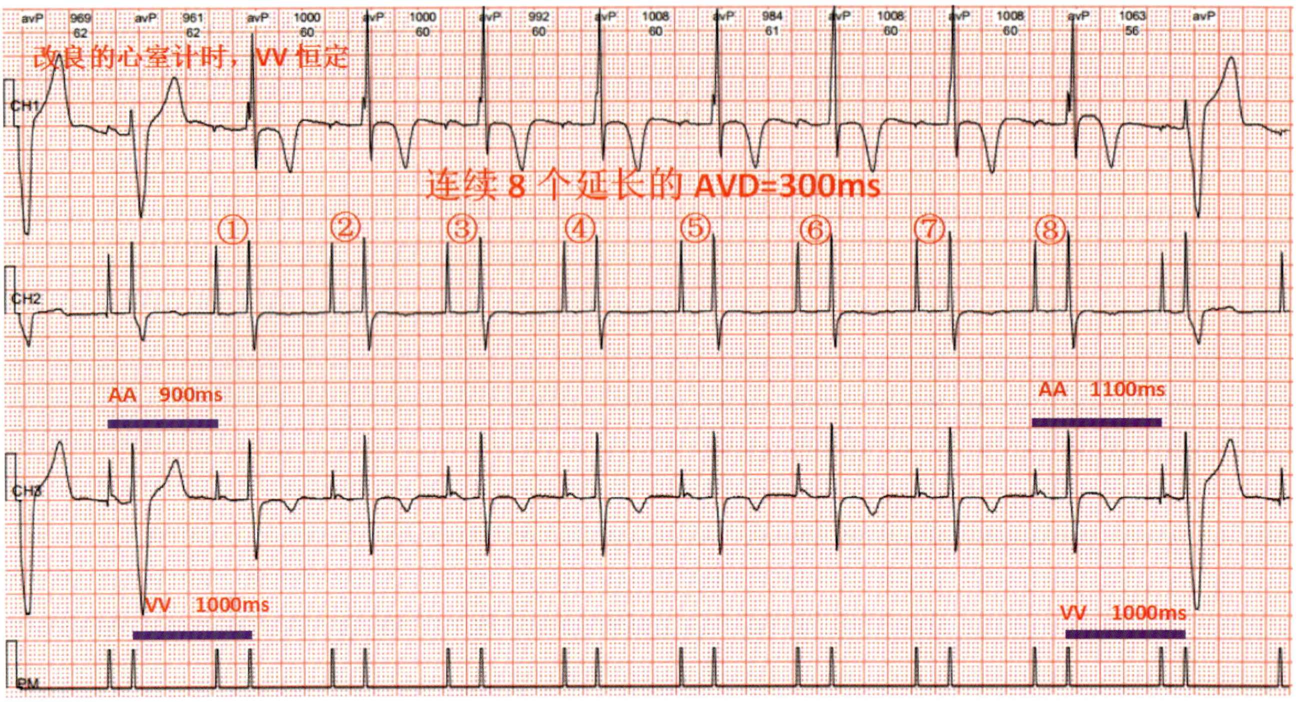

图 37.2 动态心电图片段

仔细观察，图中在前后两次短 AP-VP 中连续出现 8 次延长的 AV 间期。那么我们首先可以排除美敦力起搏器的 Search AV ＋（连续 16 个周期的 AV 搜索）和圣犹达起搏器的 VIP 功能（搜索周期 1 ～ 3，最大为 3）的运作。但百多力起搏器的 VP Suppression（心室起搏抑制）的 VS 连续性搜索和波科起搏器的 AV Search ＋均是连续出现 8 个 AV 间期延长，那么我们如何鉴别这两种功能呢？

本图的特点是 8 个较长 AV 间期结束转为短 AV 间期时，VV 间期保持不变，符合波科起搏器改良的 VV 计时的特点，在 AV 间期变化时，保持 VV 间期稳定。

出题：吉亚军（海宁市人民医院）

Case 38

介绍

患者男性，55 岁，St.Jude Medical 单腔起搏器植入术后 1 个月，动态心电图片段如图 38.1 所示。

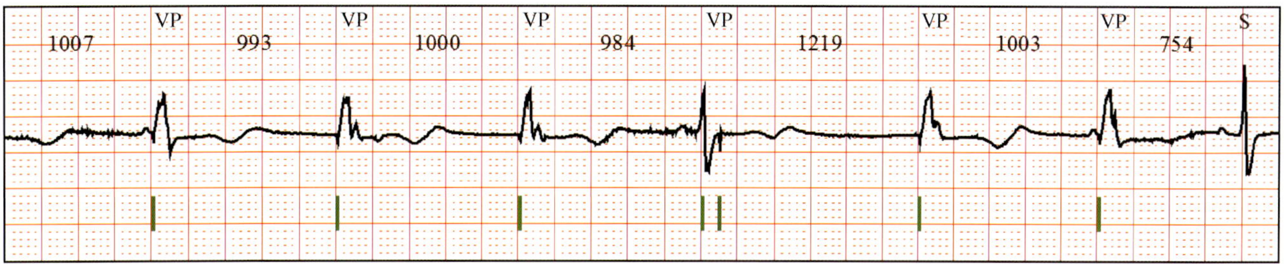

图 38.1　动态心电图片段

问题

根据题目所给信息，下列选项正确的是？（单选题）

A. St.Jude Medical 单腔起搏器，休息频率功能运作

B. St.Jude Medical 单腔起搏器，睡眠频率功能运作

C. St.Jude Medical 单腔起搏器，频率滞后功能关闭，Auto Capture™ 功能开启

D. St.Jude Medical 单腔起搏器，心室误感知 T 波

解答

C. St.Jude Medical 单腔起搏器，频率滞后功能关闭，Auto Capture™ 功能开启

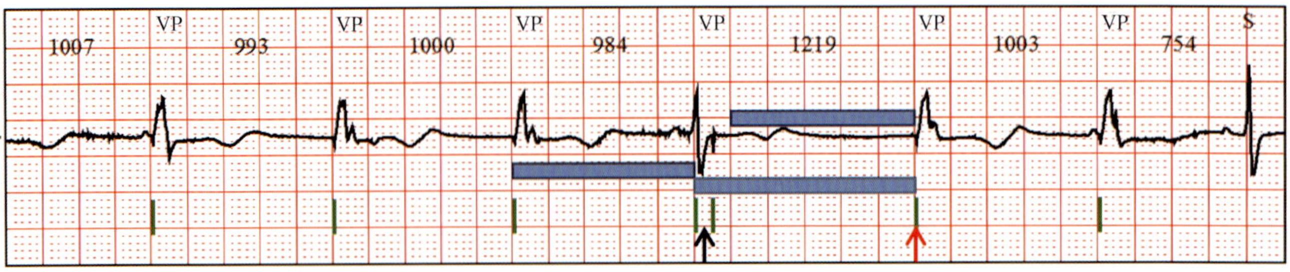

图 38.2 动态心电图片段

该患者植入的是单腔起搏器，VVI 工作方式，基本的起搏频率为 60 次 / 分，在图 38.2 中如↑所示处可见 1 次频率为 50 次 / 分的 VVI 起搏。其前如黑色↑所示处可见心室双脉冲，第一个脉冲为心室起搏脉冲，自身 QRS 波落于心室起搏后心室不应期内，起搏器误认为未夺获心室，发放心室备用脉冲。St.Jude 单腔起搏器频率滞后功能关闭，当 Auto Capture™ 功能开启时，部分型号起搏器会在失夺获发生后，下一次起搏频率在基本频率基础上－ 10 次 / 分，目的是避免融合波。

休息频率为 St.Jude Medical 起搏器特有的一项功能，当起搏器感知到患者处于休息状态时，起搏器会主动将频率降低，但该患者只有 1 次频率下降，不符合该功能的运作规律。睡眠频率是 Medtronic 起搏器特有的一项功能。红色箭头处起搏脉冲向前测量 1000 ms，已在 ST 段上，因此 T 波误感知可排除。

出题：黄玥（嘉兴市第一医院）

Case 39

介绍

患者女性，53 岁，起搏器植入术后 1 年，动态心电图记录如图 39.1 所示。

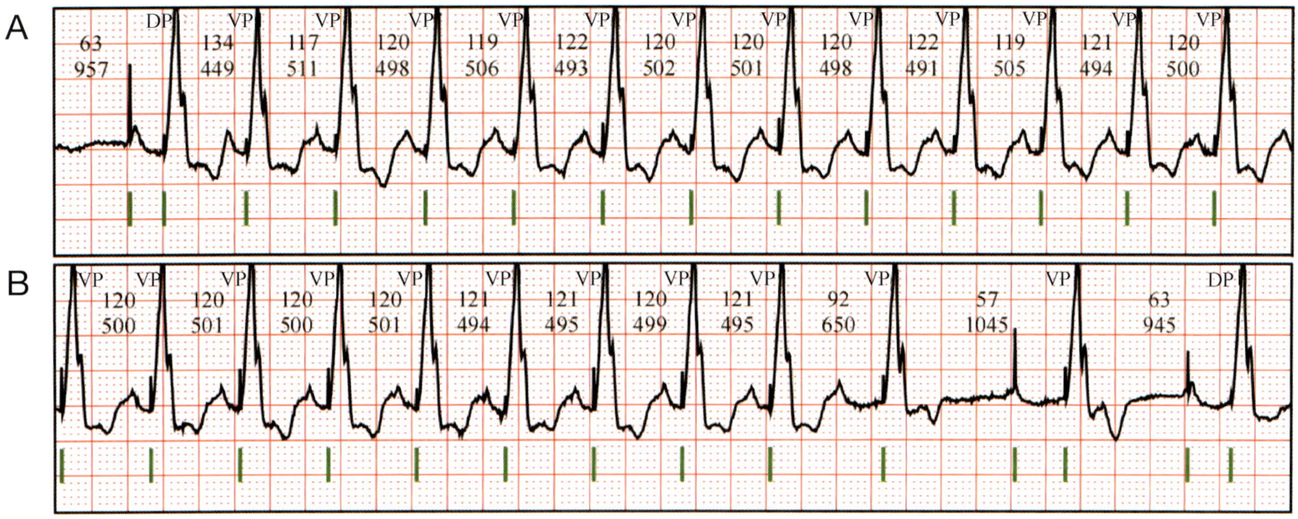

图 39.1 动态心电图片段（A、B 图连续记录）

问题

1. 根据题目所给信息，为下列哪一项功能运作？（单选题）
   A. BFS
   B. VIP
   C. PMT 保护
   D. AV Search
   E. ASP

2. 请问该起搏器为下列哪个品牌？（单选题）
   A. Medtronic
   B. St.Jude Medical
   C. Biotronik
   D. Boston Scientific
   E. Vitatron

解答

1. C. PMT 保护
2. C. Biotronik

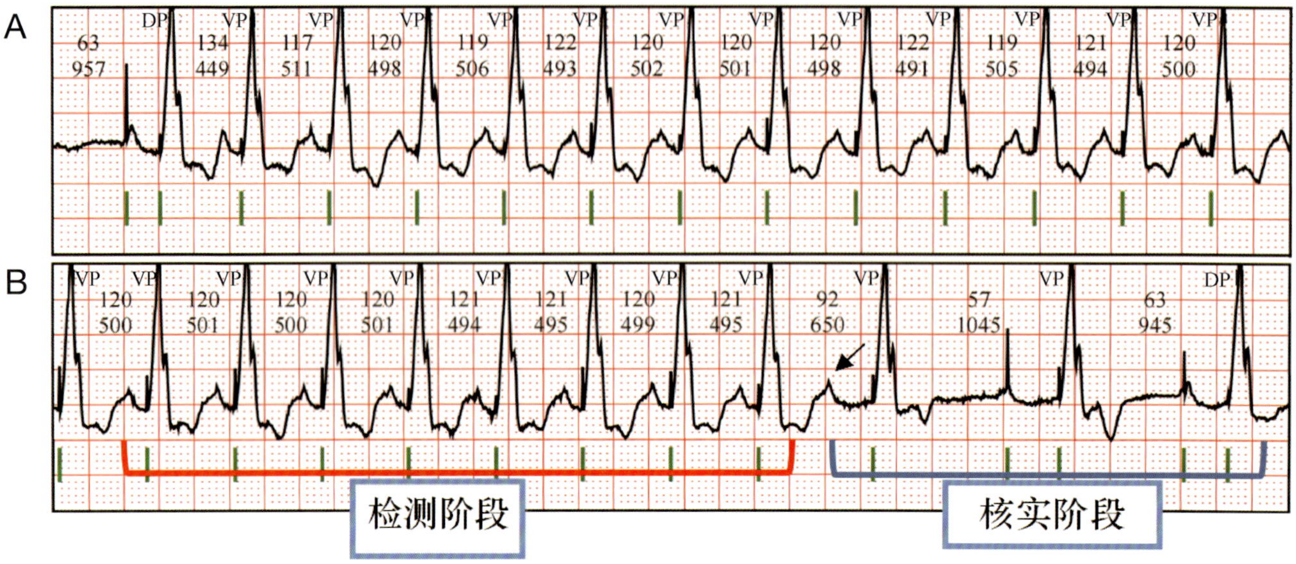

图 39.2　动态心电图片段（A、B 图连续记录）

此份动态心电图片段的特点：

起始为连续快心房跟踪，起搏呈 VAT 工作方式，心房率为 120 次 / 分，但其中有一次心房 P 波后的 AS-VP 间期明显延长（如图 39.2 ↙ 所示），后出现两次 AP-VP 间期延长（SAV、PAV 间期均为 260 ms-300 ms-260 ms），其后 PAV 间期恢复为程控值 200 ms。这是百多力起搏器 PMT 保护的典型运作过程。

百多力 PMT 保护运作方法：

步骤 1：检测阶段连续 8 次的 AS-VP 事件，且 8 次 VA 间期的平均标准差＜ PMT 稳定性标准的规定范围（±25 ms）；

步骤 2：核实阶段，从第 9 次开始改变 3 次 PAV 或 SAV 间期，判断 VA 间期是否不变；

步骤 3：若诊断成立，下一次的总心房不应期（TARP）延长至下一程控值，并且只延长一次。

出题：黄玥（嘉兴市第一医院）

Case 40

介绍

患者，男性 65 岁，起搏器植入术后半年余，动态心电图片段如图 40.1 所示。

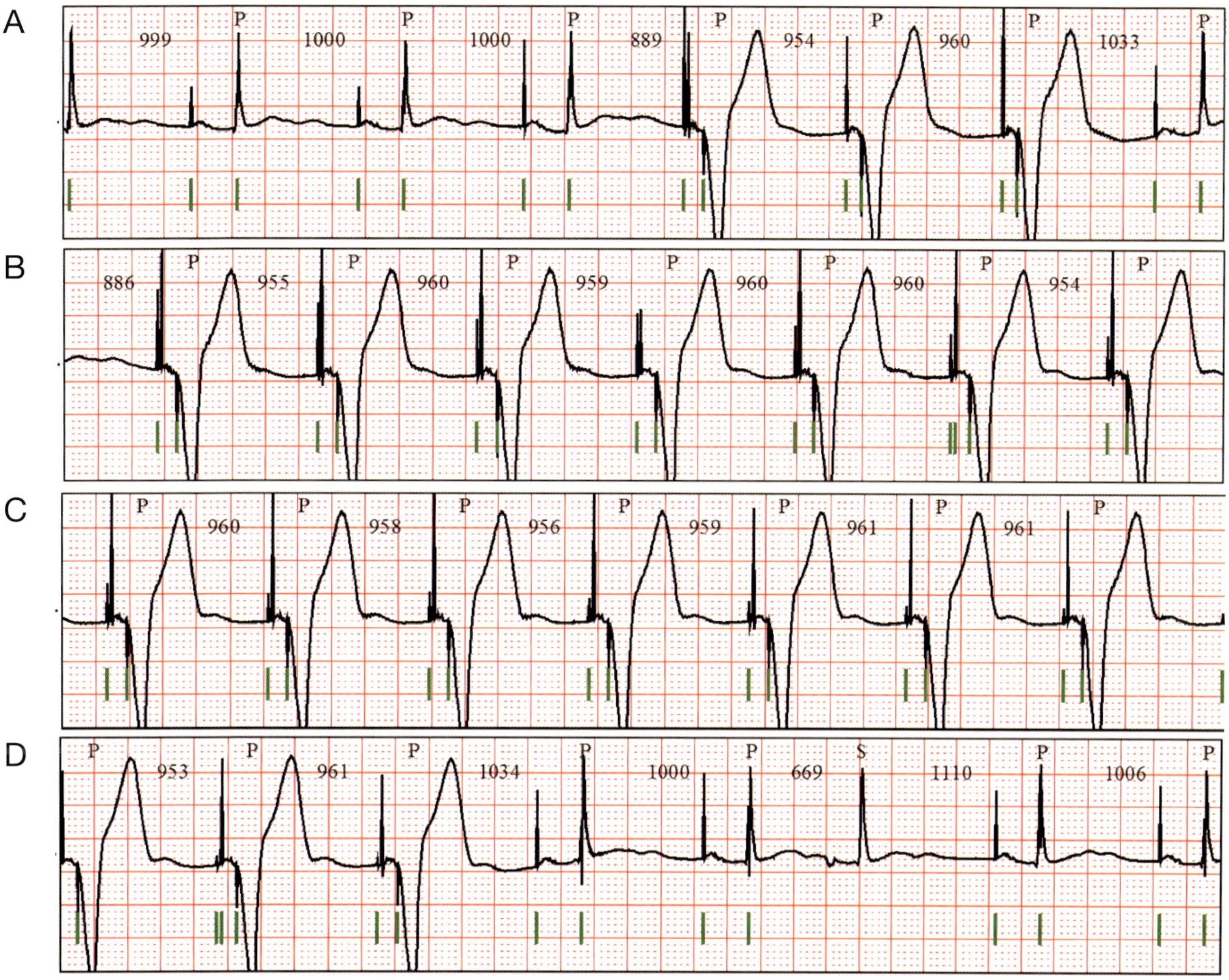

图 40.1　动态心电图片段（A、B、C、D 片段连续记录）

问题

根据题目所给信息，为下列哪一项功能运作？（单选题）

A. ACC

B. ACap™ Confirm

C. VCC

D. AC

解答

B. ACap™ Confirm

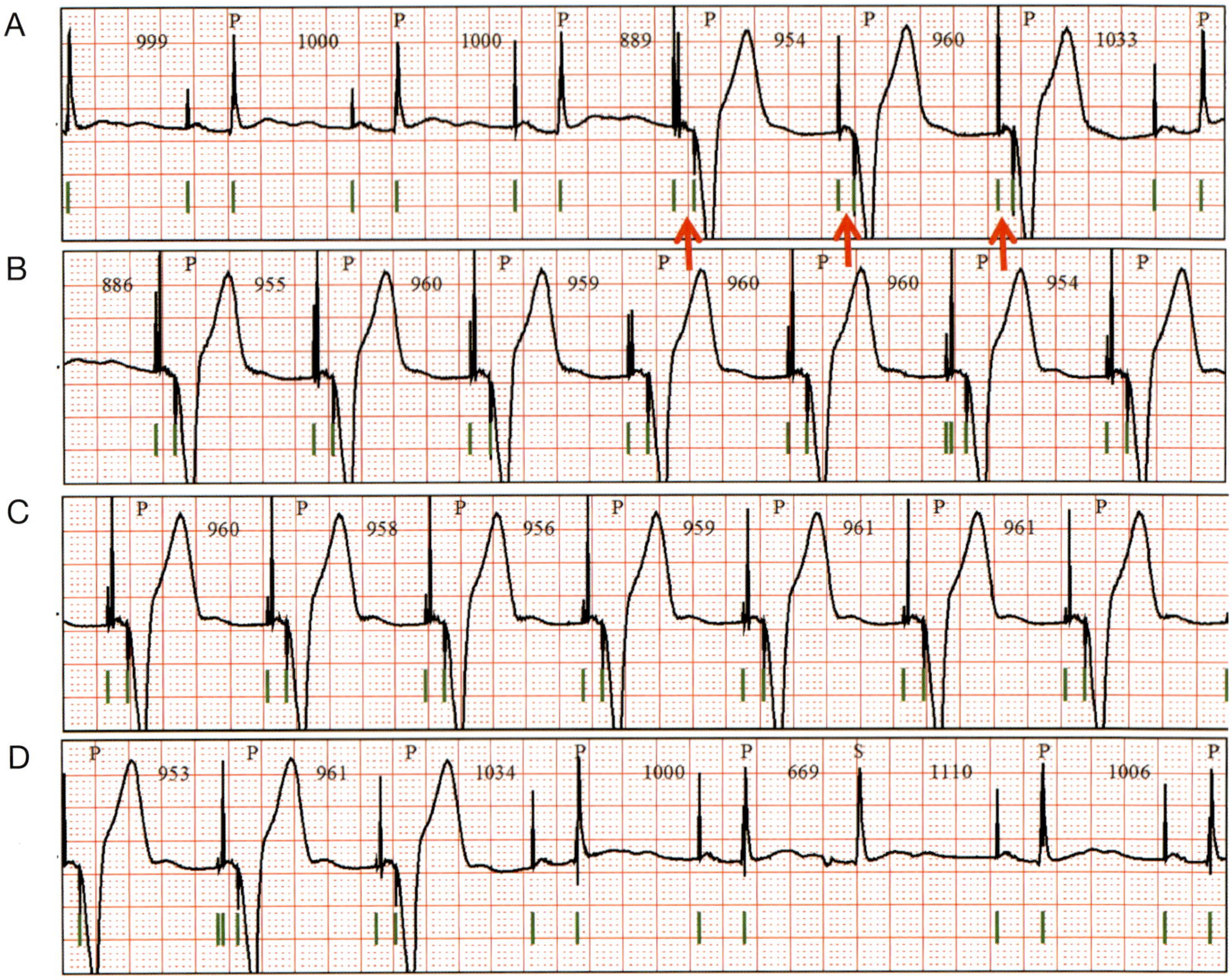

图 40.2 动态心电图片段（A、B、C、D 片段连续记录）

ACC 为 Biotronik 心房阈值测试功能，采用 DDI 工作方式，PAV 间期 50 ms。

AC 为 St.Jude Medical 心室阈值测试功能，在心房起搏状态下，PAV 间期为 50 ms，当心室失夺获时会在 80 ～ 100 ms 后发放心室备用脉冲。

VCC 为 Biotronik 起搏器的心室阈值测试功能，在心房起搏状态下，PAV 间期为 50 ms，测试起始时有经典的“5 + 5”建模过程。本图均不符合以上功能的运作规律，因此可以排除 A、C、D 三个选项。

ACap™ Confirm 为 St.Jude Medical 起搏器心房自动阈值测试功能，其运行特点为：

1. 心房夺获确认，此阶段起搏器会发放 3 次心房测试脉冲（如图 40.2 ↑ 所示），其中第 2 次和第 3 次测试脉冲的电压为 0 V，建立夺获及失夺获模板，每一次测试脉冲后 40 ms 都会发放备用脉冲，间期根据心房起搏频率下的间期－ 40 ms。

心房阈值测试有快模式和慢模式 2 种方法。

（1）快模式：在阈值搜索前，会先开启 16 个监测周期，在监测周期内如果心房 100% 起搏，阈值搜索进入快模式；此时测试脉冲的超速起搏间期＝当前起搏频率间期－ 40 ms；如果在心房警觉期内感知到一个心房事件，将抑制测试脉冲的发放，并启动新的监测周期。

（2）慢模式：在阈值搜索前的 16 个监测周期中感知到一次自身心房事件，阈值搜索进入慢模式。

此患者为快模式，建模前的 16 个监测周期中无自身心房事件，因此启动快模式进行心房阈值测试，测试过程中在图 D 中感知到自身 P 波，转换为慢模式继续进行心房阈值测试（慢模式的测试过程相对复杂，在此不做说明）。

出题：黄玥（嘉兴市第一医院）

Case 41

介绍

患者女性，69 岁，因“三度房室传导阻滞”植入美敦力双腔起搏器（SEDR01），术后复查动态心电图，记录片段如图 41.1 所示。起搏模式：DDDR，PAV/SAV：150/120 ms。

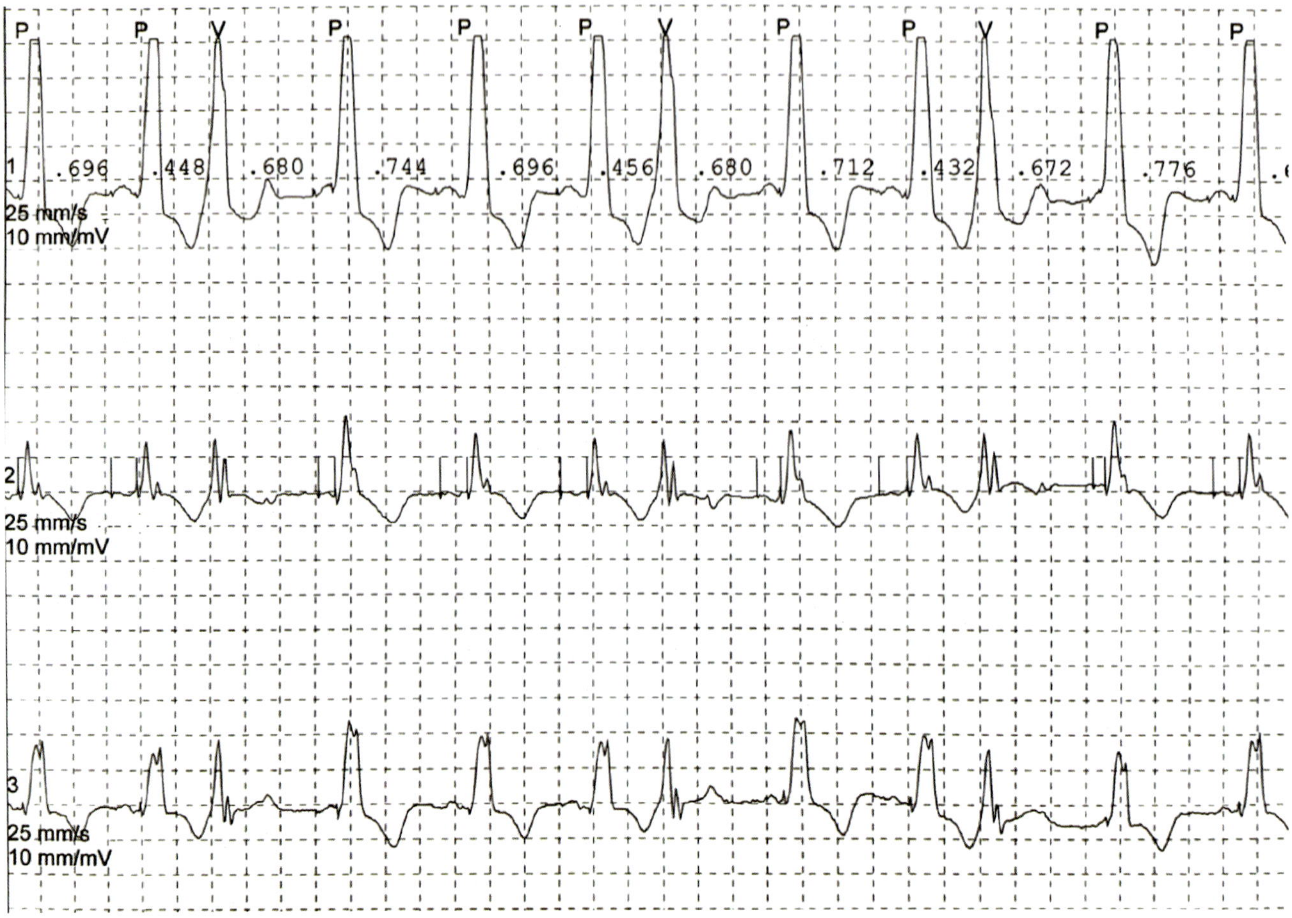

图 41.1　动态心电图片段

问题

根据题目所给信息，图中动态心电图变化的原因是？（单选题）

A. 非竞争性心房起搏（NCAP）

B. 心房同步起搏（ASP）

C. 频率适应性 AV 间期（RAAV）

D. 心室自动阈值管理（VCM）功能

解答

A. 非竞争性心房起搏（NCAP）

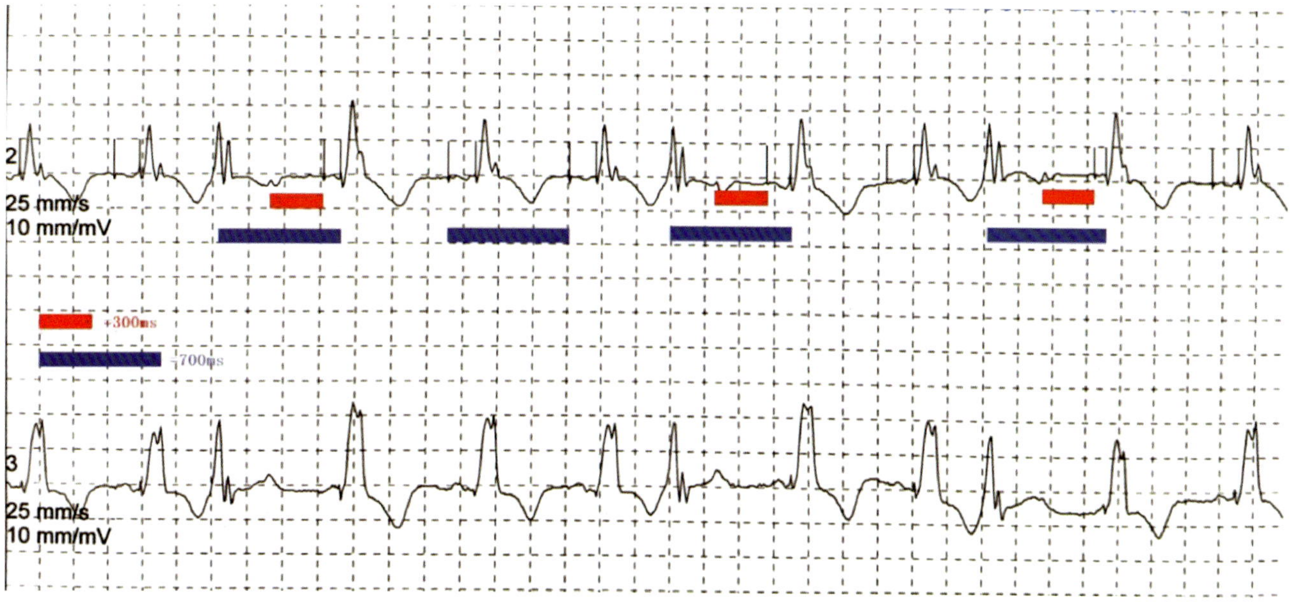

图 41.2　动态心电图片段局部放大

本图基本节律为房室顺序起搏，DDDR 起搏模式，起搏间期大约 700 ms，PAV 为设置值（150 ms）。室性早搏后可见自身 P 波，其后 300 ms 可见房室顺序起搏，AV 间期短于设置值，室性早搏与其后心室起搏的 VV 间期等于起搏间期 700 ms。符合 NCAP 运作特点（PVARP 内感知的心房事件开启一个 300 ms 的 NCAP 间期，预定的心房起搏如果出现在此窗口，将会被推迟到 NCAP 间期结束时发放，同时缩短 AV 间期以维持相对稳定的心室率）。本图导致 AV 间期缩短的“罪魁祸首”实际上为室性早搏反应运作（室性早搏后将 PVARP 延长至 400 ms），室性早搏反应运作时将会自动打开 NCAP 功能。

需要强调的是：美敦力起搏器的 NCAP 与 Vitatron 起搏器的 ASP，心电图表现非常类似，需要结合具体情况仔细鉴别。

出题：吴师伟（武汉市第四医院）

Case 42

介绍

男性，74 岁，起搏器植入术后 1 个月，动态心电图片段如图 42.1 所示，其中的图 A、B 为连续记录，图 C 为此功能运作的全览图。

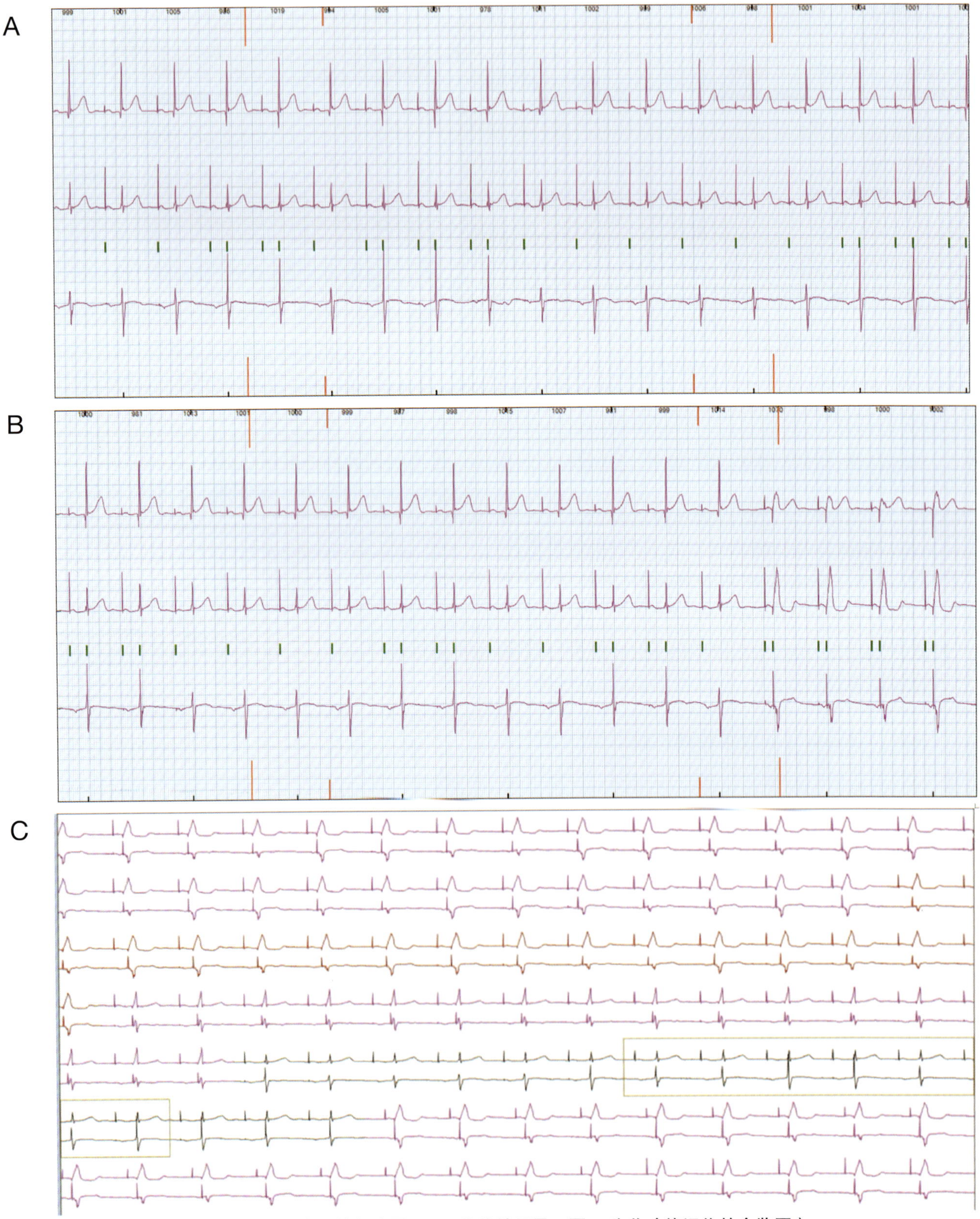

图 42.1　动态心电图片段（图 A、B 为连续记录；图 C 为此功能运作的全览图）

问题

根据题中所给信息，请问此功能是？（单选题）

A. Search AV ＋（Medtronic）

B. AV Search ＋（Boston Scientific）

C. AV 重复滞后（Biotronik）

D. VIP（St.Jude Medical）

E. AV 扫描滞后（Biotronik）

解答

A. Search AV ＋（Medtronic）

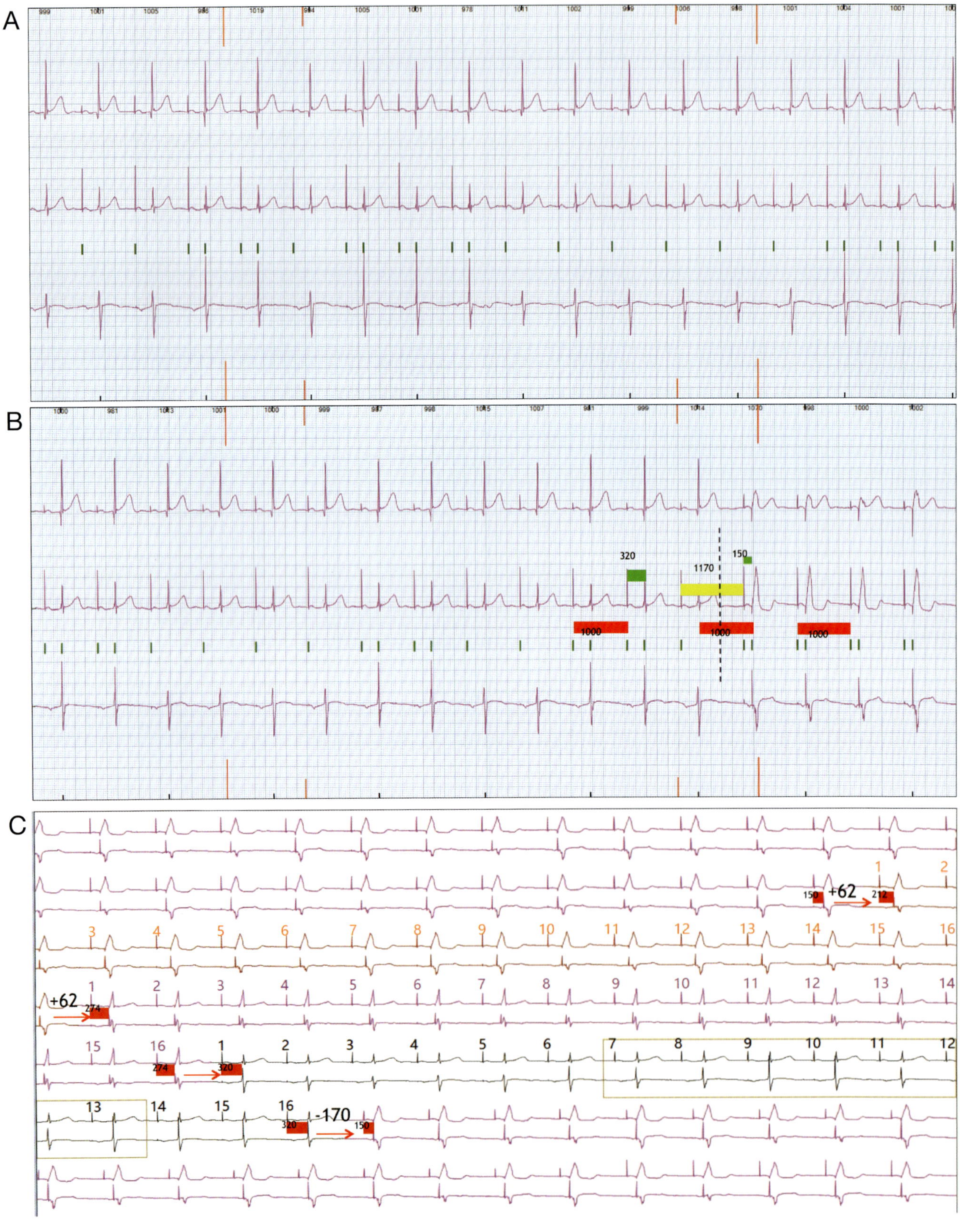

图 42.2 动态心电图片段（图 A、B 为连续记录；图 C 为此功能运作的全览图）

图 A、B 为连续记录，DDD 起搏模式，起搏频率 60 次 / 分（LRI：1000 ms）。

图 B 虚线前为 DDD 起搏模式下呈 DDD 和 AAI 工作方式，PAV：320 ms；虚线后为 DDD 模式下 DDD 工作方式，PAV：150 ms，明确为 AV 搜索功能运作。长 PAV（320 ms）回到短 PAV（150 ms）的一跳，可见 AA 间期大约 1170 ms（较 LRI 延长 170 ms），VV 间期不变＝ LRI。

首先，排除 C、D、E，这是因为无论是 St.Jude Medical 公司 VIP 功能还是 Biotronik 公司的 AV 重复滞后和 AV 扫描滞后功能，在 AV 间期变化过程中，AA 间期不变＝ LRI，而图 B 长 PAV 回到短 PAV 时，AA 间期延长 170 ms。

其次，排除 B：AV Search ＋（Boston Scientific），Boston Scientific 公司的起搏器采用改良的心室计时，简单来讲，VS 后采用 AA 计时（AA 间期＝ LRI），VP 后采用 VV 计时（VV 间期＝ LRI）。图 B 虚线前一跳为 AP-VS 序列，如果是 Boston Scientific 公司的起搏器，转短 AV 时，应采用 AA 计时，即 AA 间期＝ LRI。

如上所述，通过计时特点排除了 B、C、D、E。

此题的正确答案为 A：Search AV ＋（Medtronic）。图 A 前半部分应为 AV 间期延长到最大值（PAV ＝ 320 ms）时搜索成功（＞ 8/16 个 VS）后，维持在此 AV 间期工作；图 A 后半部分和图 B 虚线前出现＞ 8/16 个 VP 后，回到虚线后设置 AV（PAV ＝ 150 ms）。Search AV ＋功能运作时，AV 搜索（延长）过程中，AA 间期不变＝ LRI；由最大 AV 回到设置 AV 间期的一跳，心室率稳定，VV 间期＝ LRI，AA 间期延长（延长值＝ AV 最大偏移量，默认 170 ms）。

图 C（全览图）为一次完整 Search AV ＋功能运作（开始搜索至搜索失败回到设置 AV）。设置 PAV ＝ 150 ms（默认值），16 个周期为一组搜索 VS，第一组在设置 AV 间期（PAV ＝ 150 ms）基础上延长 62 ms（PAV ＝ 150 ms ＋ 62 ms），搜索失败；第二组在第一组基础上再次延长 62 ms（PAV ＝ 150 ms ＋ 62 ms ＋ 62 ms），再次失败；第三组 AV 间期延长到最大值（最大偏移量 170 ms，PAV ＝ 150 ms ＋ 170 ms），再次失败；其后回到设置 AV 间期（PAV ＝ 150 ms）。

Medtronic 厂家资料：

Search AV＋工作方式

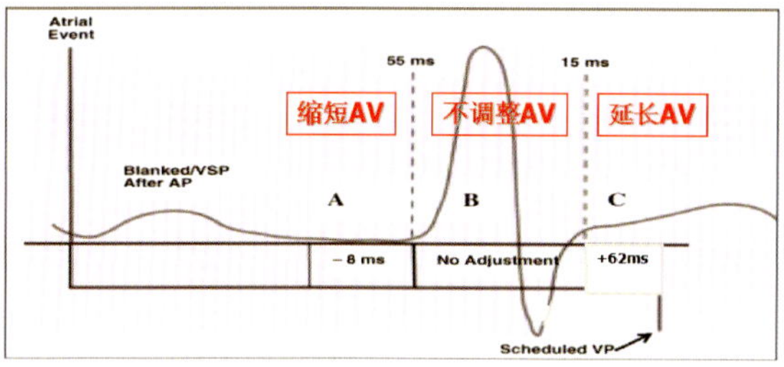

Search AV ＋工作方式

成功搜索到 VS 后，

— 若全是 VS 时，起搏器将一直维持此搜索到的 AV 间期工作

— 若随时出现＞ 8/16 个 VP 时，则 SAV/PAV 立即回到程控值，并在 15 min 后重新搜索 AV

无法搜索到 VS，

— 起搏器将按 15 min、30 min、1 h、2 h、4 h、8 h、16 h…的时间间隔来搜索，若某一次搜索实现了＞ 8/16 个 VS 时，则此功能的执行状态又回到了成功搜索到自身 AV 后的情况

— 如果连续 10 次间隔 16 h 搜索不到 VS，则 Search AV ＋将关闭，直至下一次程控

出题：黄玥（嘉兴市第一医院）

Case 43

介绍

女性，65 岁，双腔起搏器植入术后（起搏器厂家型号不详），动态心电图片段如图 43.1 所示。

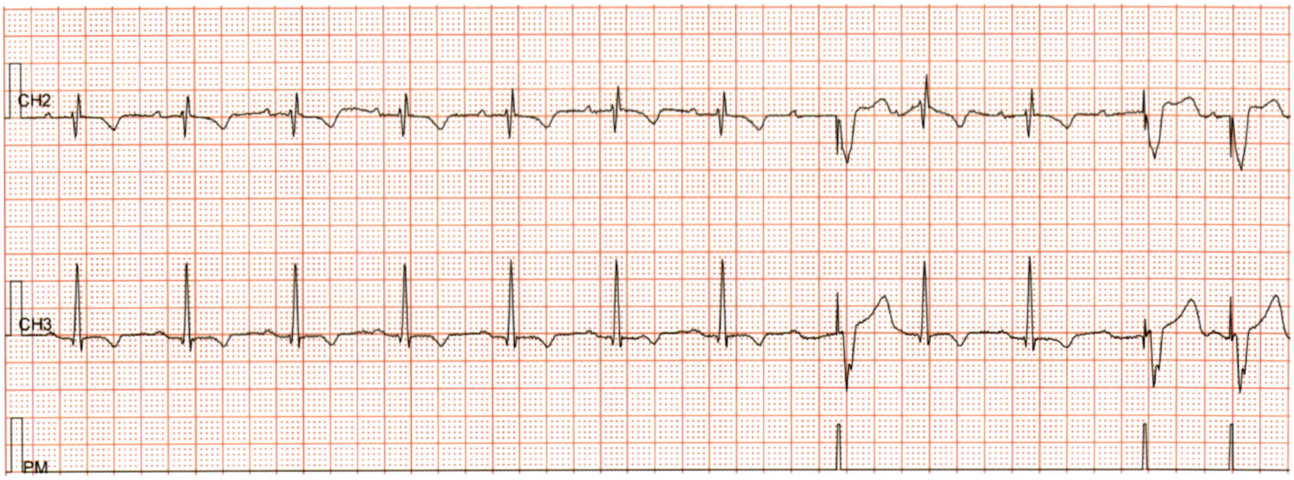

图 43.1 动态心电图片段

问题

根据题中所给信息，请判断起搏器厂家及功能？（单选题）

A. 美敦力 Search AV ＋

B. 圣尤达 VIP

C. 波科 AV Search ＋

D. 百多力 IRS plus

解答

C. 波科 AV Search +

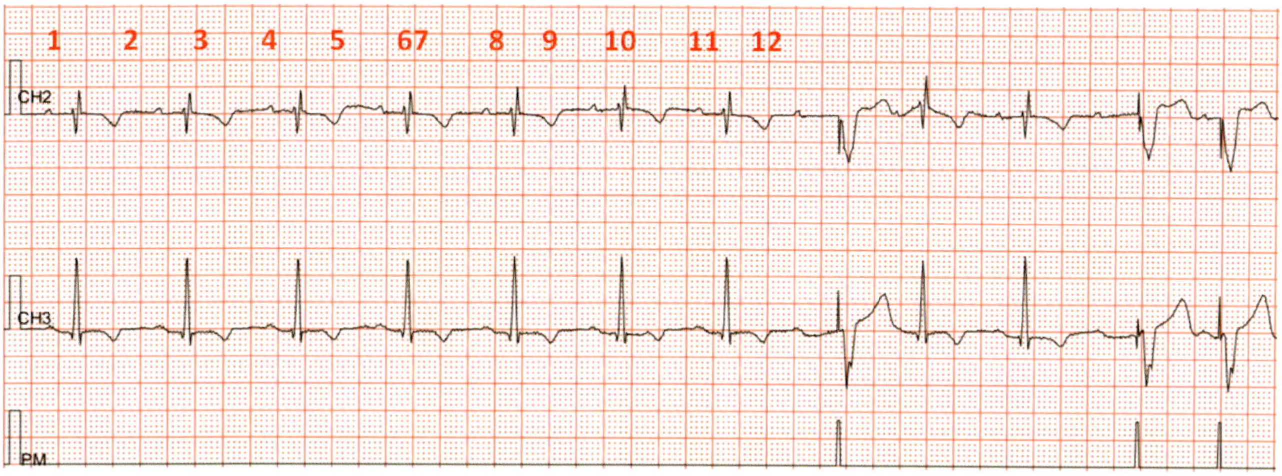

图 43.2　动态心电图片段

12 个心动周期中，P 波规律出现，PP 间期基本一致，下传的 PR 间期固定，可见两种 PV 间期（SAV），即第 8 个和第 11 个心动周期的长 PV 间期（约 300 ms）和第 12 个心动周期的短 PV 间期（约 120 ms），提示可能为 AV 搜索功能运作。

仔细观察，我们发现：自身下传的 PR 间期>短 PV 间期，提示自身下传时为长 PV 间期状态（SAV 结束前感知到自身 R 波，抑制了 VP 的发放）。由此可知：前 11 个心动周期为长 PV 间期状态（其中有 2 次心室起搏事件）；第 12 个心动周期为短 PV 间期状态。

那么，到底是何种 AV 搜索功能在运作呢？结合选项中 4 大厂家典型的 AV 搜索功能，我们来一一排除。

首先，排除 B 和 D。圣尤达公司的 VIP 和百多力公司的 IRS plus 功能，其共同特点：回到设置 AV/PV 间期（短 AV/PV 间期）条件：连续出现的 VP 数等于设置的搜索周期数。其中 VIP 为 1 ～ 3 次（默认 1），IRS plus 为 1 ～ 6 次（默认 5）。图中长 PV 间期状态下，VP 连续出现的次数为 1 次，如果设置的搜索周期数为 1 次，当出现 1 个 VP 时（第 8 个心动周期）即应回到设置 AV/PV 间期，不会出现后面（第 9 和第 10 个心动周期）PR 间期>设置 PV 间期（短 PV 间期）的情况。

其次，排除 A。美敦力公司 Search AV +回到设置 AV/PV 间期（短 AV/PV 间期）条件：搜索过程中，当达到最大偏移量（最大 AV/PV 间期）时，没有出现> 8/16 个 VS 时；搜索成功后，出现> 8/16 个 VP 时，即回到设置 AV/PV 间期。图中，11 个长 PV 间期状态时，只有 2 个 VP，即使考虑在这之前的 5 个心动周期可能全部为 VP，仍然不能满足回到设置 AV/PV 间期的条件。

所以正确答案为　C. 波科 AV Search +。

其基本算法是：每 32 ～ 1024 个（可程控）心动周期后 AV/PV 间期延长 8 个心动周期，期间没有 VS，回到设置 AV/PV 间期；搜索成功后，出现≥ 2/10 个 VP 时，回到设置 AV/PV 间期。本图可见长 PV 间期状态时，最近 10 个心动周期中，出现 2 个 VP 事件，其后回到设置 PV 间期。

出题：陈顾江（海宁市人民医院）

Case 44

介绍

男性，79 岁，单腔起搏器（VVI，型号：圣犹达 Regency 2402L）植入术后，本次因活动时胸闷气促住院治疗，动态心电图记录如图 44.1 所示。

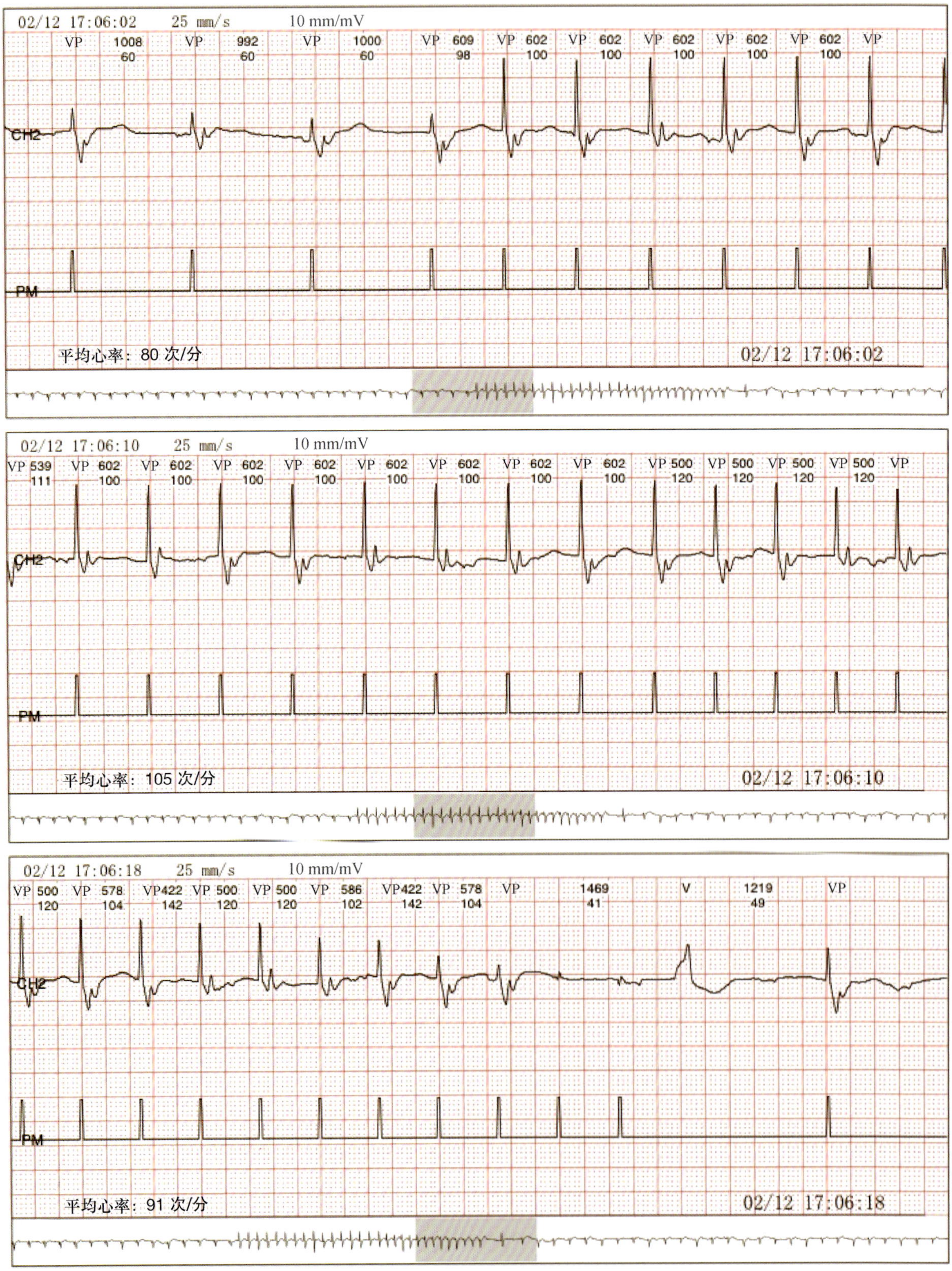

图 44.1 动态心电图连续记录片段

问题

请选出以下正确的选项？（单选题）

A. 起搏器电池耗竭

B. 心室部分起搏不良，提示起搏阈值高

C. 心室误感知

D. 起搏器功能正常，起搏阈值为 0.9 V

解答

D. 起搏器功能正常，起搏阈值为 0.9 V

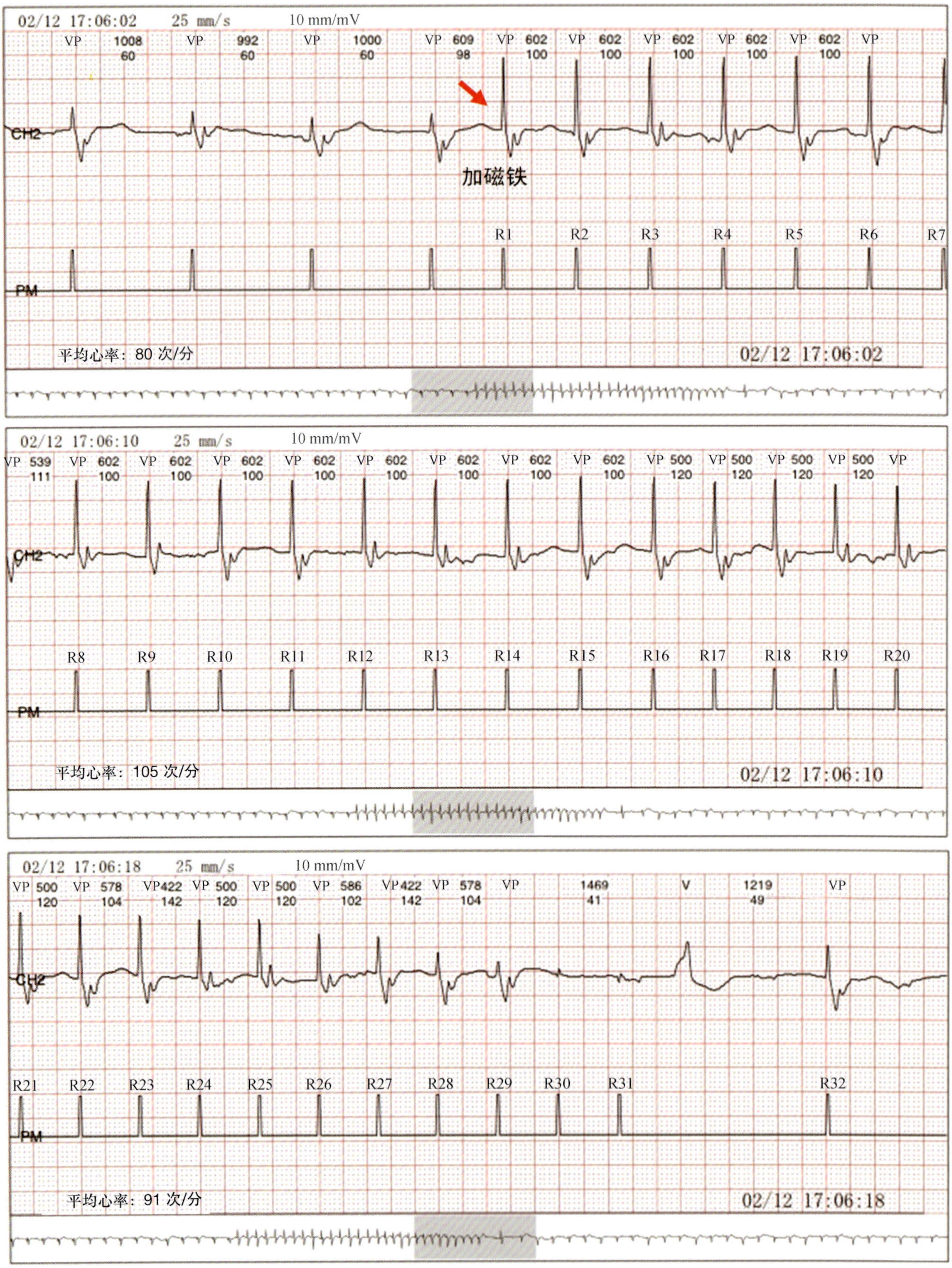

图 44.2　动态心电图连续记录片段

圣犹达单腔起搏器（VVI，型号：圣犹达 Regency 2402L）植入术后动态心电图连续记录片段，单心室起搏脉冲。其中前 4 个心动周期以设置的基本起搏频率 60 次 / 分起搏。加磁铁后，R1 ～ R16 起搏频率约 100 次 / 分，R17 ～ R31 起搏频率约 120 次 / 分（其中 R30 和 R31 起搏脉冲后无起搏 QRS 波群，其后可见室性逸搏）。

本图为典型 Vario 功能试验（圣犹达公司早期起搏器半自动化阈值测试功能，以 Regency、Microny 系列起搏器为代表）。程控开启 Vario 功能后，于起搏器上方放置磁铁（如图 44.2 ↘ 所示），依次进行磁铁频率测试、阈值测试。

其分两个阶段：

第一阶段：以 4.5 V、当前脉宽发放 16 个磁铁频率非同步脉冲，如电池电量充足，起搏器以 98.5 次 / 分的频率非同步起搏（如图 R1 ～ R16）；如达到 ERI 值（择期更换指征），起搏器以 86.3 次 / 分的频率非同步起搏，以确定电池状态。

第二阶段：自加磁铁后的第 17 个脉冲（如图 44.2 R17）开始，发放 120 次 / 分的固定频率起搏脉冲（如图 44.2 R17 ～ R31），自 4.5 V 开始，每次降 0.3 V，直至 0 V（此时常规心电图将记录不到脉冲信号），以确定患者的夺获阈值（如图 44.2 R30 和 R31 起搏脉冲后无起搏 QRS 波群，则阈值为 R29 脉冲的电压：0.9 V）。

讨论

不同时间测试的腔内图（图 44.3）：开始 16 个脉冲的电压 4.5 V，起搏间期约 600 ms；自 17 个脉冲开始，电压自 4.5 V 起，每次降 0.3 V，起搏间期约 500 ms，测试起搏阈值为 0.6 V。

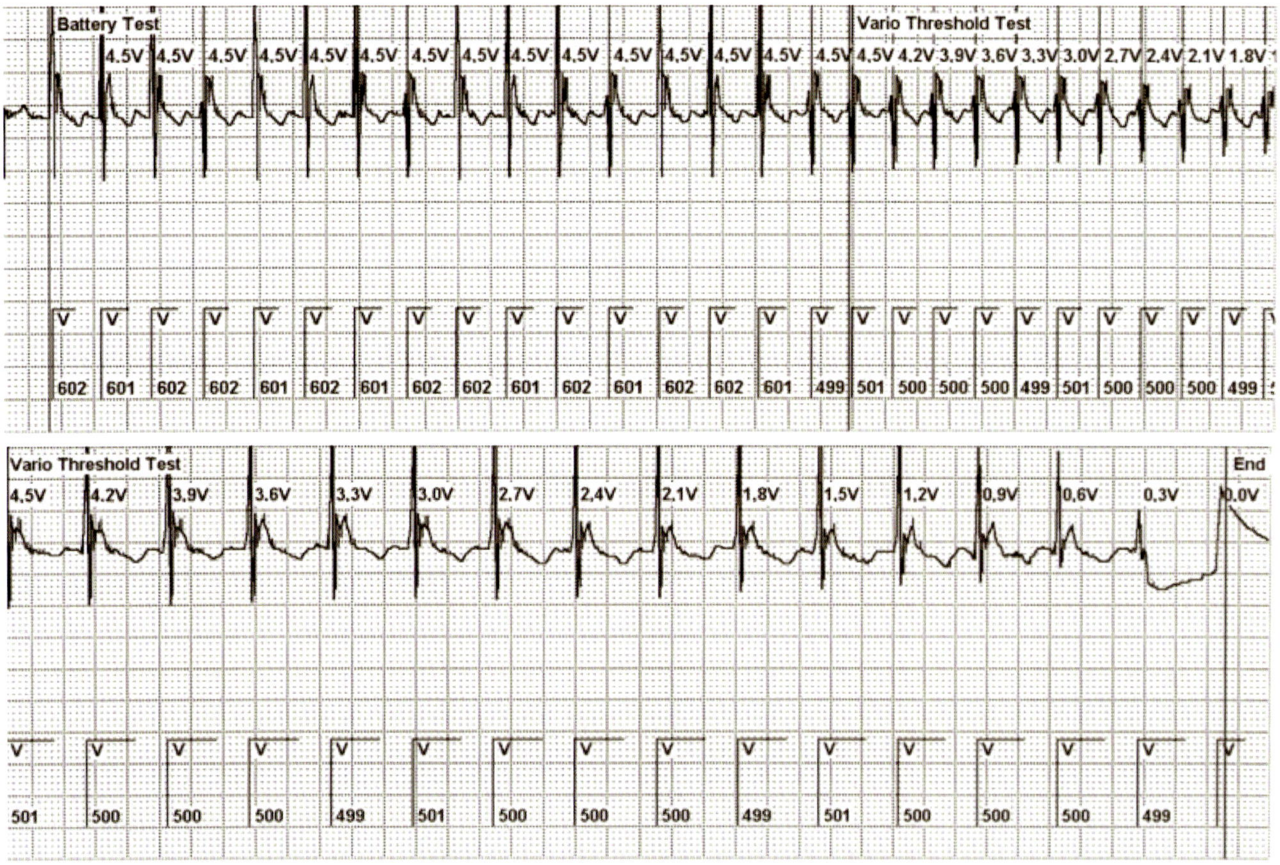

图 44.3　Vario 功能试验腔内图

出题：吉亚军（海宁市人民医院）

Case 45

介绍

患者男性，50 岁，因病态窦房结综合征植入一台 DDD 起搏器，因感觉心跳过速产生类似晕厥前症状而前来医院就诊。图 45.1 为就诊时的心电图和程控参数。

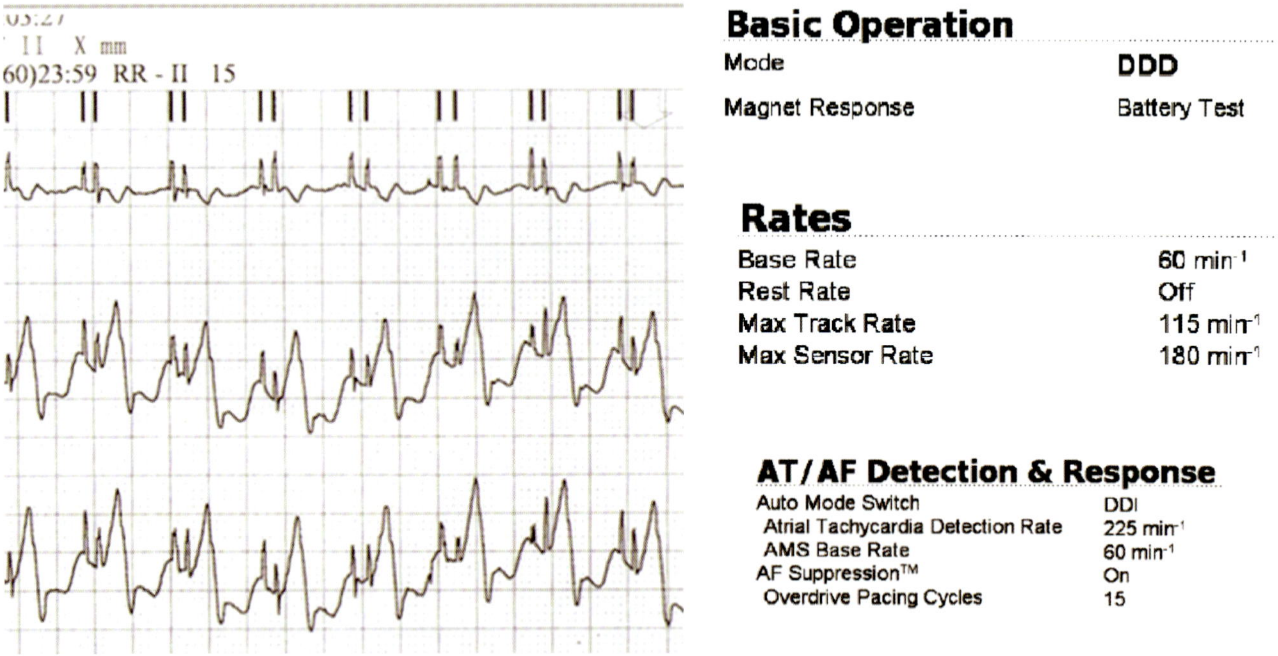

图 45.1 就诊时的心电图和程控参数

问题

根据题中所给信息，请问图中是什么功能运作？（单选题）

A. 频率应答运作

B. Acap confirm 运作

C. Auto Capture 运作

D. AF Suppression 运作

解答

D. AF Suppression 运作

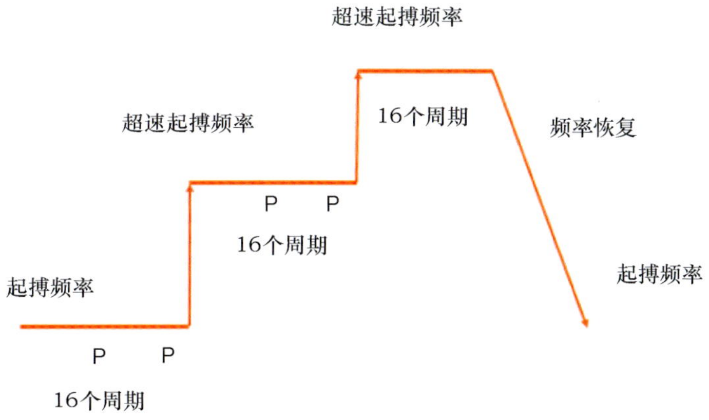

图 45.2 AF Suppression 功能运作示意图

本题可通过排除法来进行分析判断：

根据程控参数中所示，未打开频率应答，故 A 不可能；

B、C 功能运作时心率均不能高于最大跟踪频率（MTR），仅 D 可能。

AF Suppression 功能运作：该功能主要阻止房性早搏引发的房性心律失常，预防心房颤动。当该运算法则激活时，起搏器将在 16 个周期内寻找 2 个 P 波，成立后增加心房起搏频率，使心房起搏频率刚刚高于患者自身的心房率，导致持续的心房起搏。该起搏频率不高于最大传感器频率（MSR）。

出题：吉亚军（海宁市人民医院）

Case 46

介绍

女性，65 岁，因“病态窦房结综合征”而植入 VVI 起搏器（厂家型号未知），因术后突发晕厥而记录动态心电图，动态心电图记录片段如图 46.1 所示。起搏器低限频率（LRL）60 次 / 分，心室不应期（VRP）240 ms。

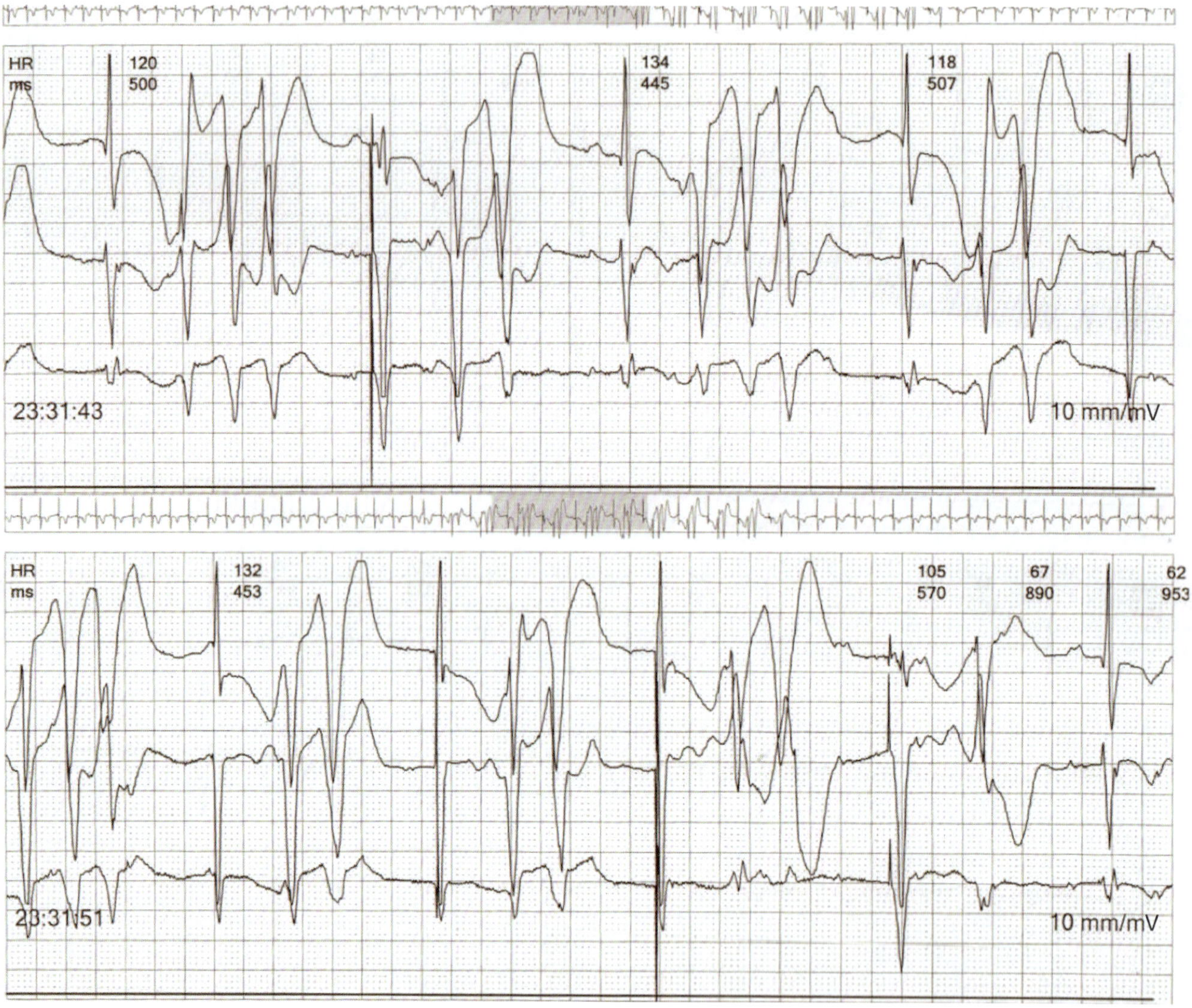

图 46.1 动态心电图部分片段

问题

下列选项中正确的是？（单选题）

A. 心室过感知

B. 开启了频率应答功能

C. 心室感知功能低下和起搏功能不良

D. 起搏器功能未见明显异常

解答

D. 起搏器功能未见明显异常

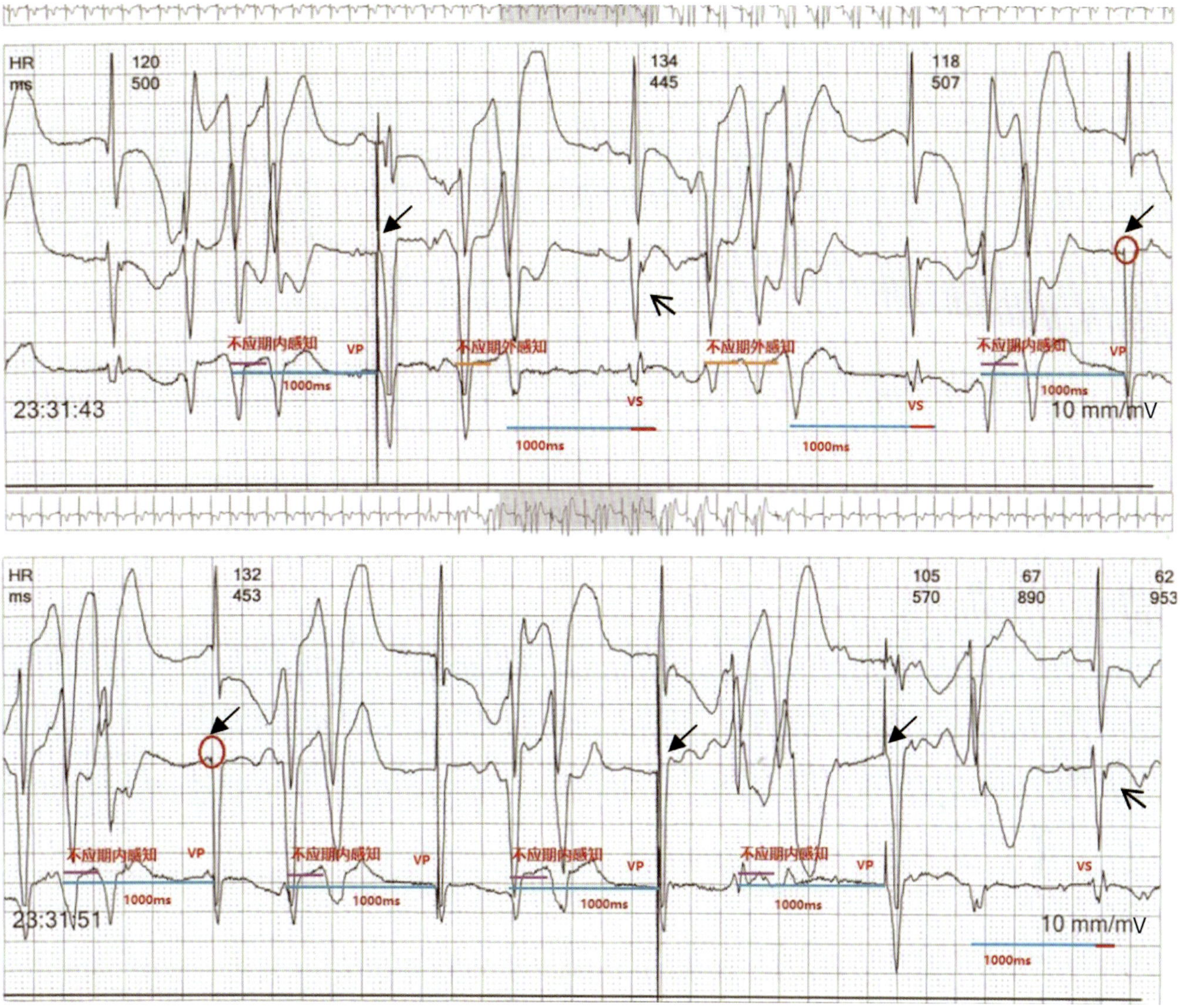

图 46.2 动态心电图片段解析

动态心电图：①窦性心动过速；②一度房室传导阻滞；③频发多源室性早搏，时呈短阵室性心动过速（可见 R on T 现象）；④ QT 间期显著延长；⑤可见心室起搏脉冲，在室性早搏结束后有时可见心室起搏脉冲，可见真性和假性融合波。

患者植入的是 VVI 起搏器，低限频率 60 次 / 分，每次起搏脉冲出现的位置（如图 46.2 ↙ 所示）距离其前的室性早搏均明显小于其低限频率 60 次 / 分（间期 1000 ms），图中红圈位置为真性融合波。但从起搏脉冲处往前测量 1000 ms，其点均落于脉冲前倒数第二个室性早搏的同一位置（因不同形态室性早搏起源位置不同可略有差异）。

但室性早搏后不是每次都会出现起搏脉冲（如图 46.2 ↖ 所示）。如图 46.2 中所示，紫线和黄线为心室不应期 240 ms，紫线代表起搏器在不应期内感知到心室事件，即不应期内心室感知（VR）事件；黄线代表起搏器在不应期内未感知到心室事件。仔细测量可以发现，每当有起搏脉冲出现，其前倒数第一个室性早搏的配对间期较短，落入倒数第二个室性早搏后的心室后不应期中（紫线），产生 VR 事件。室性早搏后无起搏脉冲而是自身 QRS 波出现时，其前倒数第一个室性早搏配对间期较长，未落入倒数第二个室性早搏后的心室后不应期中（黄线），产生 VS 事件。VR 事件仅会重整心室后不应期，而不重整 VV 间期，其后的 VP 脉冲依然会在倒数第二个室性早搏后启动的 VV 间期结束后发放，进而看起来 VP 脉冲发放颇不规律。起搏器正常运行，未见明显异常。

讨论

本例中不应期内心室感知仅发生了一次，如果其后的不应期内再出现一次或几次室性早搏，起搏器又会如何反应呢？

噪声反转（Noise Reversion）功能：是指心室相对不应期（噪声采样期）内发生感知事件后，起搏器将会以感知事件为起点，重新启动心室不应期（即不应期重整），这个过程并不重整低限频率（起搏器仍将以低限频率或传感器频率发放脉冲）；在新的不应期内如果再次出现感知事件，则会再重启心室不应期，故而当连续出现噪声采样期的感知事件时，不应期将连续发生重整，直至到达低限频率或传感器频率，起搏脉冲发放。

目前所有的单腔、双腔起搏器均有类似功能，但各厂家算法有所不同，图 46.3 为美敦力（Medtronic）公司单腔起搏器的噪声反转功能表现。

思考：噪声反转功能与单纯的不应期内心室感知的区别在哪里？

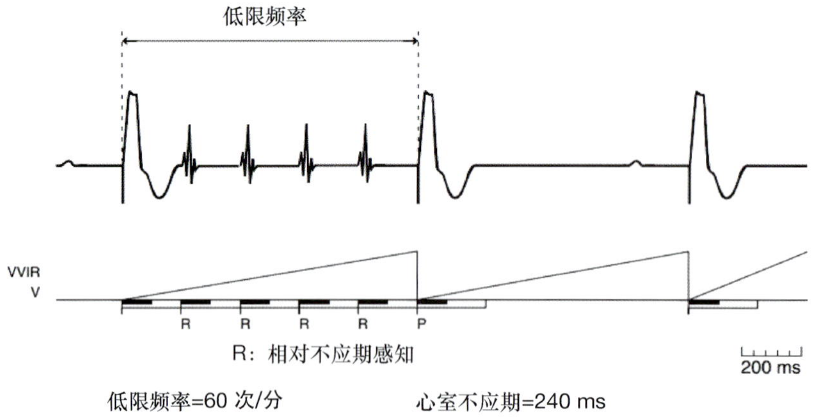

图 46.3 美敦力单腔起搏噪声反转功能示意图

出题：徐立文（浙江省舟山医院）

Case 47

介绍

男性，61 岁，双腔起搏器（型号未知）植入术后 3 个月，门诊常规随访，动态心电图检查片段如图 47.1 所示。

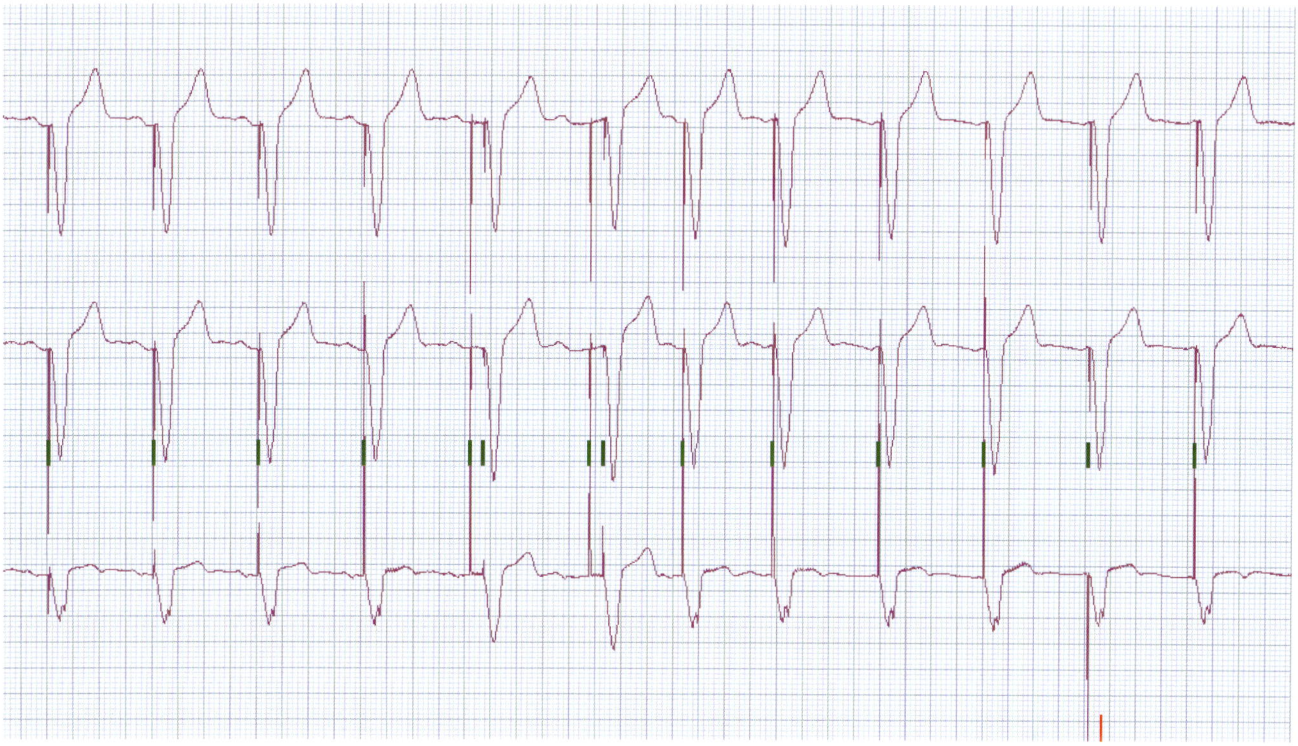

图 47.1　动态心电图片段

问题

请问患者植入的是哪个品牌的起搏器？（单选题）

A. 美敦力（Medtronic）

B. 圣犹达（St.Jude Medical）

C. 百多力（Biotronik）

D. 波士顿科学（Boston Scientific）

解答

B. 圣犹达（St.Jude Medical）

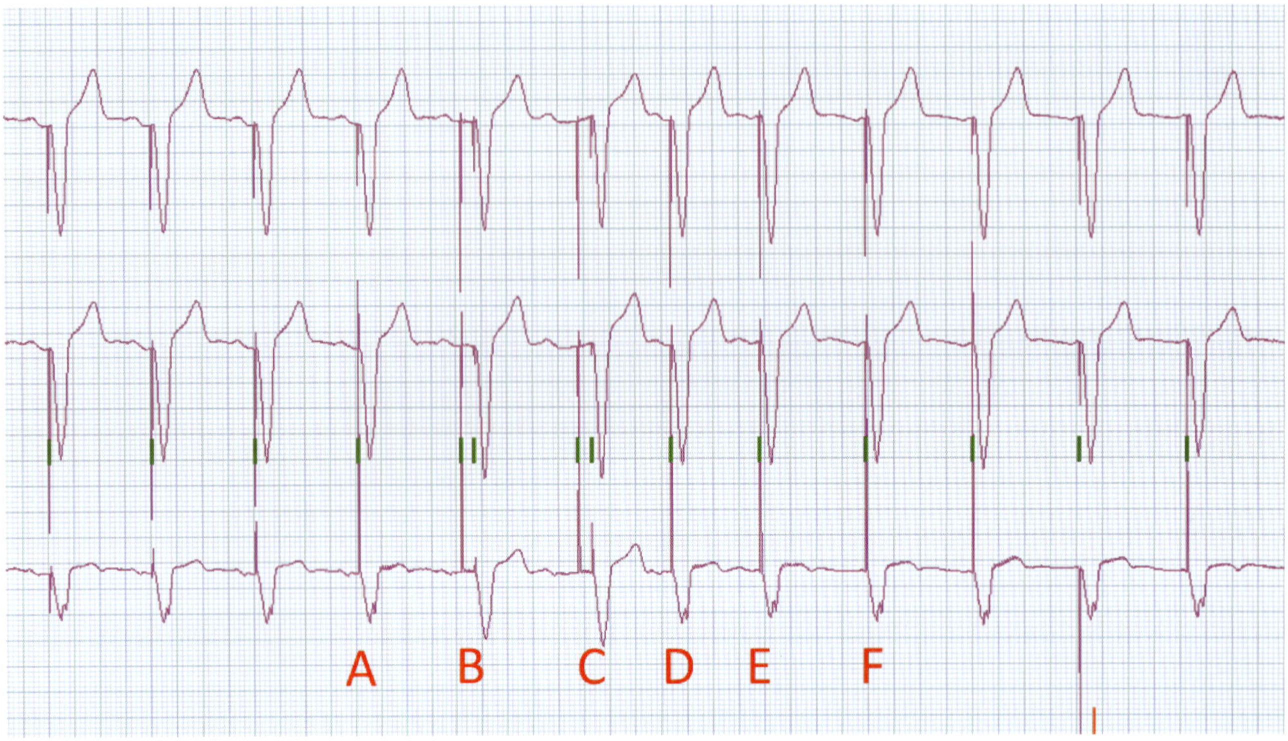

图 47.2 动态心电图片段

此图是圣犹达（St.Jude Medical）起搏器的心室自动夺获（Auto Capture，AC）功能运作的典型表现。AC 一般的流程为：夺获监测（A）-发现失夺获 VP 后 80 ～ 125 ms 发放备用脉冲（B）- SAV/PAV 延长 100 ms 排除融合波（C）-夺获恢复（D-E）-开始自动阈值测试（F）。

阈值测试的启动条件：连续 2 次失夺获。

图 47.2B、C：起搏器通过心脏除极波（Evoked Response，ER）感知系统监测每一次 VP 是否成功夺获心脏，因此当出现假性融合波时起搏器的 ER 检测器可能会因为判断此时发生失夺获而发放备用脉冲（4.5V/5.0V，0.5 ms，高能量输出以确保夺获成功）。因为这并不是真正意义上的失夺获，起搏器也就会有后续的 SAV/PAV 延长 100 ms 排除融合波过程，同时若存在相对稳定的自身心律下传出现 AP-VS 序列，则会导致排除融合波过程的持续运作，直至 SAV/PAV 结束 VP 发放，以判断是否失夺获。本图中，再次发生失夺获及备用脉冲发放，且因为连续 2 次失夺获而进入夺获恢复过程。

图 47.2D、E：本图 D，排除融合波过程结束后 AV 间期恢复程控值，且因为连续 2 次失夺获而启动夺获恢复，此时 VP 脉冲输出电压增加 0.25 V，本图中 VP 成功夺获；本图 E，之后 SAV/PAV 间期缩短为 25 ms/50 ms，VP 脉冲输出电压不变，再次证实是否能成功夺获，本图中 VP 成功夺获。连续 2 次夺获，确认夺获恢复，并从 F 开始正式进入 AC 阈值测试过程。

讨论

夺获恢复过程（图 47.3）：如果连续两次初始脉冲均提示失夺获（夺获恢复启动），下一次的输出振幅将增加 0.25 V；如果夺获被确认，那么起搏器将再发放一个同样振幅的脉冲来再次确认夺获（此时 AV 间期缩短为 25/50 ms）。如再次失夺获或出现心室感知（VS），则 AV/PV 间期缩短为 50/25 ms，每搏起搏电压增加 0.125 V，直至夺获，任何一次夺获事件下一次心搏会以同一电压确认夺获，同一电压连续两跳确认夺获，完成夺获恢复，进入阈值搜索阶段。夺获恢复是通过增加输出电压，使心肌重新被夺获，然

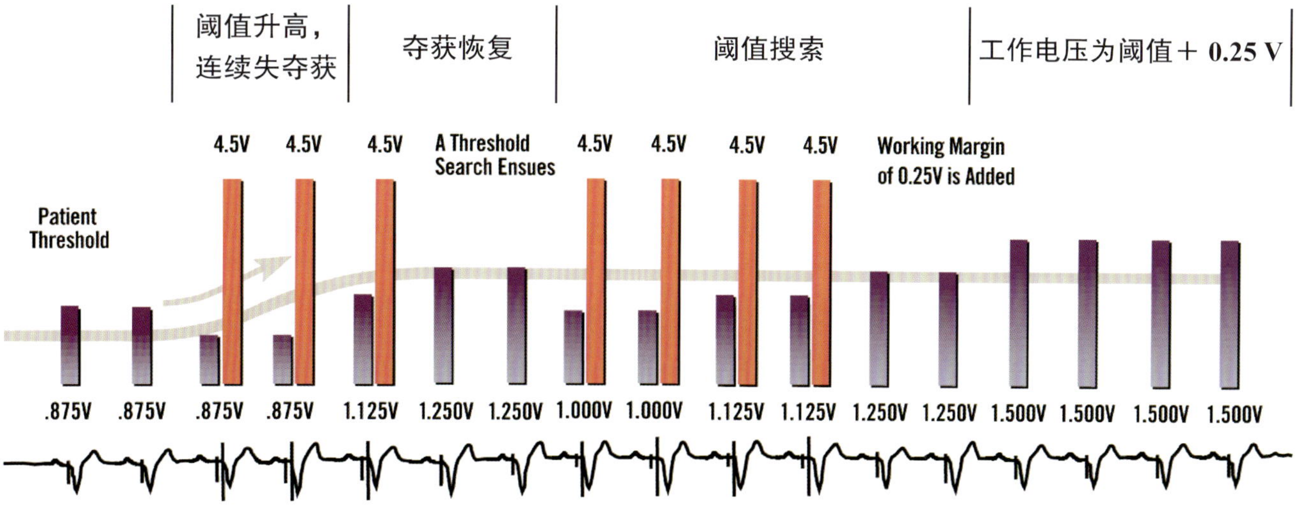

图 47.3　夺获恢复示意图

后需要通过降低输出电压，来决定夺获阈值。

出题：黄玥（嘉兴市第一医院）

Case 48

介绍

男性，72 岁，双腔起搏器（型号未知）植入术后 3 天，动态心电图检查片段如图 48.1 所示。

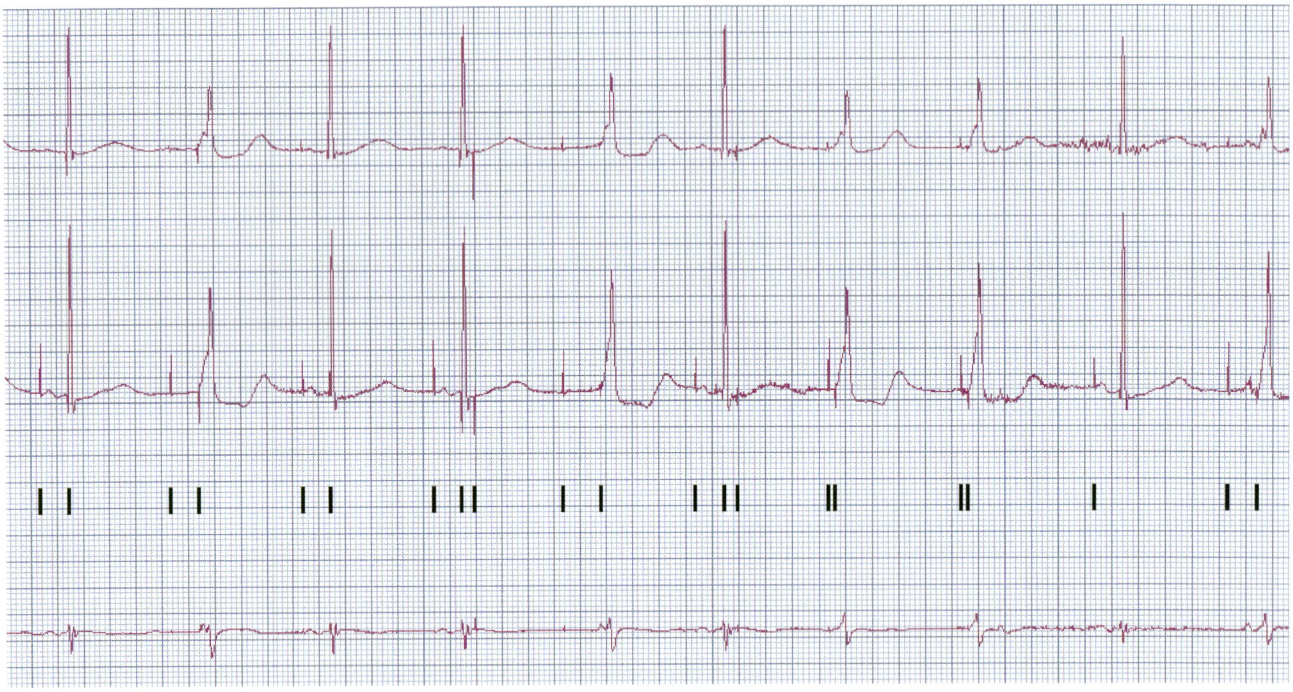

图 48.1 动态心电图片段

问题

请问患者植入的是哪个品牌的起搏器？（单选题）

A. 美敦力（Medtronic）

B. 圣犹达（St.Jude Medical）

C. 百多力（Biotronik）

D. 波士顿科学（Boston Scientific）

解答

C. 百多力（Biotronik）

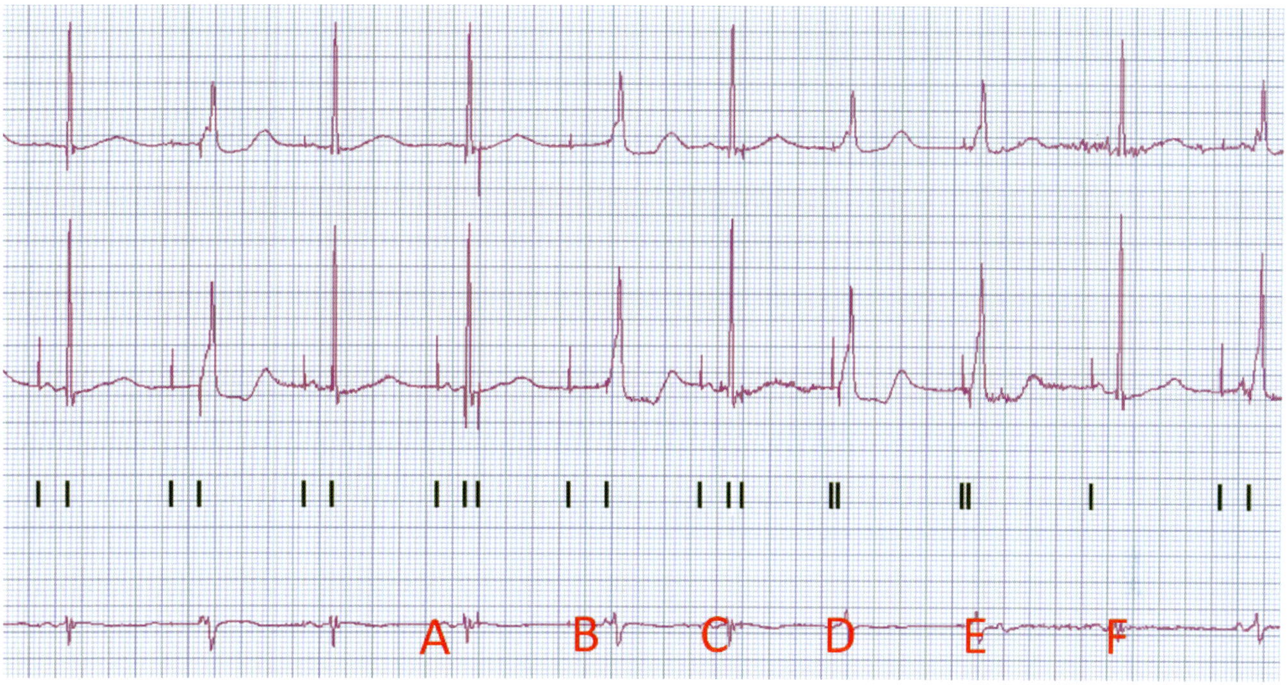

图 48.2　动态心电图片段

此图是百多力（Biotronik）起搏器的动态夺获控制（Active Capture Control，ACC）功能运作的表现。ACC 的基本流程与 St.Jude Medical 起搏器的 AC 有一定相似性，其一般流程为：连续夺获确认［夺获监测-发现失夺获 VP 后 85 ～ 130 ms 发放备用脉冲（A）- SAV/PAV 延长 65 ms 排除融合波（B）-失夺获确认（C 至 E）］-信号质量检测（SQC）-夺获阈值搜索（CTS）。

阈值测试（SQC&CTS）的启动条件：连续 3 次失夺获。

图 48.2A、B：与圣犹达公司起搏器类似，百多力公司起搏器也会逐跳监测每一次 VP 是否成功夺获心脏，一旦起搏器认为发生了失夺获则立即在 VP 后 85 ～ 130 ms 发放备用脉冲（电压不变，但脉宽变为 1.0 ms）。正如图 48.2B 中所示，因为自身下传的 QRS 波导致的假性融合波使得起搏器认为发生了失夺获，而使得 AV 间期延长 65 ms 进行融合波排除，本题中 VP 脉冲夺获成功。

图 48.2C 至 E：C 之后 AV 间期恢复程控值，并再次因为假性融合波使得起搏器认为发生了失夺获并发放备用脉冲。因为本图中 B 处夺获成功，使得 ABC 无法形成连续 3 次失夺获状态而进入 SQC&CTS 阶段，起搏器为了进一步确认到底有无失夺获，将会使得 SAV/PAV 缩短为 15 ms/50 ms，以确认到底当前电压下能否有效夺获。需要注意，这一系列过程中，除备用脉冲，起搏电压和脉宽均不变。本图中 D 和 E 的 2 次短 AV 间期均夺获成功，起搏器判断当前起搏阈值不会造成失夺获，而是因为假性融合波造成的，故停止失夺获确认，之后以程控 AV 间期（F）继续运行直到下次失夺获发生。

另外本题从计时方式（纯 A-A 计时）角度分析也可以有所提示。百多力与圣犹达的阈值测试程序相似又不同，从目的上去理解其行为的变化是个不错的选择。

讨论

动态夺获控制（ACC）的运作方式为首先进行信号质量检测（Signal Quality Check，SQC），后进行阈值搜索（Capture Threshold Search，CTS），阈值搜索后自动调整起搏振幅，最后逐跳进行连续夺获确认（Continuous Capture Confirmation，CCC），如有不夺获，则以备用脉冲进行保护性起搏。

百多力起搏器采用心房（AA）计时，因此当运作会引起 AV 间期变化的特殊功能（例如 AV 正滞后

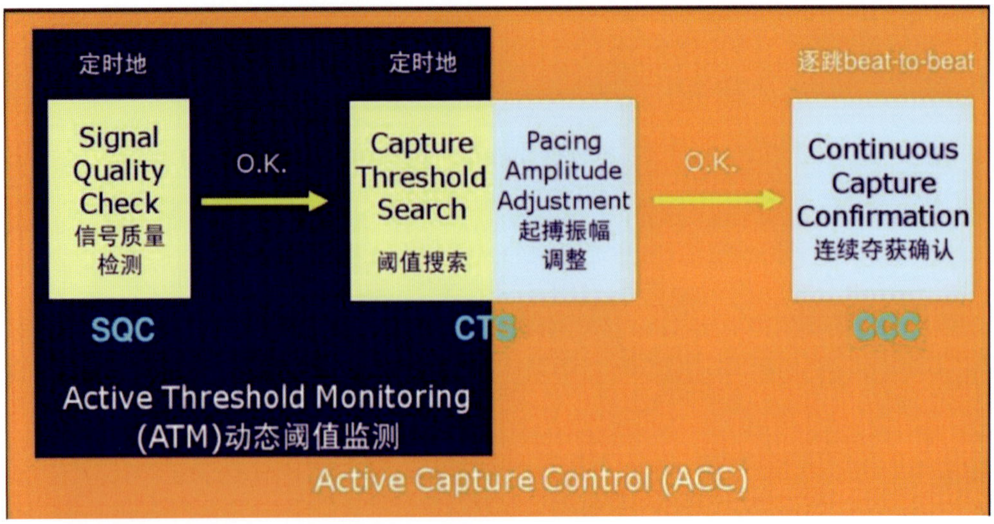

图 48.3 动态夺获控制运行模式图

搜索类功能、阈值测试类功能）时，起搏器将优先保证 AA 间期的稳定而改变 V 脉冲的位置来实现 AV 间期的变化。这一特性非常具有特征性。

出题：黄玥（嘉兴市第一医院）

Case 49

介绍

男性，77 岁，美敦力（Medtronic）双腔起搏器植入术后，门诊常规复查，常规心电图检查片段如图 49.1 所示。程控参数：下限频率间期 1000 ms，PAV/SAV 间期 300 ms/270 ms。

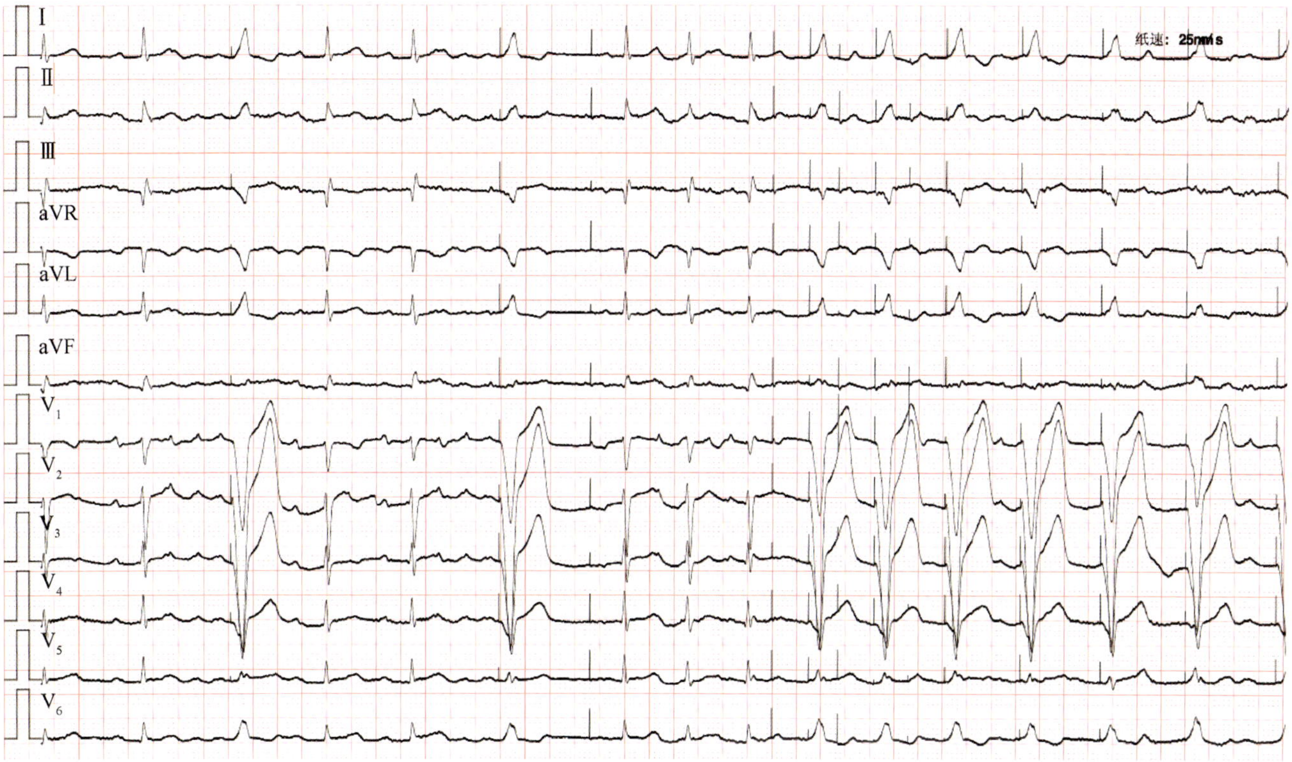

图 49.1　常规心电图片段

问题

根据题目中的信息，下列陈述正确的是？（单选题）

A. 间歇性心室感知不良，建议进一步程控检查

B. 记录时患者可能将磁性材料置于起搏器上方

C. 起搏器功能未见明显异常，建议继续随访

D. 起搏器起搏频率紊乱，提示电池耗竭

解答

C. 起搏器功能未见明显异常，建议继续随访

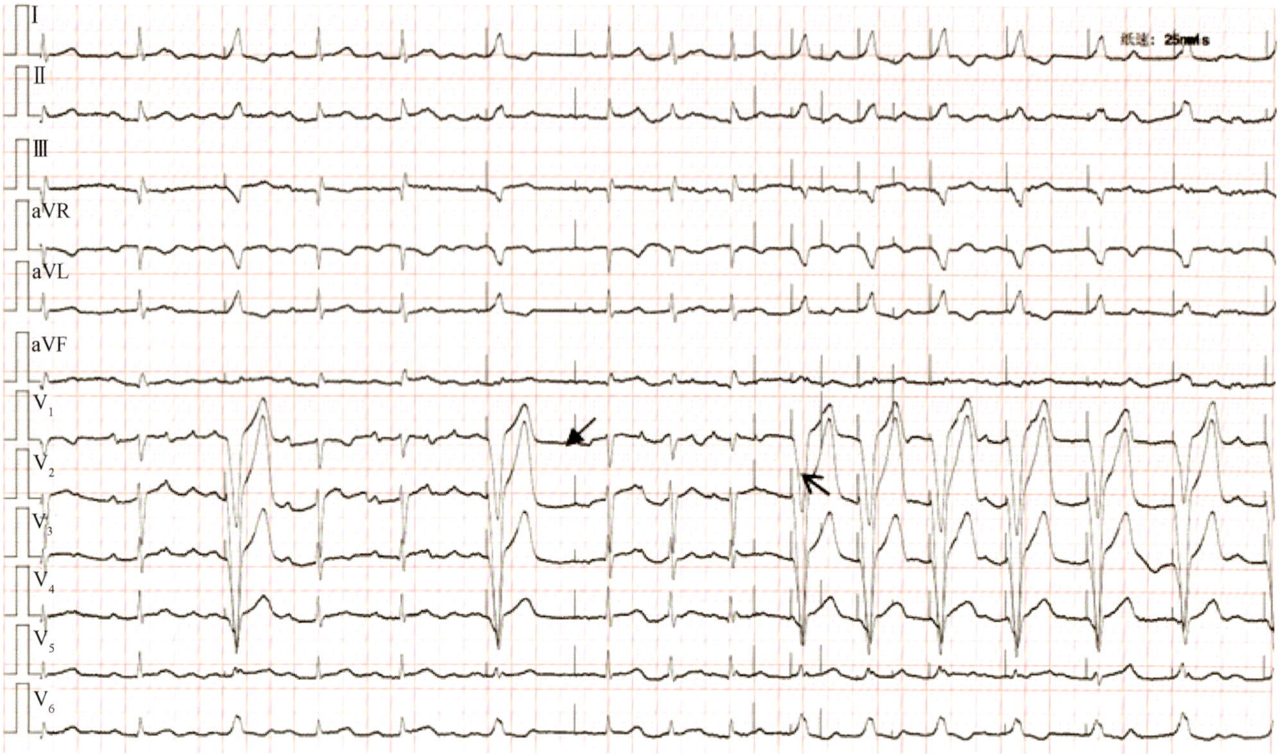

图 49.2　常规心电图片段

基本节律：①窦性心搏；②频发房性早搏，时呈短阵房性心动过速。

此处提供给我们一种 VA 间期（如图 49.2 ↙ 所示），根据题目所给信息，这提示我们此时起搏器处于 DDD 模式，呈 VAT 方式进行起搏。此 VP 脉冲前有 2 个 P 波，起搏器到底是跟踪哪个 P 波呢？根据 SAV 间期，不难发现此处的序列实际上是 AS-AR-VP-AP 序列，即起搏器跟踪第一个 P 波；第二个 P 波处在第一个 P 波后的心房不应期中，是 AR 事件，不会被跟踪。

令人疑惑的是，此处自身 QRS 波后很快起搏器就发放了一个 AP 脉冲，远短于我们所测得的 VA 间期（如图 49.2 ↖ 所示），这似乎提示很可能起搏器对这个自身 QRS 波并未感知（间歇性心室感知不良）。

仔细观察可发现，自这个脉冲后，后续的起搏频率骤然加快再逐渐减慢，这又是为什么呢？仔细测量一下可以发现 VV 间期减慢的频率非常有规律：VV 后 = VV 前 + 40 ms，再结合图中的短阵房性心动过速，这提示我们此处起搏器可能因快速性房性心律失常而发生了自动模式转换（Auto Mode Switch，AMS），其运行示意图见图 49.3。

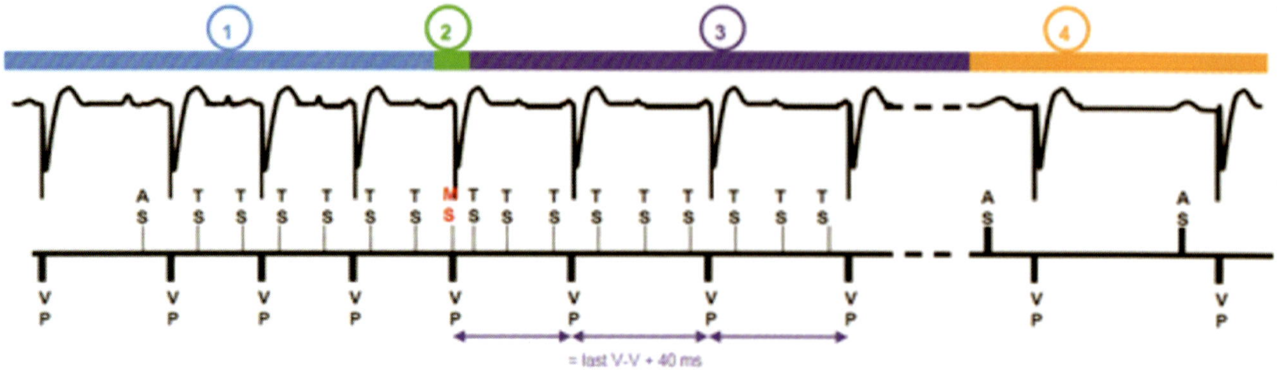

图 49.3　美敦力公司起搏器 AMS 运行示意图

美敦力双腔起搏器发生 AMS 后，不论在跟踪模式下有无开启频率应答（R），在转为非跟踪模式时频率应答功能都会开启；本题中，起搏器在满足 AMS 条件后自动将起搏模式转为 DDIR 模式。如图 49.3 所示，起搏频率将从模式转换前一跳的 VV 间期开始，每搏延长 40 ms。整个过程中，AV 间期保持不变，因此 VV 间期的变化是通过 VA 间期的变化来实现的。我们重新回过头去量那个最短的 VA 间期，可以发现其恰好等于其后的 VA 间期减去 40 ms，至此我们可以断定此处并未有心室感知不良。综上，起搏器功能未见异常。

出题：张余斌（浙江大学附属第一医院）

Case 50

介绍

女性，65 岁，美敦力 DDD 起搏器植入术后，起搏器门诊复诊，行动态心电图检查。动态心电图片段如图 50.1 所示。起搏器开启心室起搏管理（MVP）功能，下限频率间期 1000 ms。

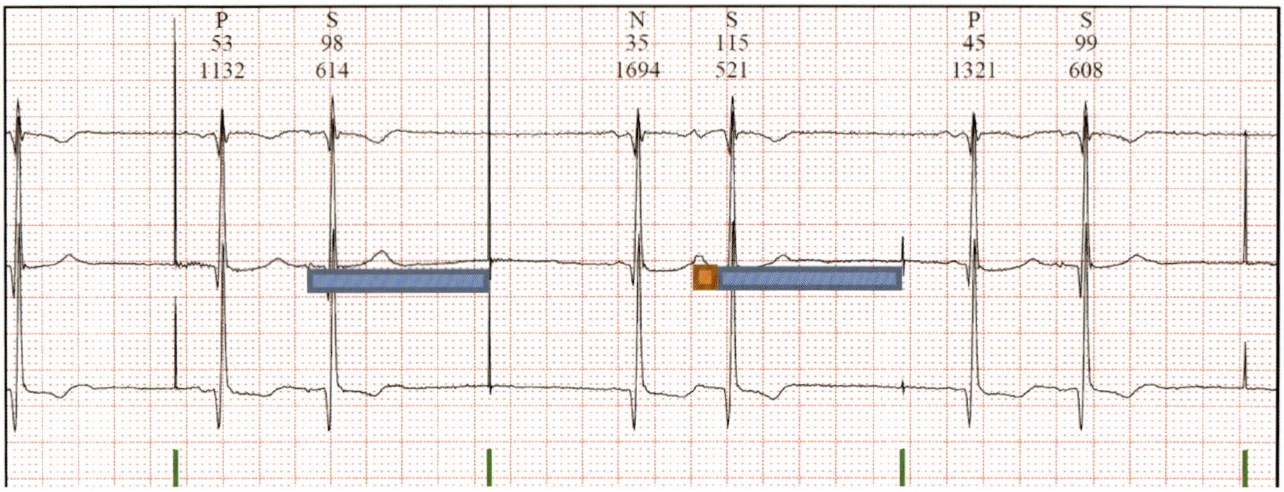

图 50.1　动态心电图片段

问题

根据题目信息，哪项最能解释图中两个 AS-AP 序列长度不一的原因？（单选题）

A. AAI ＋模式下特殊心室感知（VS）事件后计时

B. 起搏频率滞后功能运作

C. 间歇心房过感知

D. 间歇心室过感知

解答

A. AAI +模式下特殊心室感知（VS）事件后计时

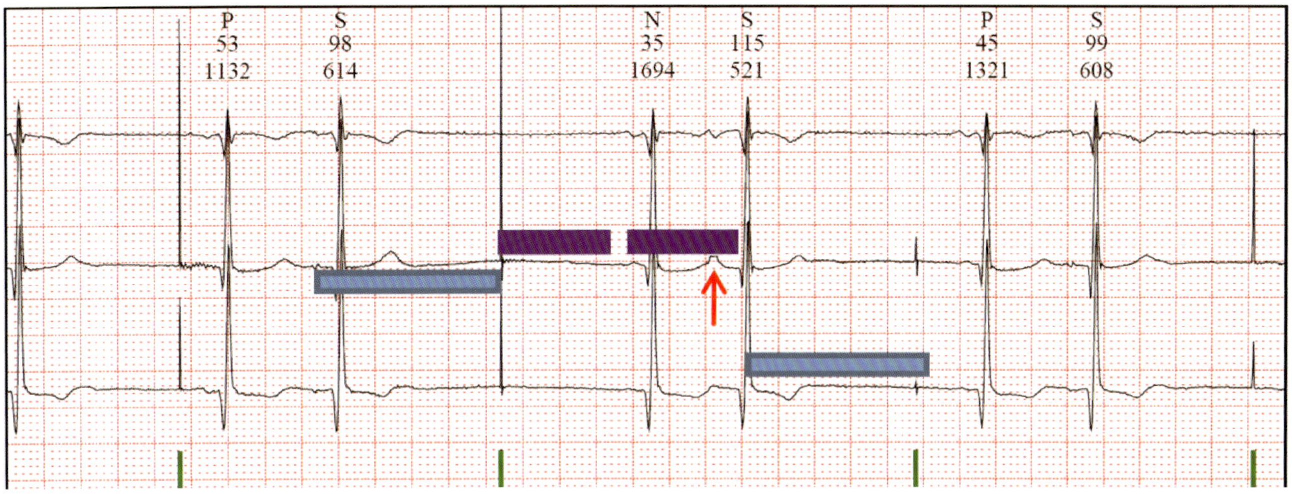

图 50.2　动态心电图片段

根据题中所给的信息，不难发现患者目前处在 AAI +模式，AAI +模式下，AS/AP 后有一个动态心房不应期（DARP），当心室频率低于 75 次 / 分时，DARP 为 600 ms；当心室频率≥ 75 次 / 分时，以其值的 75% 作为 DARP 的数值，且该数值不超过 600 ms。起搏器会自动比较最近连续 12 次心室周期并选择第 7 个最短的心室周期作为当前心室频率。图 50.2 中 DARP 为 600 ms（紫色条图）。

换言之，如图 50.2 箭头所示的 P 波因为落在 DARP 中，其实际上是不应期内心房感知（AR）事件，根据美敦力起搏器对于室性早搏的定义，其后的 QRS 波不会被定义为室性早搏，不会启动室性早搏反应，但此 QRS 波后的计时方式同室性早搏后计时方式一致，其后的 VA 间期＝当时的 AA 间期（1000ms）－ 80ms（其后蓝条所示）。

出题：张余斌（浙江大学附属第一医院）

Case 51

介绍

男性，86 岁，双腔起搏器（美敦力 SED01）植入术后 1 年，起搏器门诊复诊动态心电图，动态心电图片段如图 51.1 所示。

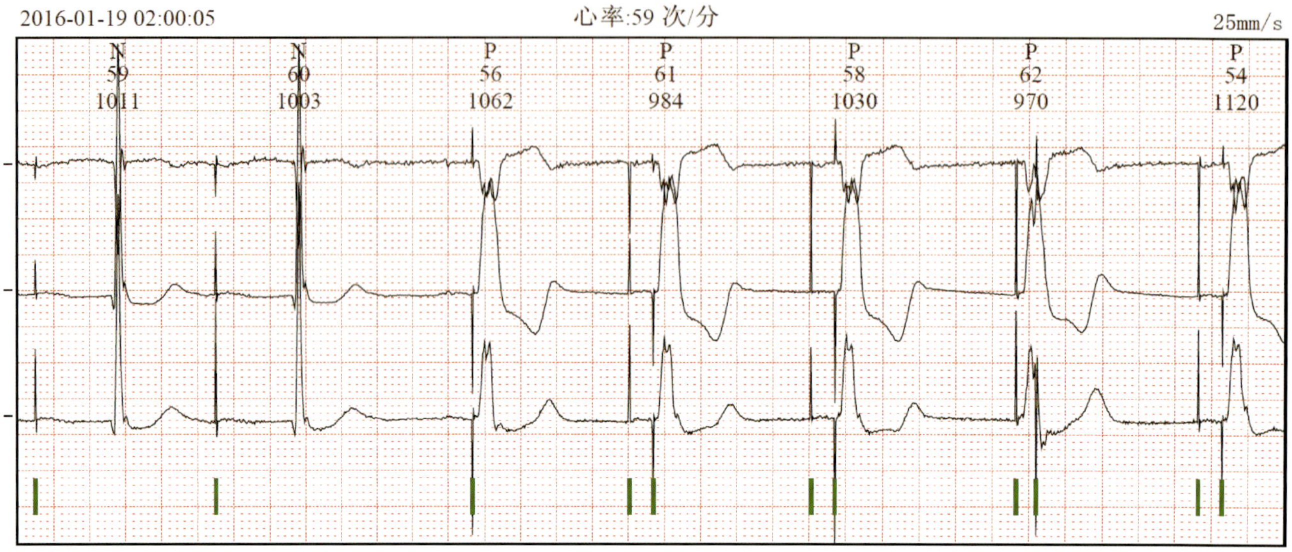

图 51.1　动态心电图片段

问题

根据题中所给信息，下列选项陈述最合理的是?（单选题）

A. AAI ＋模式下发生传导中断导致模式转换回 DDD 模式

B. 人工程控行为

C. 起搏器功能未见明显异常，可见 VSP 反应

D. 心室阈值管理功能运行

解答

D. 心室阈值管理功能运行

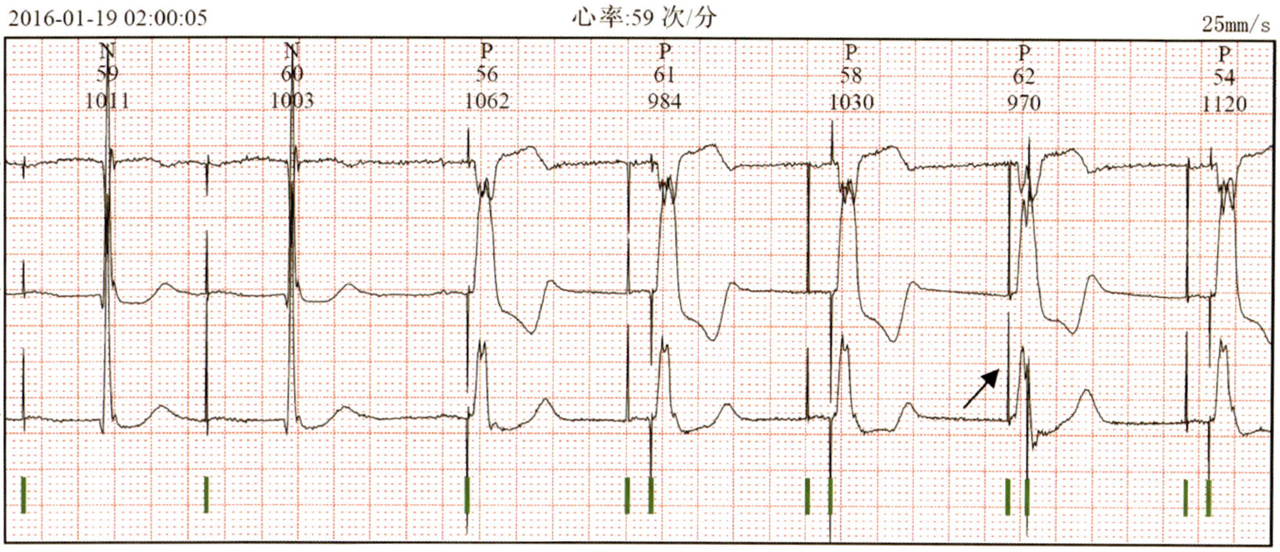

图 51.2 动态心电图片段

图 51.2 中可见两类序列：图左边为 AP-VS 序列；图右边为 AS/AP-VP 序列，且可发现 PAV 间期约 135 ms。根据题目所给信息，我们似乎有理由相信此处可能因为房室传导中断而从 AAI ＋模式转为 DDD 模式。尽管仅见一次“VP 备用脉冲”，看似不符合 MVP 的 2/4 特征——连续 4 个 AA 间期内发生 2 次房室传导中断，不过因为我们看不到本图再前面的情况，所以并不能完全排除上述可能。

但我们应谨慎给出结论，首先我们注意左上角的时间，凌晨 2 点。对于这个时间我们应警惕，因为起搏器的许多特殊功能（比如阈值测试）都会发生在夜间，以尽可能减少对患者的影响。

在右半边的连续 AP-VP 序列中，有一个“异类”：“AP”-VP 似乎均后移，且“AP”-VP 间期缩短为约 110 ms（如图 51.2 ↗ 所示）。这里发生了什么？ 110 ms，首先想到的可能是心室安全起搏（VSP）反应，从图像表现上似乎也符合（AP 后紧邻一个 QRS 波）。

但破绽在“AP”推迟了约 125 ms 以及 QRS 波的形态上，我们发现：怀疑是交叉感知的 QRS 波的形态和明确是 VP 脉冲起搏的 QRS 波的形态，以及脉冲距离 QRS 波起始的距离均相同，这提示了第一个脉冲即可能是 VP 脉冲，这两个特征都不支持发生了 VSP 反应的推论。

这里究竟发生了什么呢？其实这是起搏器在夜间进行心室阈值测试，我们可以发现在图左侧 AP-VS 序列和右边为 AS/AP-VP 序列中多数连续心房起搏的间隔是 1000 ms，这应该是低限频率间期。VCM 运作时须从 AAI ＋模式转回 DDD 模式，在转换的一跳采用 VV 计时方式，故本图中见转换的一跳 AP 没有在低限频率间期时出现，而在 VV1000 ms 内出现了自身 P 波而触发 VAT 心室跟踪起搏，这一特征也可以排除 MVP 时因房室传导中断引起的模式转换。同时我们看到的“异类 AP-VP”其实是 VCM 运行时 3 ＋ 1 表现中其前 3 个支持周期后的那个测试脉冲和心室备用脉冲。测试脉冲序列中：在未感知到自身 P 波时，AP 脉冲会延后 125 ms，而支持周期的 PAV 约 135 ms，所以我们看到的第一个脉冲实际上既包含了 AP 脉冲又包含了 VP 脉冲，PAV 约 10 ms，在心电图中呈现融合状态无法区分，110 ms 后心室备用脉冲重叠于 QRS 波中。

出题：张余斌（浙江大学附属第一医院）

Case 52

介绍

患者女性，59 岁，2 个月前因“窦性停搏，短暂全心停搏”植入美敦力 DDD 起搏器。今查动态心电图，动态心电图片段如图 52.1 所示。

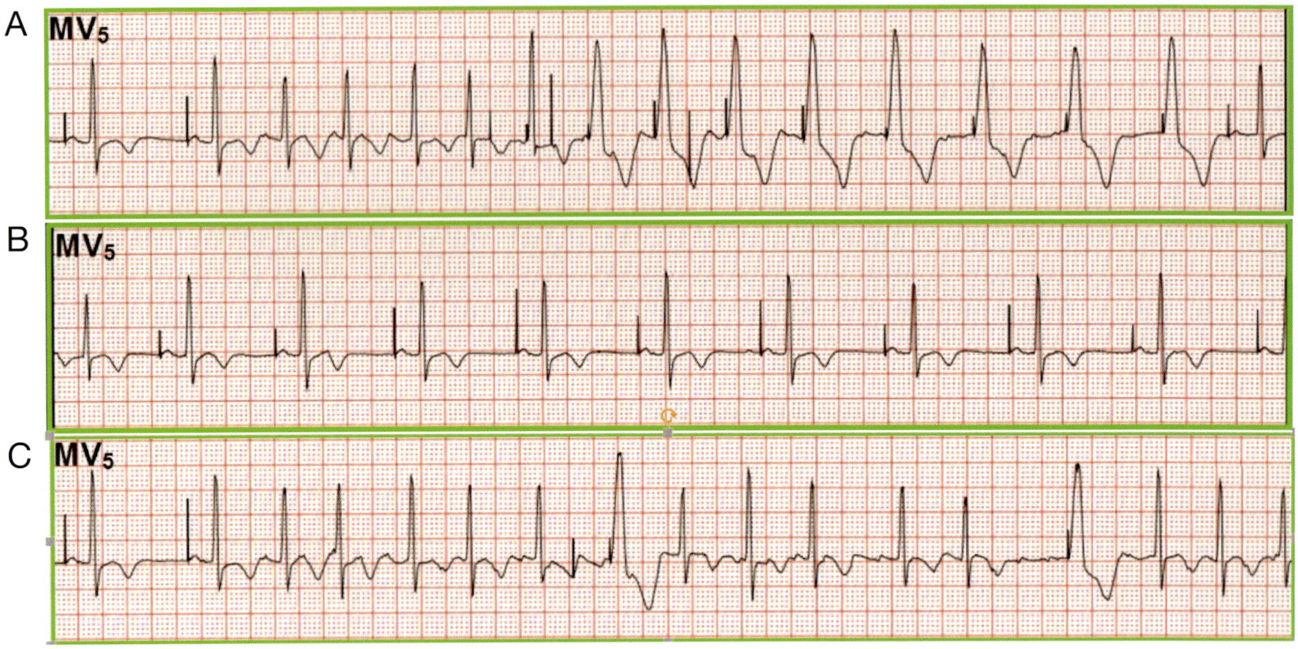

图 52.1 动态心电图片段（其中 A、B 片段为连续记录）

问题

对上述心电图片段 C 诊断正确的是？（单选题）

A. 间歇心房感知功能不良，未发生 AMS

B. 心房感知功能良好，发生 AMS（DDD 转 DDIR）

C. DDD 模式，时呈 AAI、VAT 工作方式，未发生 AMS

D. 心房感知功能良好，发生 AMS（DDD 转 DVI）

解答

B. 心房感知功能良好，发生 AMS（DDD 转 DDIR）

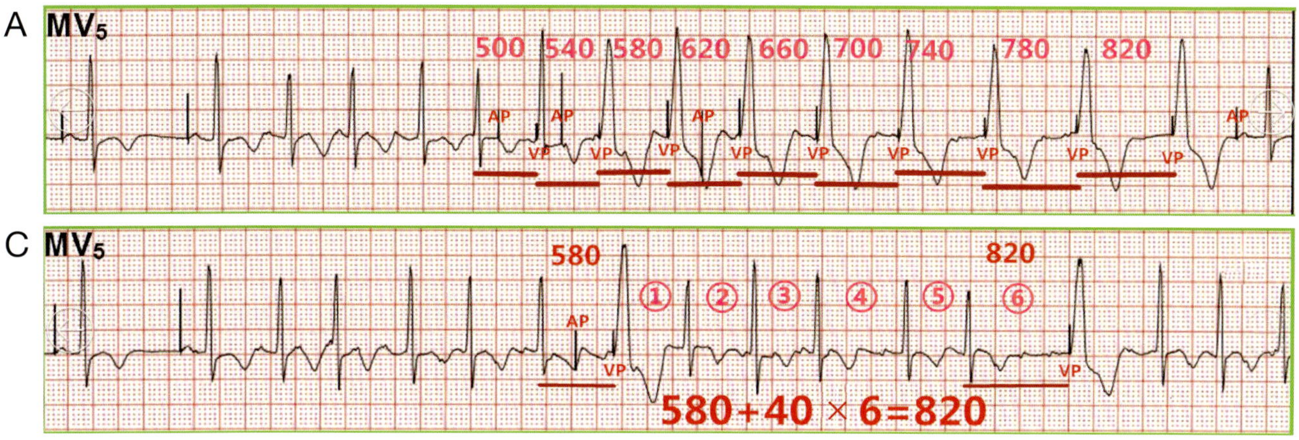

图 52.2 动态心电图片段

从图 52.1B 可以看出，起搏器呈 AAI 工作方式，基础起搏频率 60 次 / 分。

图 52.2A 首先是呈 AAI 工作方式，基础起搏频率 60 次 / 分。当发生快速心律失常后，可见起搏频率明显快于基础起搏频率，且起搏频率呈逐渐下降趋势，即 VV 间期逐渐延长，每搏递增 40 ms（仔细观察可以发现，实际为 AV 间期不变，VA 间期每次递增，导致 VV 间期递增），其变化规律符合美敦力起搏器自动模式转换功能运作特征；当连续出现 5 个 AP，或连续 7 个 AA 间期都＞程控的模式转换频率间期，即发生模式反转换，由 DDIR 模式→ DDD 模式（图 52.1B 所示）。

图 52.2C 其实和图 52.2A 基本相似，首先也是呈 AAI 工作方式，当发生快速房性心律失常时，也发生了 AMS。但起搏间期（VV 间期）从 580 ms 直接变为 820 ms，为何和图 52.2A VV 间期每次递增 40 ms 表现不同呢？其实从 DDIR 模式计时上分析不难得出答案，当 VA 间期内有 AS 感知（即 PVARP 外的心房感知事件），抑制 AP 发放，但不重整时间间期；VV 间期内有 VS 感知，抑制 VP 的发放，重整 VA 间期和 VV 间期。从图中可见，在起搏间期（VV 间期）580 ms 与 820 ms 之间出现了连续 5 次 VS-VS 序列，起搏器实际上还是按每次 VV 间期递增 40 ms 在运作，只是没有表现出来而已，当第 6 个 VV 间期表现为 VS-VP 时，VV 间期＝ 580 ＋ 40×6 ＝ 820 ms。显然，图 52.2C 也完全符合美敦力起搏器的 AMS 运作特点。

出题：郑新权（浙江大学附属第一医院）

Case 53

介绍

患者女性，53 岁，双腔起搏器（型号：圣犹达 5816）植入术后 1 年，起搏器参数设置：模式 DDD，基本频率 60 次 / 分，PAV/SAV 170/150 ms，VIP 关闭，术后常规动态心电图片段如图 53.1 所示。

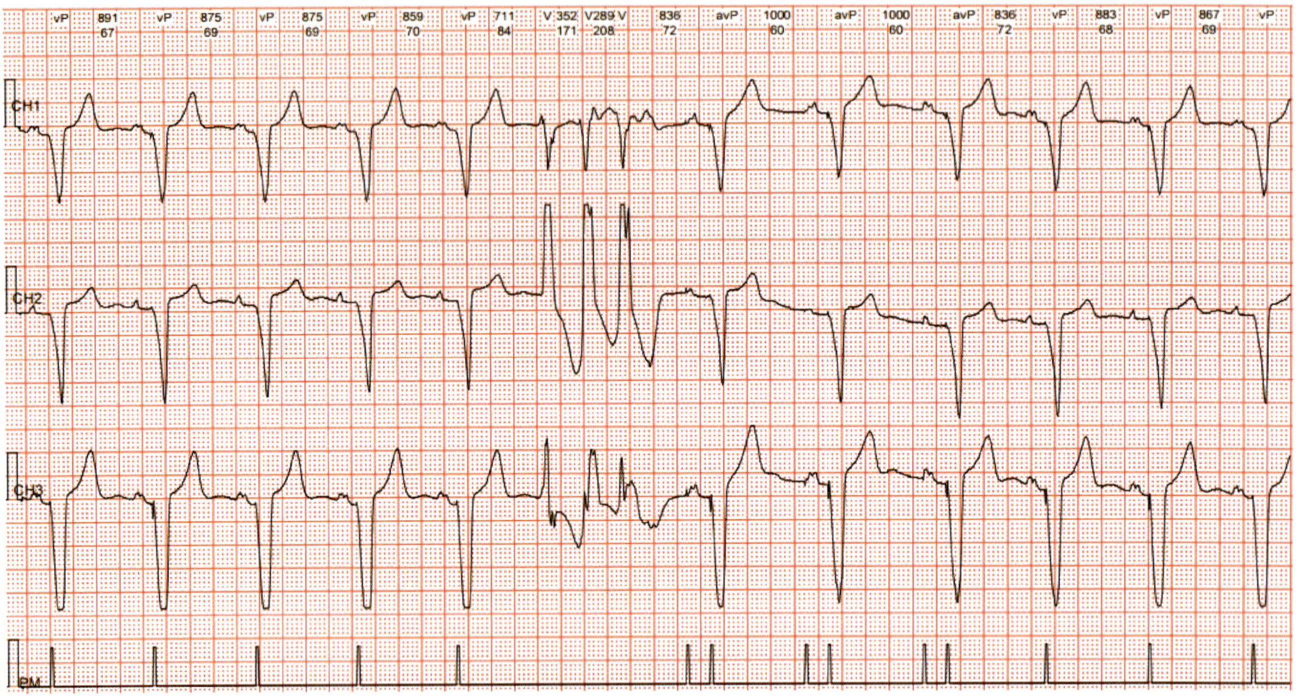

图 53.1 动态心电图片段

问题

请选出以下错误的选项?（单选题）

A. 心房感知、起搏功能未见异常

B. 心室感知、起搏功能未见异常

C. 可见室性早搏后反应

D. 可见心室噪声反转

解答

D. 可见心室噪声反转

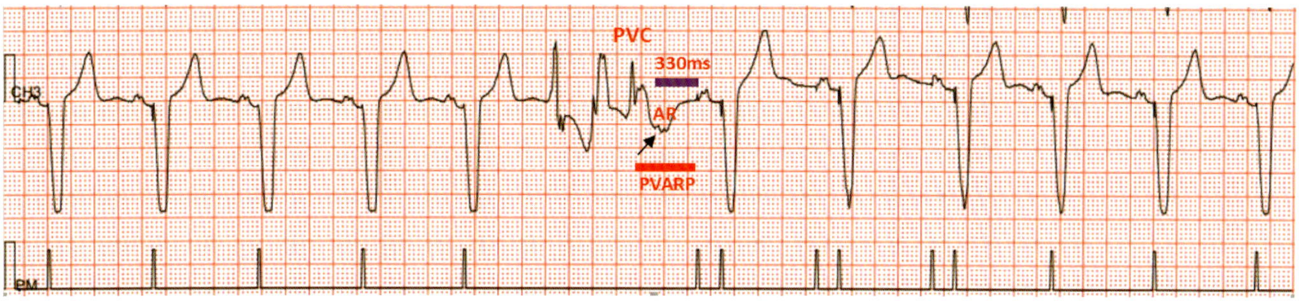

图 53.2　动态心电图片段

从图 53.2 中可知：DDD 起搏模式，时呈 VAT 工作方式。在连续的 AS-VP 序列后，出现一阵短阵室性心动过速，第 3 个室性早搏后可见明显逆传 P 波（如图 53.2 ↗ 所示），逆传 P 波（AR 事件）至下一个 AP 距离刚好 330 ms，考虑为圣犹达起搏器的室性早搏后反应："A Pace on PVC" 功能运作；该双腔起搏器心房感知、起搏功能及心室感知、起搏功能均未见异常。

噪声反转功能是现代起搏器的一种特殊功能，旨在误感知电磁信号、肌电位等情况下，也能确保心室起搏，不致发生刺激脉冲发放受抑制和起搏丧失现象；有时候噪声反转功能也会在快室率（如快室率的心房颤动或室性心动过速）的情况下诱发。噪声反转功能是起搏器在连续相对不应期内感知的噪声（VR 感知）反复重整心室不应期，当达到下限起搏频率时，心室脉冲信号照常发放而不再被抑制。图中发生短阵室性心动过速后，并没有出现基础起搏间期后发放心室脉冲，显然不符合噪声反转功能。另外，圣犹达公司的噪声反转功能开启时，噪声采样期等于 150 ms，此图中室性心动过速时，RR 间距均明显大于 150 ms，同样也可以排除噪声反转功能。

出题：杨亚莉（仙桃市第一人民医院）

Case 54

介绍

患者男性，79 岁，双腔起搏器植入术后 6 年，起搏器门诊常规复查，未携带“植入设备识别卡”，图 54.1 为放置磁铁后的心电图片段。

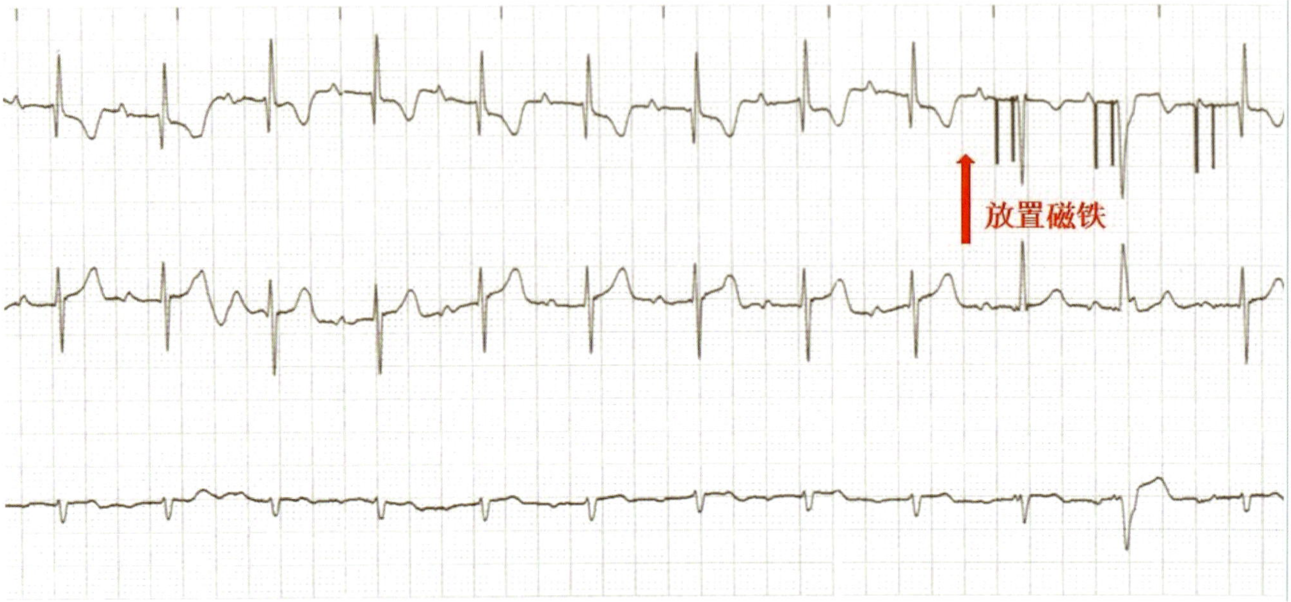

图 54.1　放置磁铁后的心电图片段

问题

请问该患者起搏器最有可能为以下哪个品牌？（多选题）

A. 百多力（Biotronik）

B. 波士顿科学（Boston Scientific）

C. 圣犹达（St.Jude Medical）

D. Vitatron

解答

B. 波士顿科学（Boston Scientific）

D. Vitatron

患者植入双腔起搏器 6 年，放置磁铁后（如图 54.1 所示）起搏器呈 DOO 工作模式，出现连续 3 次 AP-VP 序列（PAV 间期 100 ms，频率 100 次 / 分），第 1 个 VP 后 QRS 波群形态介于自主 QRS 波群和心室起搏波群之间，提示为真性起搏融合波，第 2 个 VP 为完全心室起搏，第 3 个 VP 后示心室失夺获。

心室失夺获原因有二：

1. 磁铁反应时，心室起搏输出能量＜起搏阈值。

2. 美敦力和波士顿科学起搏器在磁铁反应时，除观察到磁频率变化时，还会开启心室安全阈值测试（TMT）。美敦力起搏器首先出现连续 3 次房室顺序起搏（AP-VP 序列），频率为 100 次 / 分（PAV 缩短到 100 ms），且在第 3 次 VP 时起搏脉宽自动下降 25% 或电压自动下降 20%，降低起搏输出能量时心室如仍能起搏，标志阈值具有安全范围，之后以 85 次 / 分的频率起搏（PAV 为原程控值）。而波士顿科学起搏器磁频率为 100 次 / 分，PAV 间期变为 100 ms，同样会在第 3 个 VP 降低起搏脉宽 50%；TMT 主要目的是通过降低起搏输出能量来检测心室阈值安全度；而其他品牌起搏器无此类特殊功能。Vitatron 老款的起搏器型号是没有 TMT 功能的，但在被美敦力公司收购后，产品“美敦力化”，在 E 系列之后的新款起搏器型号，同样也具有了 TMT 功能。故答案里最有可能的是波士顿科学起搏器和 Vitatron 起搏器。

另外我们都知道，具有心室逐跳监测功能的起搏器有：百多力、圣犹达、波士顿科学起搏器，通常在心室起搏发生失夺获时，会自动发放心室备用脉冲；而美敦力和 Vitatron 起搏器不具有心室逐跳监测功能。此图中磁铁反应时发生了心室失夺获，但未见备用脉冲的发放，难道该起搏器是 Vitatron 起搏器？其实，在磁铁反应时，起搏器呈 DOO 工作模式，其感知功能是关闭的，故心室逐跳监测功能自然也处于关闭状态，不会看见备用脉冲的发放。所以通过此种方法鉴别该起搏器品牌型号并不可行。

出题：杨亚莉（仙桃市第一人民医院）

Case 55

介绍

女性，58 岁，双腔起搏器植入术后 1 周，动态心电图连续记录片段如图 55.1 所示。

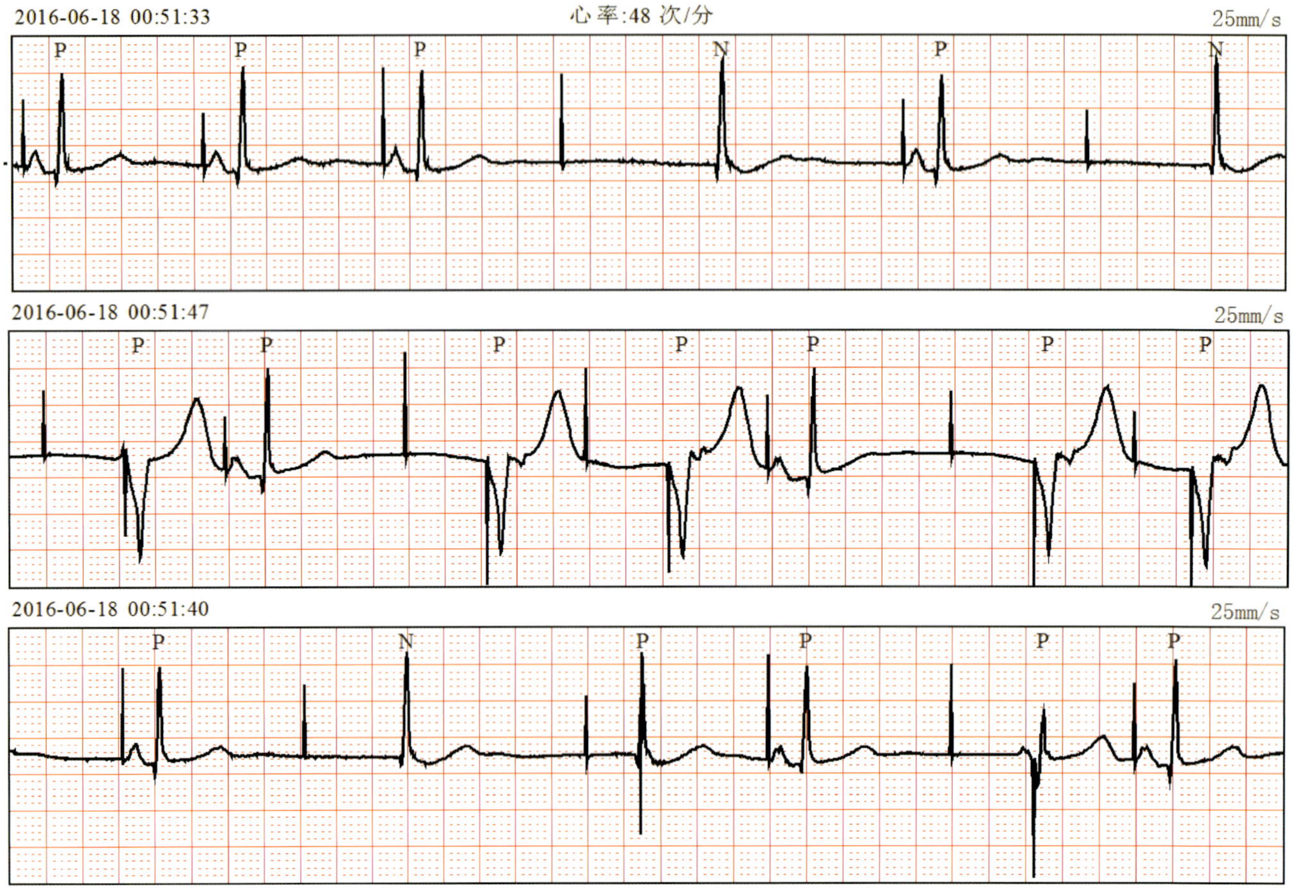

图 55.1 动态心电图片段

问题

请问下列对起搏器的诊断中正确的是?（单选题）

A. 双腔起搏器呈 DDD 工作方式，间歇性心房起搏不良及心室过感知

B. 双腔起搏器呈 DDD 及 AAI ＋工作方式，间歇性心房起搏不良，MVP 功能运作

C. 双腔起搏器呈 DDD、ADI 工作方式，间歇心房起搏不良，VP Suppression 功能运作

D. 双腔起搏器呈 DDD 工作方式，间歇性心房起搏不良及心室过感知，IRS plus 功能运作

解答

C. 双腔起搏器呈 DDD、ADI 工作方式，间歇心房起搏不良，VP Suppression 功能运作

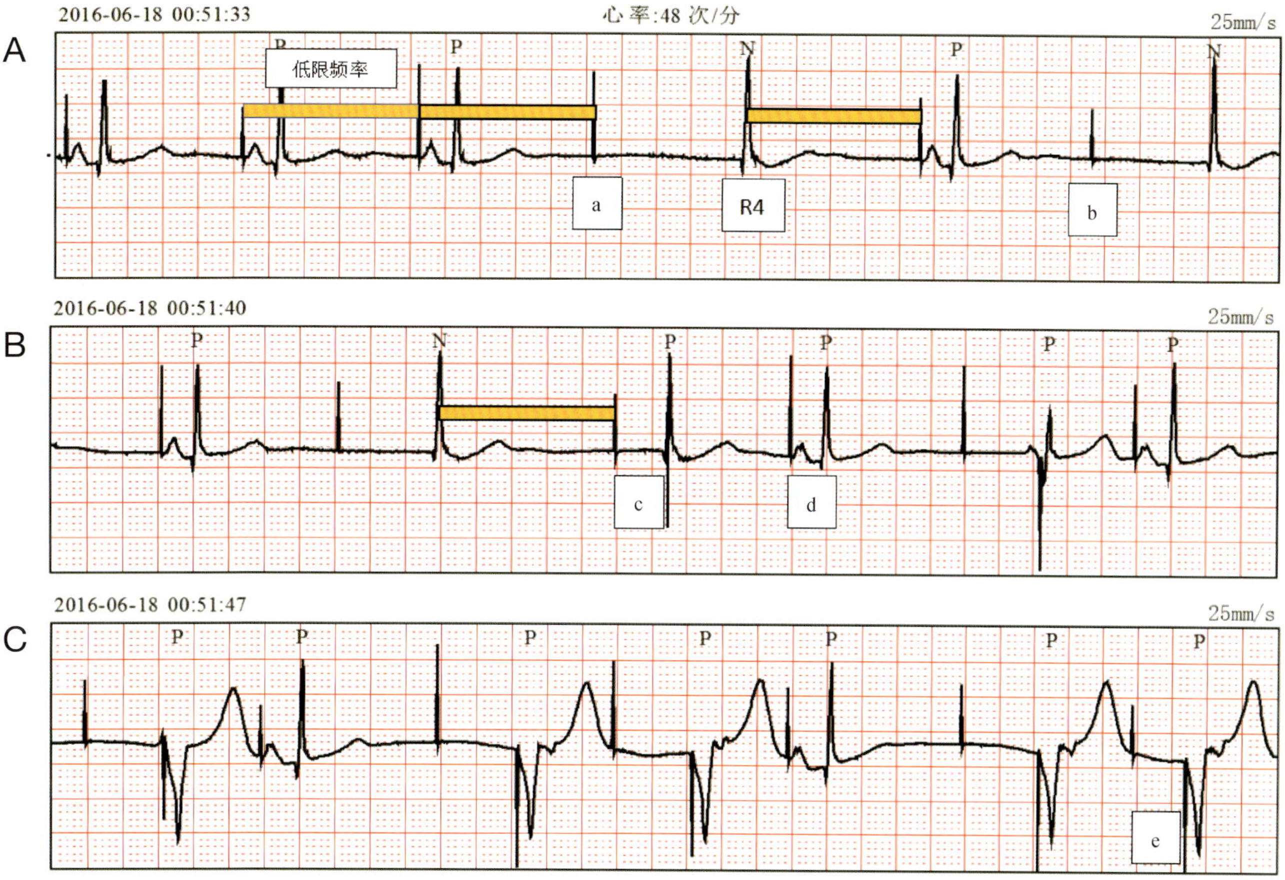

图 55.2　动态心电图片段

患者植入双腔起搏器，从图 55.2A 可见，起始 3 次为 AAI 工作方式，AP-AP 间期为 1000 ms（双腔起搏器低限频率为 60 次 / 分）。a、b 两处心房脉冲后未见 P 波，为间歇性心房起搏不良。R4 自身 QRS 波距其后 AP 间期等于低限频率间期，说明起搏器采用纯心房计时方式，为百多力起搏器。图 B 标记 c 处呈 DDD 工作方式，PAV 间期 300 ms。d 处 AP 后见自身下传 QRS 波，其后 PAV 间期延长至 450 ms 并持续 8 次，期间仅有 3 次 AP 脉冲夺获心房并下传心室，于图 C 的 e 处 PAV 间期再次回到 300 ms 的程控值。以上过程为百多力起搏器典型的 VP Suppression 功能运作。

讨论

VP Suppression（心室起搏抑制）功能运作方法简介：

VP Suppression 功能开启时，起搏器可以根据自身房室传导情况自动在 DDD 模式与 ADI 模式间转换，以鼓励经房室结下传。

DDD → ADI 模式转换有两种搜索方法：

1. VS 连续性搜索（VS Continuity Search）：在程控的 AV 间期内感知到 VS（图 55.3A），或至少持续 30 s 的心室起搏（VP），期间无 VS（图 55.3B）；则会延长 AV 间期至 450 ms 共维持 8 个心动周期。

2. VS 智能搜索时间：首次“VS Continuity Search”从程控头移开后 30 s 开始；如果每次“VS Continuity Search”没有成功，则下一次搜索时间间隔会双倍递增（30 s、1 min、2 min、4 min…128 min），直到 128 min 为止；之后每 20 h 搜索一次。

当 8 个心动周期中有连续 6 次 VS 则模式转换为 ADI。

此题图 55.2B 中 d 标记处 AP 脉冲后感知到 VS，起搏器自动将 AV 间期延长至 450 ms 并保持 8 个周期，在 8 个周期内并未见连续 6 次 VS，不符合模式转换条件，因此于图 C 的 e 标记处 AV 间期恢复为 300 ms，仍为 DDD 工作方式。

ADI → DDD 模式转换条件：

1. 2 s 无 VS（心率慢时先满足）（图 55.4A）。
2. 两个连续的心动周期无 VS（心率快时先满足）（图 55.4B）。
3. 8 个心动周期有 3 个无 VS（断续的 AV 阻滞时先满足）（图 55.4C）。

本题图 55.2B 中 c 标记前共 8 次心房脉冲后有 3 次在 450 ms 内无 VS，符合条件 3 的情况，因此模式由 ADI 转换为 DDD，PAV 间期恢复为程控的 300 ms。

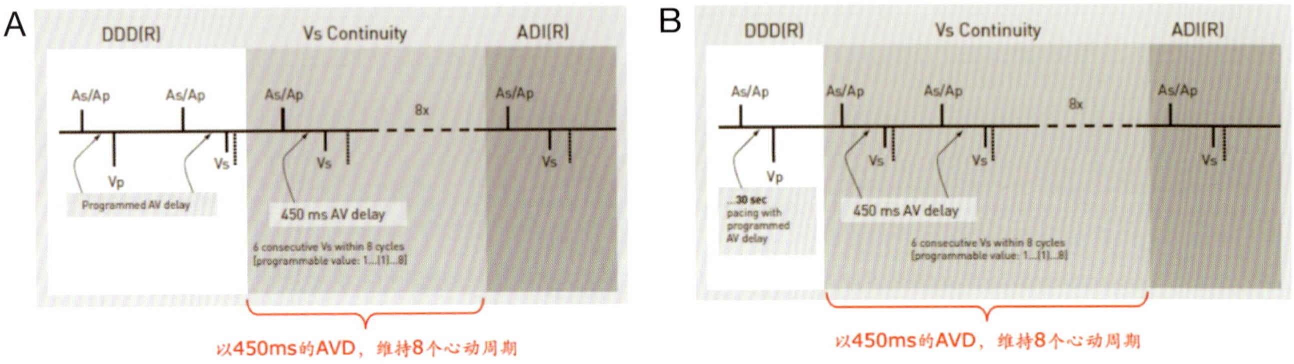

图 55.3　VP Suppression 运行示意图

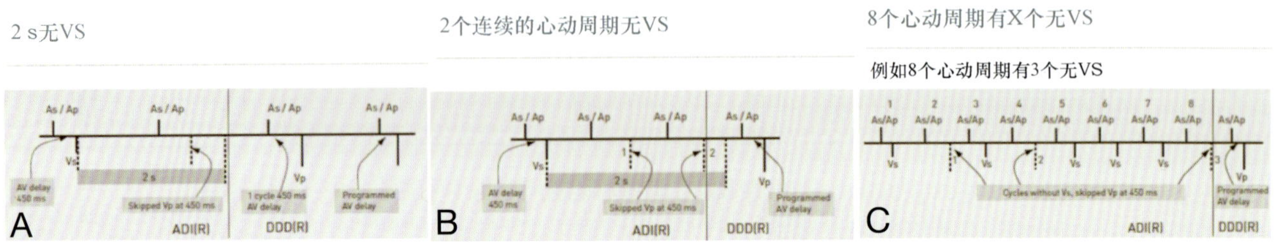

图 55.4　VP Suppression 运行示意图

出题：黄玥（嘉兴市第一医院）

Case 56

介绍

男性，85 岁，一周前因“二度Ⅱ型房室传导阻滞，阵发性高度房室传导阻滞”植入 DDD 起搏器（圣犹达 PM2112）。今查动态心电图，片段如图 56.1 所示（A、B 为非连续记录）。

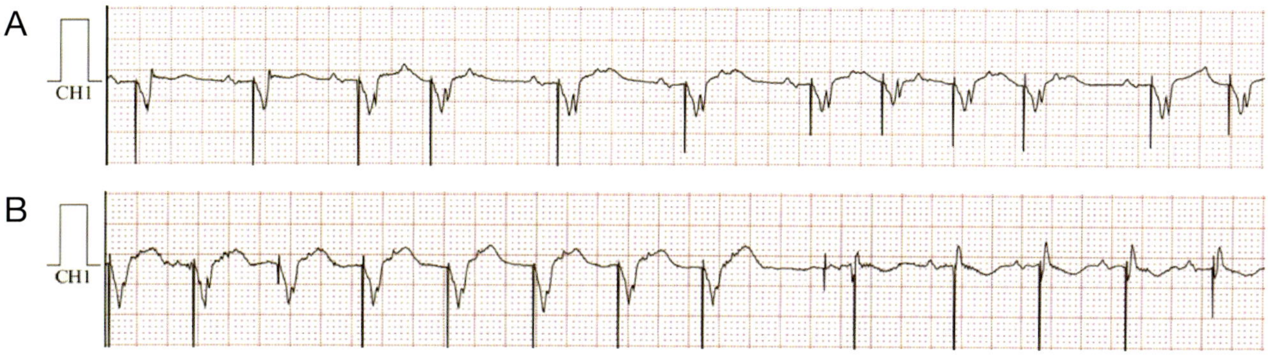

图 56.1　动态心电图片段（A、B 为非连续记录）

问题

对上述心电图片段 B 的诊断正确的是？（单选题）

A. 起搏器介导的心动过速自动干预（PMTI）

B. 模式反转换（DDI/VVI 转 DDD）

C. 空白期房扑搜索（BFS）功能

D. 上限频率行为

解答

B. 模式反转换（DDI/VVI 转 DDD）

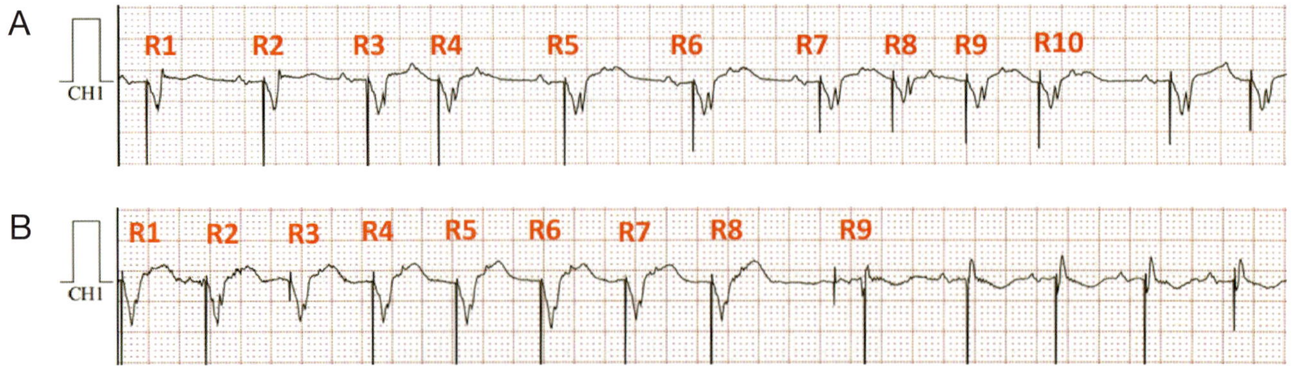

图 56.2 动态心电图片段（A、B 为非连续记录）

圣犹达公司 DDD 起搏器植入术后，A、B 两图为非连续记录。首先可以排除选项 C. 空白期房扑搜索（BFS）功能，这是美敦力公司起搏器的特殊功能。

A 图 R1 ～ R3 为窦性心律伴心室跟踪（VAT 工作方式），SAV 间期大约 150 ms（设置的 SAV 间期），自 R4 开始为房性心动过速伴心室跟踪（部分 P′ 波因处于 PVARP 内而未触发心室跟踪），其中 R4、R8 ～ R10 的 SAV 间期长于窦性心律时 SAV 间期，此时心室起搏频率 130 次 / 分，这提示起搏器的上限跟踪频率为 130 次 / 分（起搏文氏现象）。

B 图前半段（R1 ～ R8）的 VV 间期一致，起搏频率大约 110 次 / 分（小于 130 次 / 分的上限跟踪频率），故排除 D 选项（上限频率行为）。心室起搏前大约 360 ms 处可见 P 波，SAV 间期明显长于 A 图中的设置 SAV 间期，是否为 AV 搜索功能？答案是否定的。因为圣犹达 DDD 起搏器的 AV 搜索功能搜索周期数不超过 3 个（其中 AICS 搜索周期数：1 个；VIP 搜索周期数：1 ～ 3 个），而此图中长 SAV 间期至少有 7 个，心室起搏频率＜上限跟踪频率，说明此时为非心房跟踪模式（DDI/VVI 模式）。本图后半段（R9 ～ R13）为 DDD 起搏模式，其中 R9 为 DDD 工作方式，R10 ～ R13 为 VAT 工作方式（SAV 间期恢复为程控值，室性融合波）。

所以本题答案为 B. 模式反转换：由前半段非心房跟踪模式（DDI/VVI 模式）转为后半段的心房跟踪模式（DDD 模式）。

排除 A：PMTI，是因为，首先 PMTI 是美敦力公司起搏器的特殊功能，圣犹达公司起搏器相似的功能为 PMT 预防；其次 PMT（起搏器介导性心动过速）的工作方式为 VAT，而 B 图前半段为非心房跟踪模式，非 PMT，故不会启动 PMT 终止功能。

出题：郑新权（浙江大学附属第一医院）

Case 57

介绍

女性，80 岁，双腔起搏器植入术后半年，随访检查。动态心电图片段如图 57.1 所示。

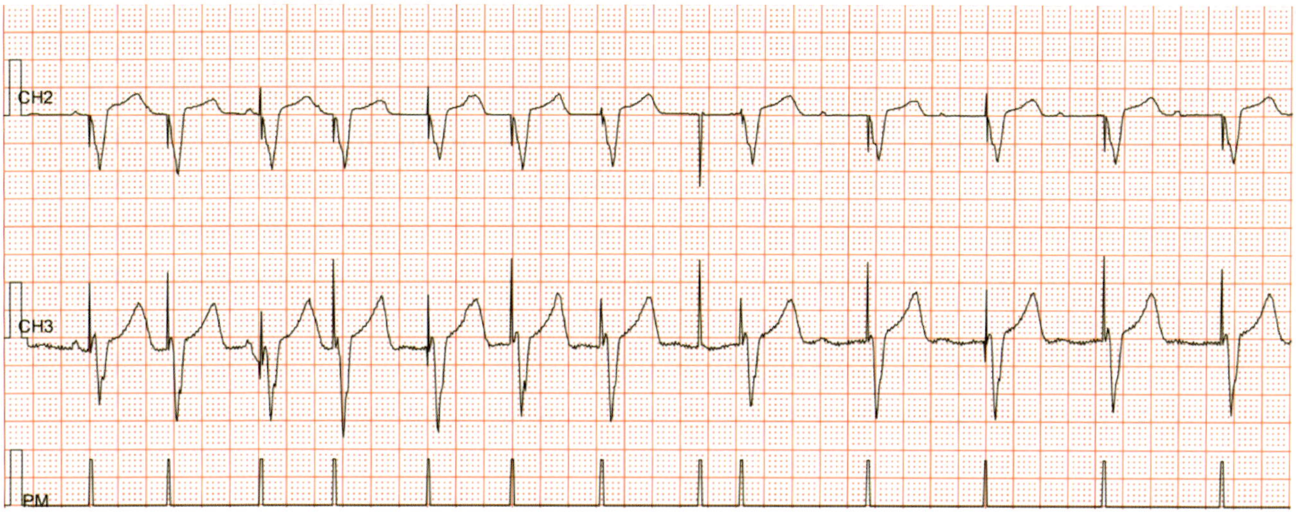

图 57.1 动态心电图片段

问题

根据题中所给信息，请问图中发生了什么？（单选题）

A. PMT 干预功能运作

B. 起搏文氏现象

C. AV 搜索功能运作

D. 自动模式转换

解答

C. AV 搜索功能运作

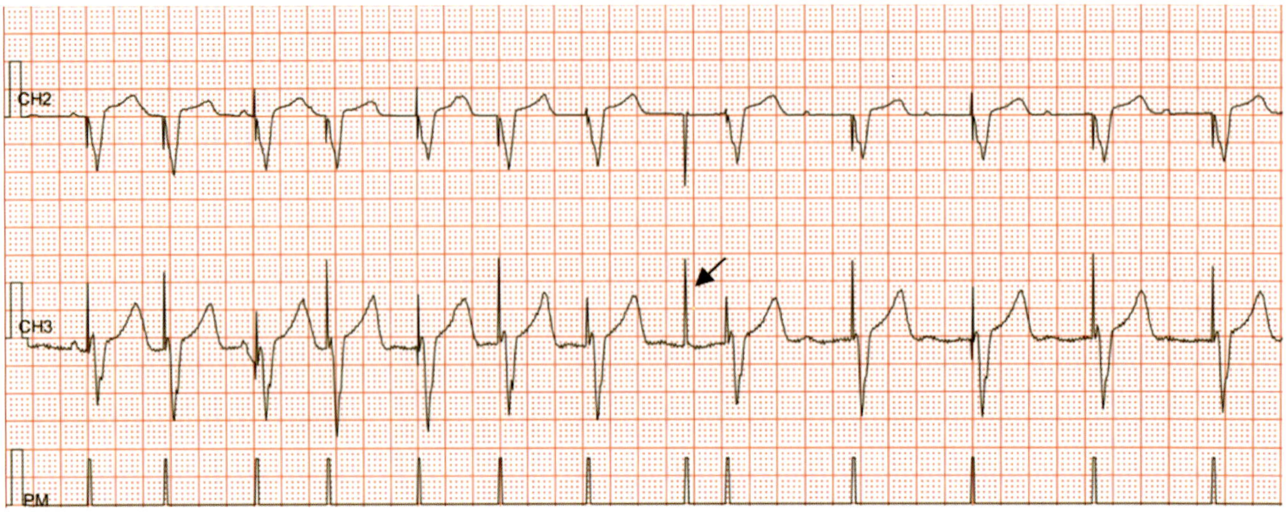

图 57.2 动态心电图片段

本图初看，有多种 SAV/PAV 间期，其中有连续 8 次较长 SAV/PAV 间期，且 SAV/PAV 间期相等，提示可能为波士顿科学公司起搏器的 AV Search ＋功能运作。

仔细分析发现，AP（如图 57.2 中 ↙ 所示）以前为房性心动过速伴心室跟踪，开始 4 个心动周期中，相对短的 SAV 间期与前一次 PP 间期短相关（其中第 3 个 PV 间期最短），SAV 间期较长时，VV 间期不等，排除起搏器文氏现象（上限频率行为）。符合动态 AV 延迟运作特点（SAV/PAV 间期由前次 AA 间期决定，即前次 AA 间期短时，此次 SAV/PAV 间期相应缩短）。

所以，本图实际上为波士顿科学公司双腔起搏器的 Dynamic AV Delay（动态 AV 延迟）加 AV Search ＋功能运作。另外，AV Search ＋运作期间，动态 AV 延迟和感知的 AV 延迟将暂停运作。

出题：陈顾江（海宁市人民医院）

Case 58

介绍

患者男，64 岁。因“三度房室传导阻滞”行双腔起搏器植入术后 2 年。动态心电图记录如图 58.1 所示，两图为非连续记录。

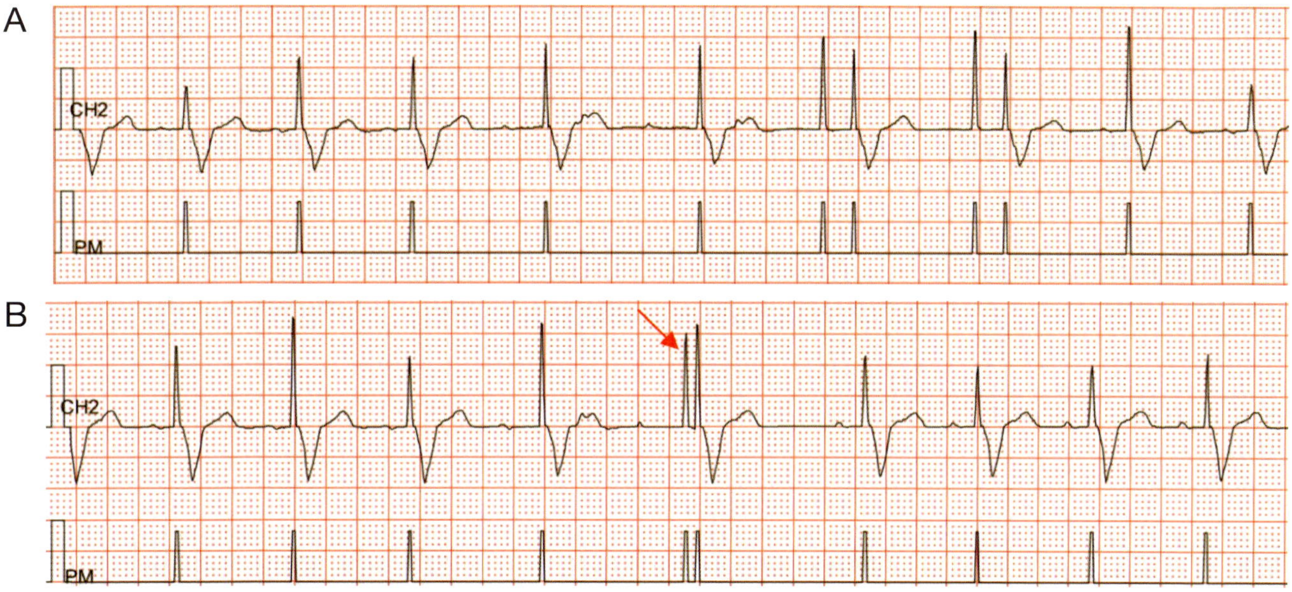

图 58.1 动态心电图片段（A、B 两图非连续记录）

问题

请判断箭头所指为何种特殊功能运作所致？（单选题）

A. NCAP（非竞争性心房起搏）

B. MVP（心室起搏管理）

C. ASP（心房同步起搏）

D. Post PAC Response（房早后反应）

解答

C. ASP（心房同步起搏）

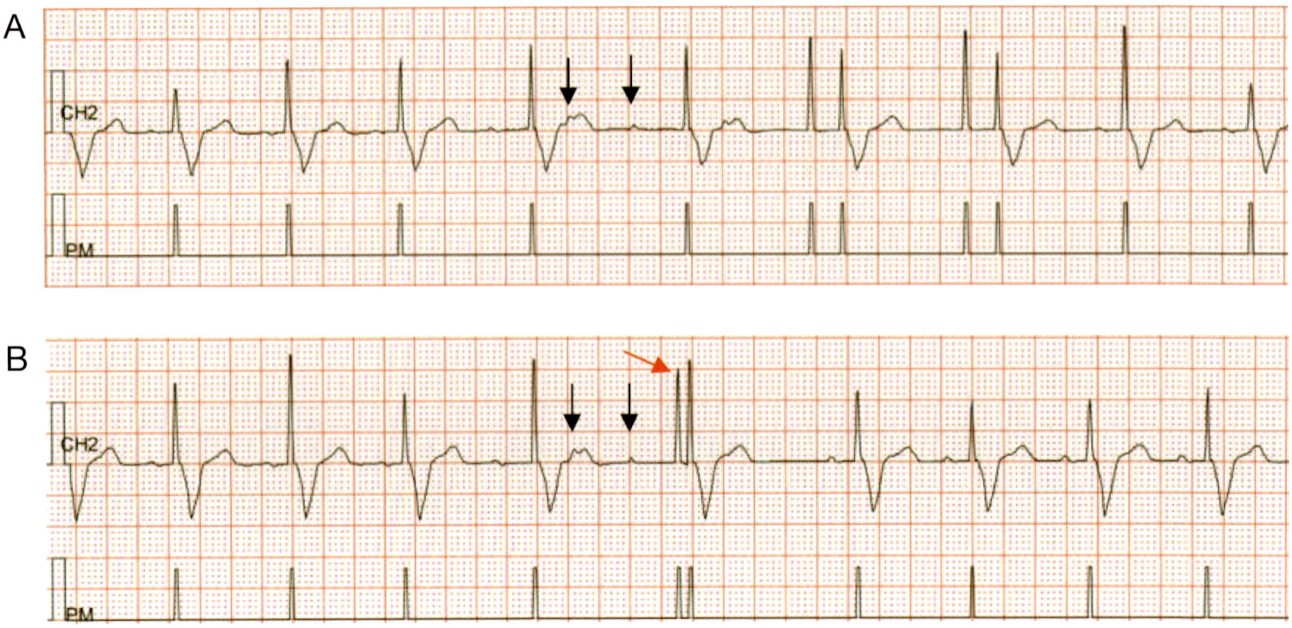

图 58.2　动态心电图片段（A、B 两图非连续记录）

根据图 58.2A 第 6 和第 7 个心动周期可以看出 PAV190 ms，低限频率 60 次 / 分（LRI1000 ms）。

A、B 图第 1 ～ 4 个心动周期为 VAT 工作方式（AS-VP 方式），第 4 和第 5 个心室起搏（VP）之间均可见连续 2 次快速心房事件（TS 事件，如图 58.2 ↓ 所示），其后未见心室跟踪（A 图第 2 个 TS 事件与其后 VP 之间的 TS-VP 间期大于 SAV 间期），第 6 个 VP 以低限频率起搏。

A 图第 6 个 VP 前未见心房起搏；B 图第 6 个 VP 前约 80 ms 可见心房起搏（红色箭头所指），心房起搏与第 2 个 TS 事件的间期为 300 ms，明确为 Vitatron 公司起搏器的一跳自动模式转换（Beat to Beat 模式转换）和心房同步起搏（ASP，即红色箭头所指）。同时本题 A、B 图第 4 个 SAV 较前 3 个 SAV 延长约 100 ms，为 RVP（精确的心室起搏）功能运作。

Vitatron 公司的一跳自动模式转换和心房同步起搏简介

Vitatron 公司设计了一种独特的时间周期概念，即生理性频率和生理性频率带，这使得所有的心房感知事件都被分类（生理和病理）。如被判断为病理性心房率，立即发生模式转换，由跟踪模式转换为非跟踪模式，即所谓的一跳自动模式转换。心房同步起搏（ASP）是在自动模式转换后于心室起搏前 1 个 AV 间期发放，通常 ASP 间期（ASPI）为 300 ms，其主要目的是在房室失同步时尽早恢复房室同步同时避免竞争性心房起搏。

ASP 特点：

1. ASP 发放的位置比预设的心室起搏提前一个 AV 间期。

2. TS-ASP 间期必须≥ ASPI（300 ms），ASP 才可发放（如本题 A 图第 7 个心动周期所示）。

3. 如果 TS-ASP 间期＜ ASPI，则 ASP 将被推迟，AV 间期缩短，以满足该条件，AV 最短为 80 ms（如本题 B 图第 6 个心动周期所示）。

4. 如果仍不能满足条件，VP 将被推迟，最多可到 65 ms。

5. 如果 VP 推迟仍不能满足 TS-ASP 间期≥ ASPI，则 ASP 将被取消发放，心室以低限频率起搏（如本题 A 图第 6 个心动周期所示）。

本例排除 NCAP 是因为美敦力起搏器 NCAP 功能运作时，在 PVARP（心室后心房不应期）内感知的心房事件不会被跟踪，而是开启一个 300 ms 的 NCAP 间期，预定的心房起搏如果出现在这个窗口将会被推迟到 NCAP 间期结束时发放，同时缩短 AV 间期（早期型号最短为 80 ms，近期型号最短可为 30 ms），如果 AV 间期缩短仍不能满足，VP 可被推迟。

图中第 2 个未跟踪的自身心房事件与之前的心室起搏间隔大约为 600 ms（明显超过一般起搏器设置的 PVARP），如果是 NCAP 功能运作，此心房事件因处于 PVARP 外将会被跟踪，于 AV 间期结束时发放心室脉冲；进一步讲，即使此心房事件处于 PVARP 内而未被跟踪，A 图第 2 个快速心房事件（TS 事件）后 300 ms 未见心房起搏脉冲发放（第 5 个心室起搏前未见心房脉冲），不符合 NCAP 功能运作的特点。

排除 MVP 是因为美敦力起搏器 MVP 功能运作，房室传导检查失败时，心室备用脉冲将于预定的心房起搏后 80 ms 发放。本题未跟踪的心房事件与其后的心室起搏之间的间期显然小于 1080 ms（AA 间期＋80 ms）。

出题：陈顾江（海宁市人民医院）

Case 59

介绍

女性，53 岁，因“病态窦房结综合征”植入百多力（Biotronik）双腔起搏器（型号不详），门诊常规复查，常规心电图如图 59.1 所示。

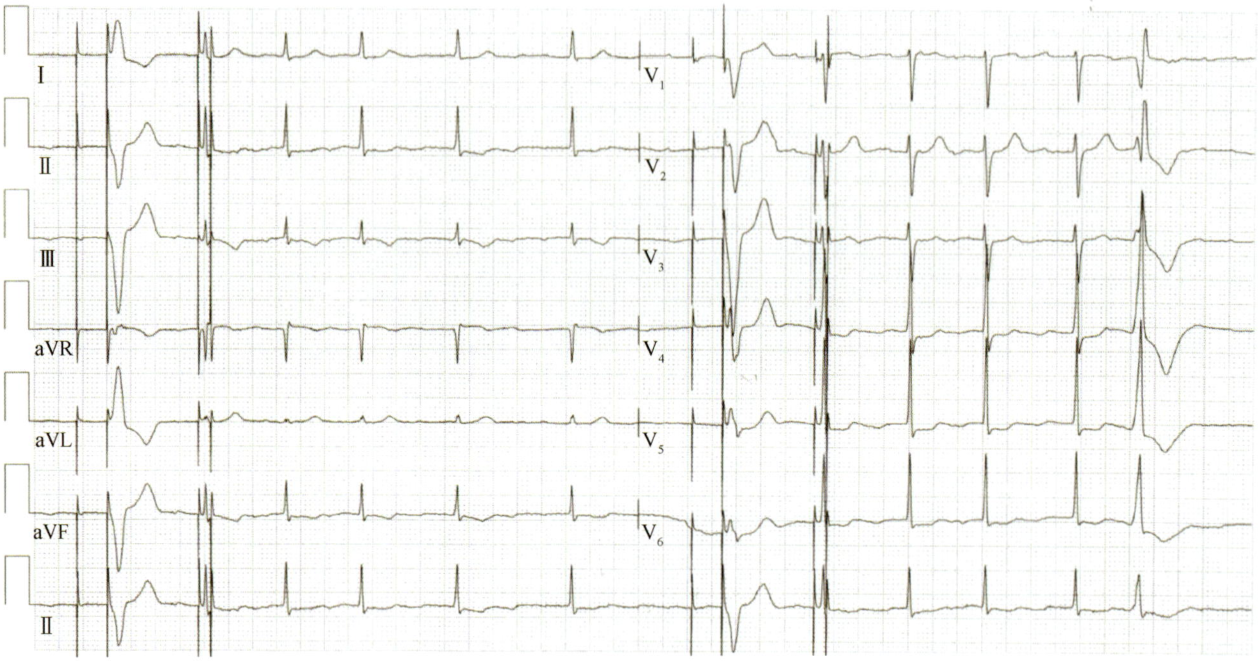

图 59.1 心电图片段

问题

1. 以下对起搏器功能的描述正确的是？（单选题）
   A. 心房感知不良，起搏功能无法判断；心室感知正常，起搏功能正常
   B. 心房感知功能无法判断，起搏功能无法判断；心室感知正常，起搏功能正常
   C. 心房感知正常，起搏不良，心室感知正常，起搏功能正常
   D. 心房感知正常，起搏不良，心室感知正常，间歇起搏不良致备用脉冲发放

2. 图中可见到哪些起搏器特殊功能运作？（单选题）
   A. 安全 AV 延迟
   B. 自动阈值夺获功能运作，（功能性）失夺获致备用脉冲发放
   C. 噪声反转
   D. 自动模式转换（AMS）

解答

1. B. 心房感知功能无法判断，起搏功能无法判断；心室感知正常，起搏功能正常

2. A. 安全 AV 延迟

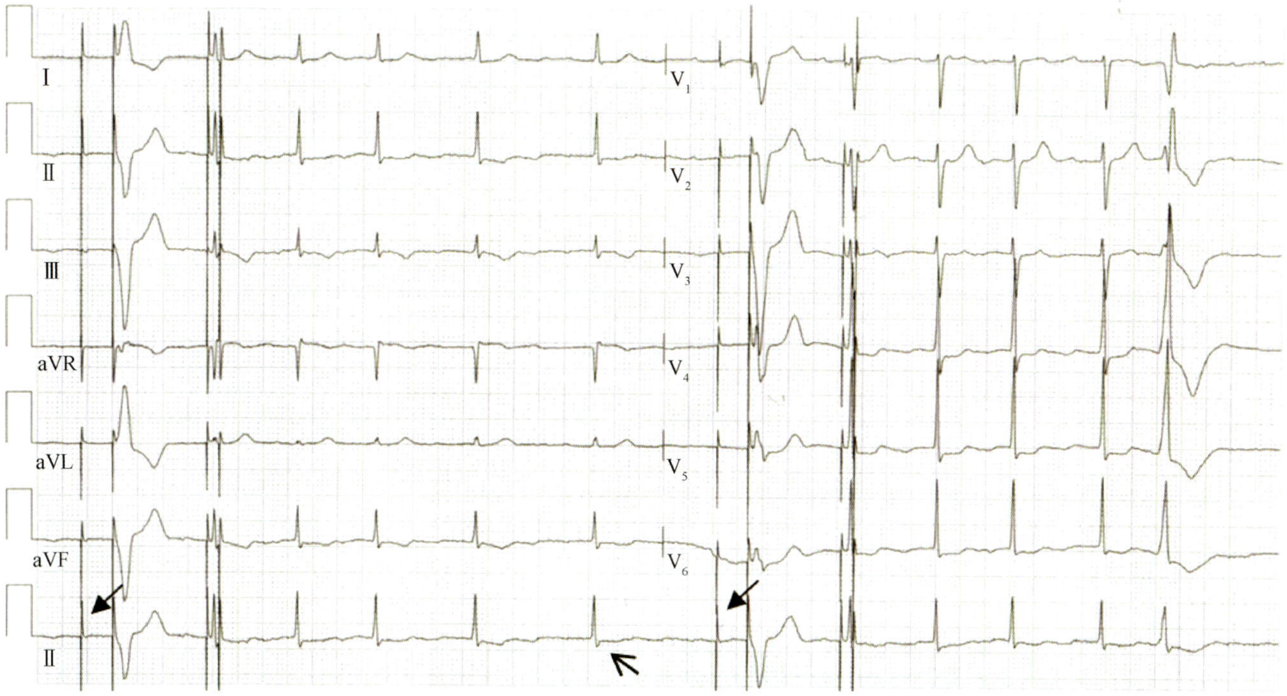

图 59.2　心电图片段

图中的基本节律是心房扑动，题干中给出百多力（Biotronik）双腔起搏器，图中我们可以见到长短两种 PAV（250 ms/100 ms）间期。我们具体来分析：

结合题目所给信息，可以得到 AA 间期和 VA 间期，我们首先考虑长 PAV 间期（如图 59.2 ↙ 所示）为程控 AV 间期，短 PAV 为心室安全 AV 延迟（Biotronik 的安全 AV 延迟间期为 100 ms）。但是，AP 脉冲间歇性连续出现似乎提示了起搏器对心房扑动波存在间歇性的感知不良。

如图 59.2 ↖ 所示的 VS 事件后，在 VA 间期结束后既未见 AP 脉冲也未见 VP 脉冲，这是为什么？同时存在间歇性的心室过感知吗？仔细测量会发现：此处的 VS-AP 间期恰等于 AA 间期，这提示我们起搏器认为此处的自身 QRS 波是 PVC，百多力起搏器室性早搏重整心房基础频率间期（纯 AA 计时）。所以，我们似乎可以逆推其前并未有任何 AS 事件（即不应期外心房感知事件），同理我们可以推测此 QRS 波的前一个 QRS 波，起搏器也认为是一个 PVC。AP 脉冲只有在 VA 间期结束后才会发放。

综上，我们似乎可以得出以下结论：起搏器对心室的感知、起搏功能均良好；起搏器对心房均无感知（将自身 QRS 波均当成 PVC），起搏功能不能评价。

但事实上，心房感知功能也是无法评价的；换言之，百多力的这份图无论心房有无感知，表现均可一样。

百多力公司起搏器有其特殊的地方：百多力部分起搏器的自动模式转换功能可以程控选择两种模式：

1. 模式转换（Mode Switch）

2. 模式转化（Mode Conversion）

前者即为我们现在常见的自动模式转换形式（例如 DDI）；后者则相对少见，其运行有些类似 Vitatron 起搏器的一跳自动模式转换，具体运行模式见图 59-3。之所以有此区分，是为了给阵发性心房扑动 / 心房颤动又无短阵房性心动过速患者提供一跳跟踪模式←→非跟踪模式转换功能，因为题目并未提供起搏器进一步的资料，无法判断心房感知情况。

故题目 1 答案为：B. 心房感知功能无法判断，起搏功能无法判断；心室感知正常，起搏功能正常。

题目 2 答案为：A. 安全 AV 延迟。

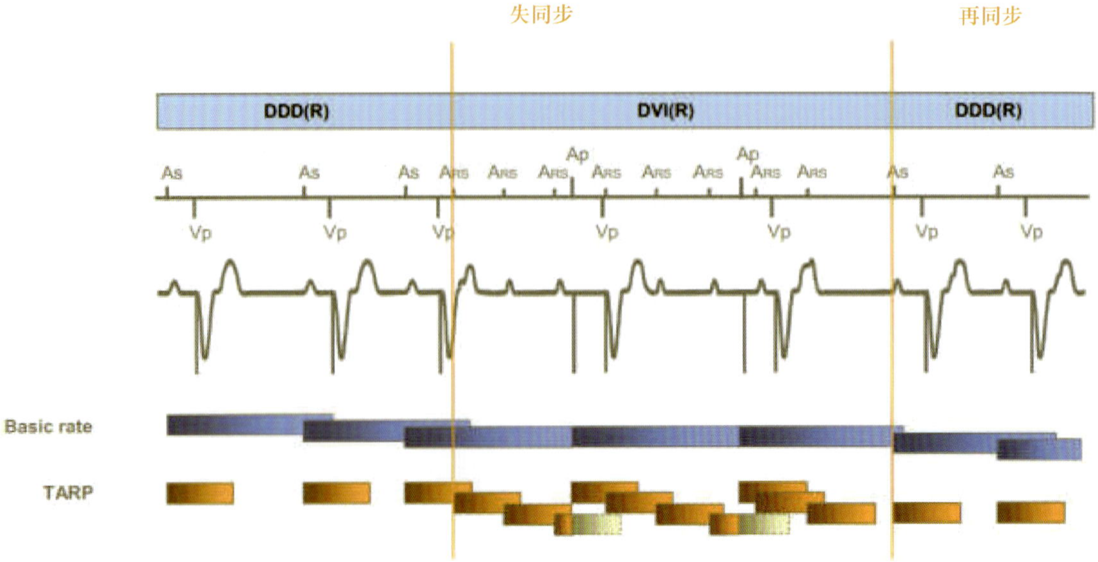

图 59.3　模式转化（Mode Conversion）运行示意图

出题：蔡彬妮（厦门大学附属心血管病医院）

起搏器程控

Case 60

介绍

男性，82 岁，2 年前植入单腔起搏器［VVI（R），型号：圣犹达 PM1110，程控起搏模式 VVI］，本次胸闷气促 3 天入院，治疗后症状缓解，常规行起搏器程控，腔内图如图 60.1 所示。

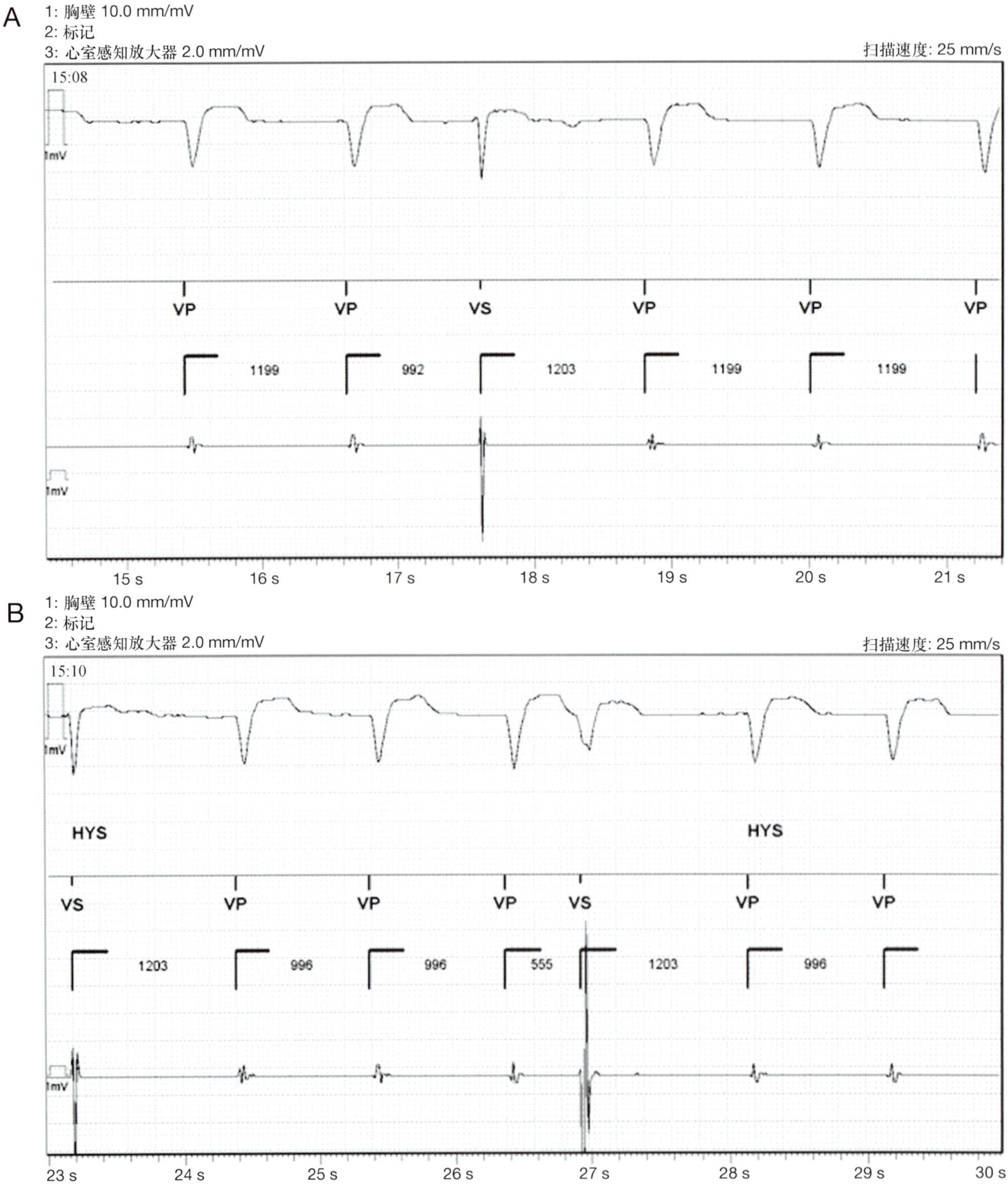

图 60.1 程控腔内图片段

问题

对于该患者以下起搏器参数描述正确的是？（多选题）

A. 基本频率为 50 次 / 分

B. 开启滞后频率（50 次 / 分）

C. 开启休息频率（50 次 / 分）

D. 开启睡眠频率（50 次 / 分）

解答

B. 开启滞后频率（50 次 / 分）

C. 开启休息频率（50 次 / 分）

圣犹达单腔起搏器植入术后（起搏模式 VVI）程控腔内图。A 图（15:08 时）可见 VS-VP 间期和 VP-VP 间期均约为 1200 ms；B 图（15:10 时）可见 VS-VP 间期约为 1200 ms，VS 后第 1 个 VP 上可见 HYS（滞后），明确开启频率滞后功能，滞后频率 50 次 / 分，其后 VP-VP 间期约 1000 ms，说明基本频率 60 次 / 分。A 图（15:08 时）VS 后第 1 个 VP 上无 HYS（滞后），说明此 VP 非滞后，此时起搏频率 50 次 / 分，结合下图明确基本频率 60 次 / 分，说明此为休息频率（50 次 / 分）。所以本题答案：基本频率 60 次 / 分，开启滞后频率 50 次 / 分，开启休息频率 50 次 / 分。

图 60.2 为该患者程控参数。

冻结获得的波形

15:09

关键参数

模式	VVI
基本频率	60 min^{-1}
休息频率	50 min^{-1}
最大传感器频率	130 min^{-1}
滞后频率	50 min^{-1}
心室 AutoCapture	打开
频率适应性心室不应期	低

图 60.2 程控参数

出题：吉亚军（海宁市人民医院）

Case 61

介绍

患者男性，90 岁，双腔起搏器（美敦力 ADDR01）植入术后 7 年，常规起搏器门诊复诊，行起搏器程控检查，图 61.1、图 61.2 分别为腔内图片段及心房阈值测试时的片段图。

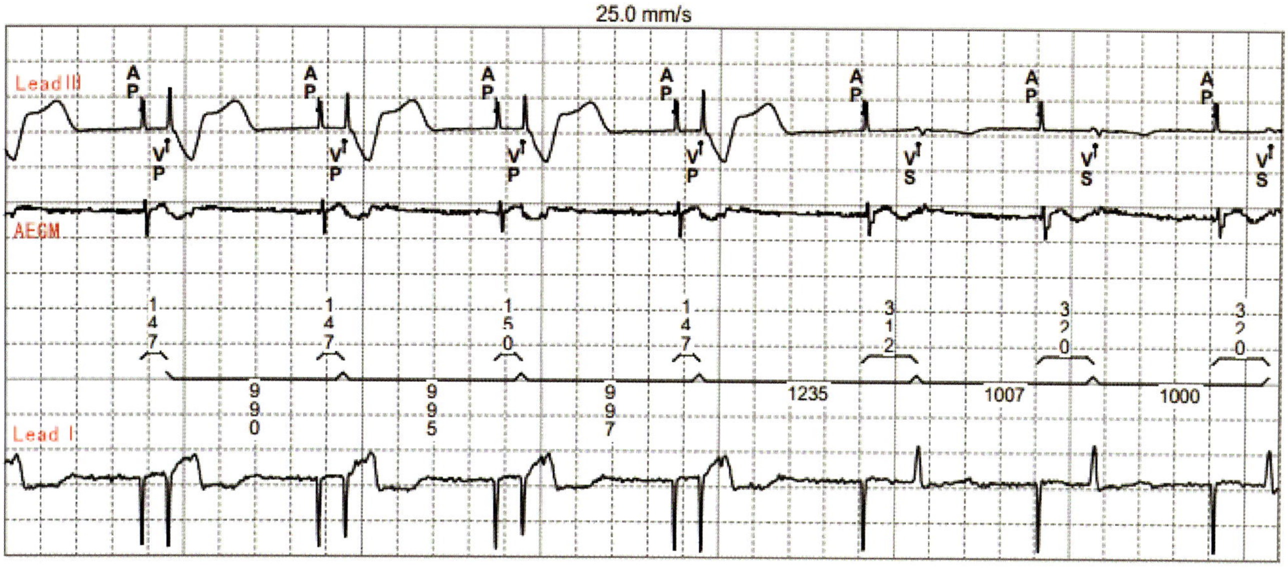

图 61.1　腔内图片段

A

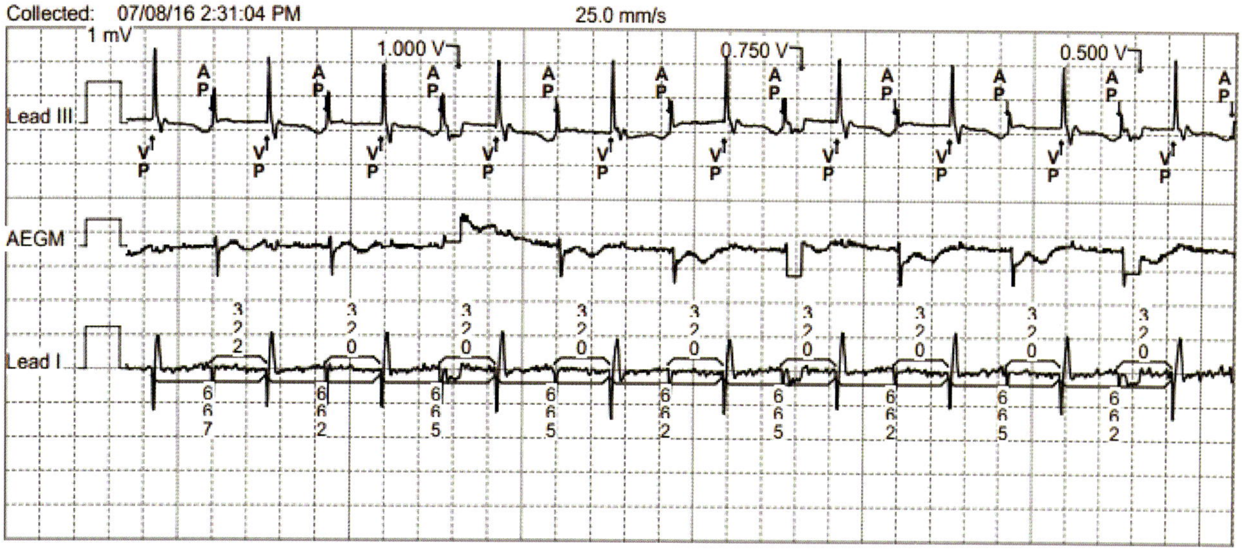

图 61.2　心房阈值测试片段（A、B 图连续记录）

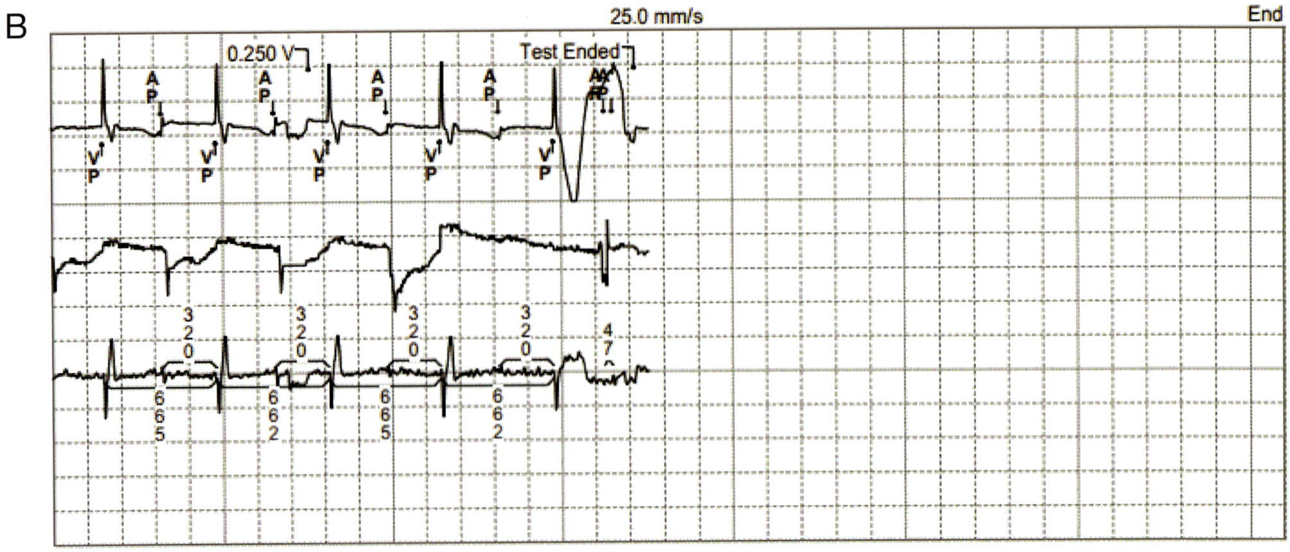

图 61.2 心房阈值测试片段（续）（A、B 图连续记录）

问题

请根据上图判断患者心房阈值为何值?（单选题）

A. 0.75 V

B. 0.5 V

C. 0.25 V

D. 无法确定

解答

B. 0.5 V

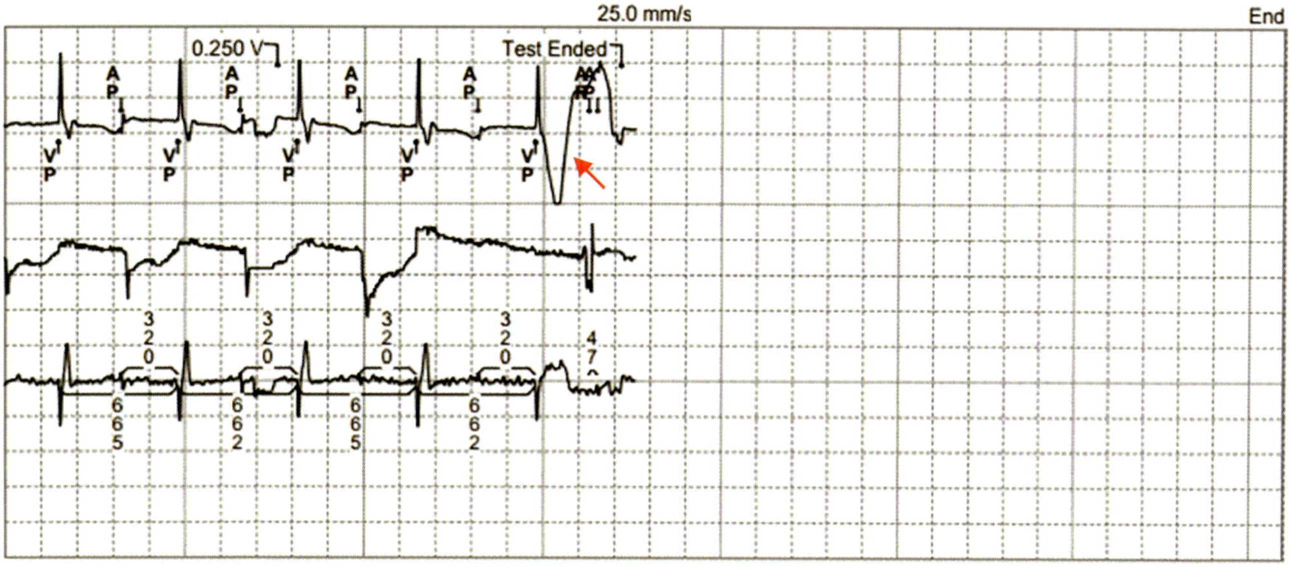

图 61.3 动态心电图片段

进行心房阈值测试时全程均为 AP-VP 序列，仔细观察 Lead Ⅲ可以发现，除了图 61.2B 的最后一个 VP 跟随的 QRS 波（如图 61.3 ↖ 所示）明显宽大，呈完全心室起搏形态，余下的 VP 信号后的 QRS 波均为融合波（对比 QRS 波的形态）。

再对比 AEGM 通道，不难发现在起搏脉冲为 0.25V 时的第二个 AP 后未见相应的心房波，说明心房失夺获导致无自身房室传导，VP 脉冲能完全夺获心室产生宽大 QRS 波；其后的心房逸搏成为 AR 事件。所以心房测试时，在电压 0.25V 时发生了失夺获，当前的心房起搏阈值则为 0.5V。

出题：吉亚军（海宁市人民医院）

Case 62

介绍

患者女性，71 岁，双腔起搏器（型号：百多力 Philos Ⅱ DR）植入术后 1 年，常规复诊，VDI 模式下测试室房逆传，腔内图如图 62.1 所示，Ⅰ、Ⅱ、Ⅲ为体表心电图，A 代表心房腔内电图。

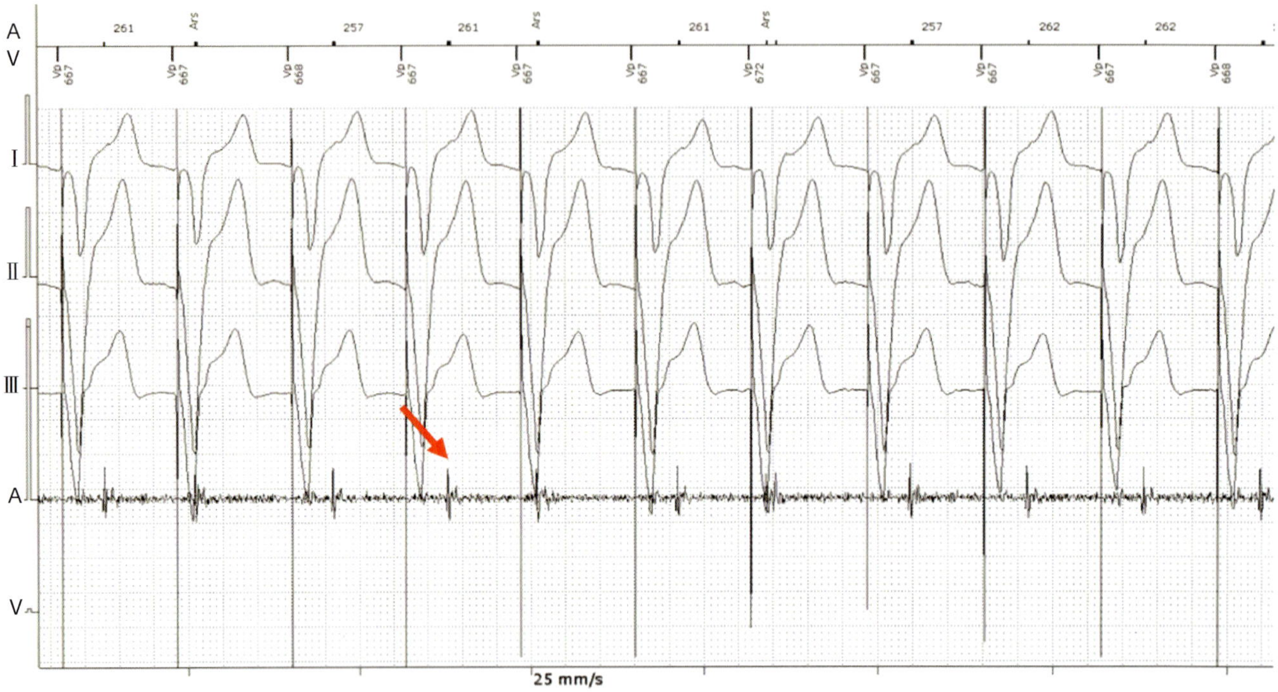

图 62.1 程控图

问题

根据题目所给信息，箭头所指心房信号最有可能是以下哪项？（单选题）

A. 窦性 P 波

B. 室房逆传 P 波

C. 房性早搏

D. 远场感知 QRS 波

解答

B. 室房逆传 P 波

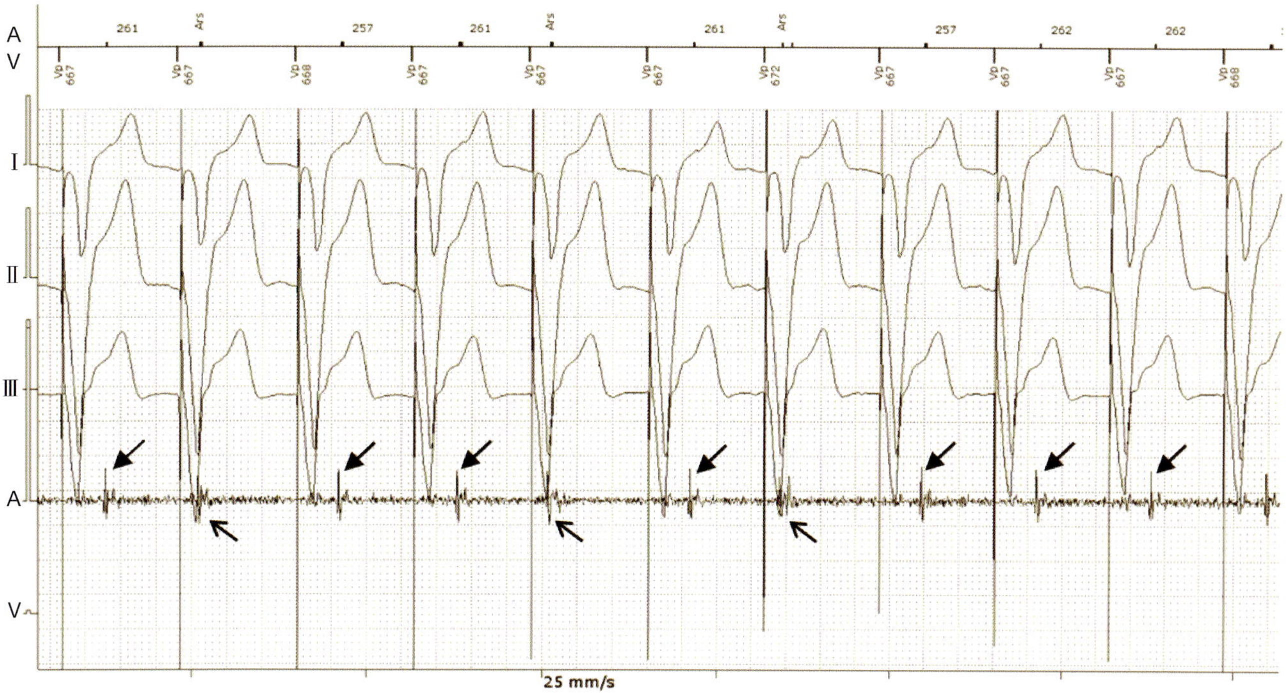

图 62.2　程控图

当前起搏模式为 VDI 模式，即仅具有心室起搏功能，无心房起搏功能；心房、心室均有感知功能。

心房腔内图中可见两种类型的信号：

1. 第一种信号（如图 62.2 ↙ 所示）与 VP 脉冲距离相等，提示此信号与 VP 脉冲相关，再结合体表心电图，基本可明确该信号为室房逆传形成。

2. 第二种信号（如图 62.2 ↖ 所示）与 VP 脉冲距离不等且明显提前，并且该信号出现后，VP 后就不再出现第一种信号，再根据体表心电图表现，推测该信号可能为房性早搏。同时也佐证第一种信号（如图 62.2 ↙ 所示）为逆传 P 波而非远场感知。

综上，本题答案为：B. 室房逆传 P 波

出题：吉亚军（海宁市人民医院）

Case 63

介绍

患者女性，67 岁，双腔起搏器（型号：圣犹达 PM2224）植入术后 1 年，常规复诊，固定脉宽 0.4 ms 行心室阈值测试，腔内图如图 63.1 所示。

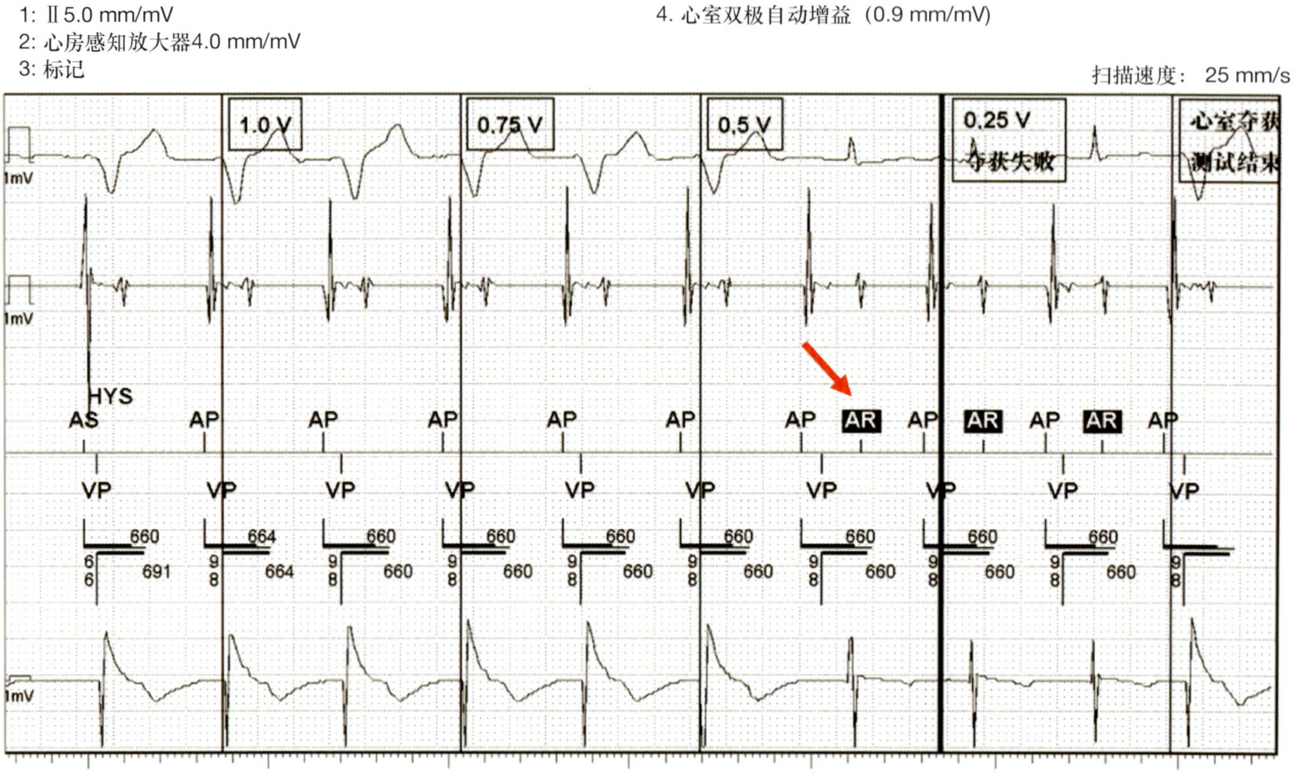

图 63.1 心室阈值测试图

问题

根据题中所给信息，箭头所指 AR 最有可能是以下哪项？（单选题）

A. 窦性 P 波

B. 室房逆传 P 波

C. 房性早搏

D. 远场感知 QRS 波

解答

D. 远场感知 QRS 波

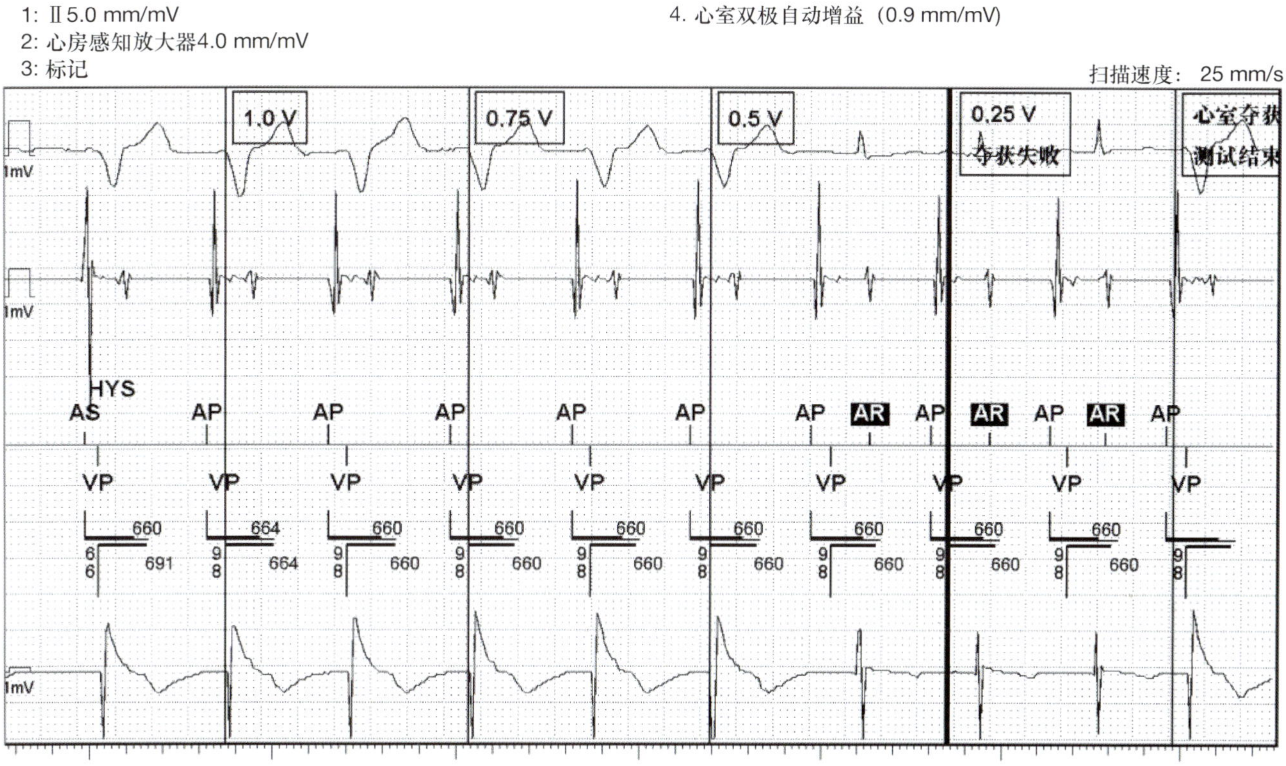

图 63.2　心室阈值测试图

本题进行心室阈值测试时将 PAV/SAV 间期缩短，以避免自身下传造成的干扰。图 38.2 左半边可见起搏标记通道中的每一个 VP 事件都对应体表心电图中一个宽大 QRS 波，提示 VP 成功夺获心室。

随着电压下降到 0.5 V，此时 VP 后跟随的宽大 QRS 波消失了，其后出现了窄 QRS 波，这提示 VP 未夺获心室，进而出现自身下传的 QRS 波。

但奇怪的是，在起搏标记通道中却未见到窄 QRS 波对应的心室事件，相反出现了 AR 事件（不应期内心房感知事件），仔细观察可以发现，自身下传的 QRS 波在标记通道无标识，考虑其位于 VP 后心室不应期内未被感知，而标记通道所标记的 AR 与自身下传 QRS 波一一对应，同时在心房腔内图通道每个夺获的 VP 后及自身下传的 QRS 波后可见与其关系固定的电位，提示 AR 为心房电极远场感知到了自身 QRS 波。

出题：吉亚军（海宁市人民医院）

Case 64

介绍

患者男性，88 岁，双腔起搏器植入术后 1 年，常规复诊，固定脉宽 0.4 ms 行心房阈值测试，腔内图如图 64.1 所示。

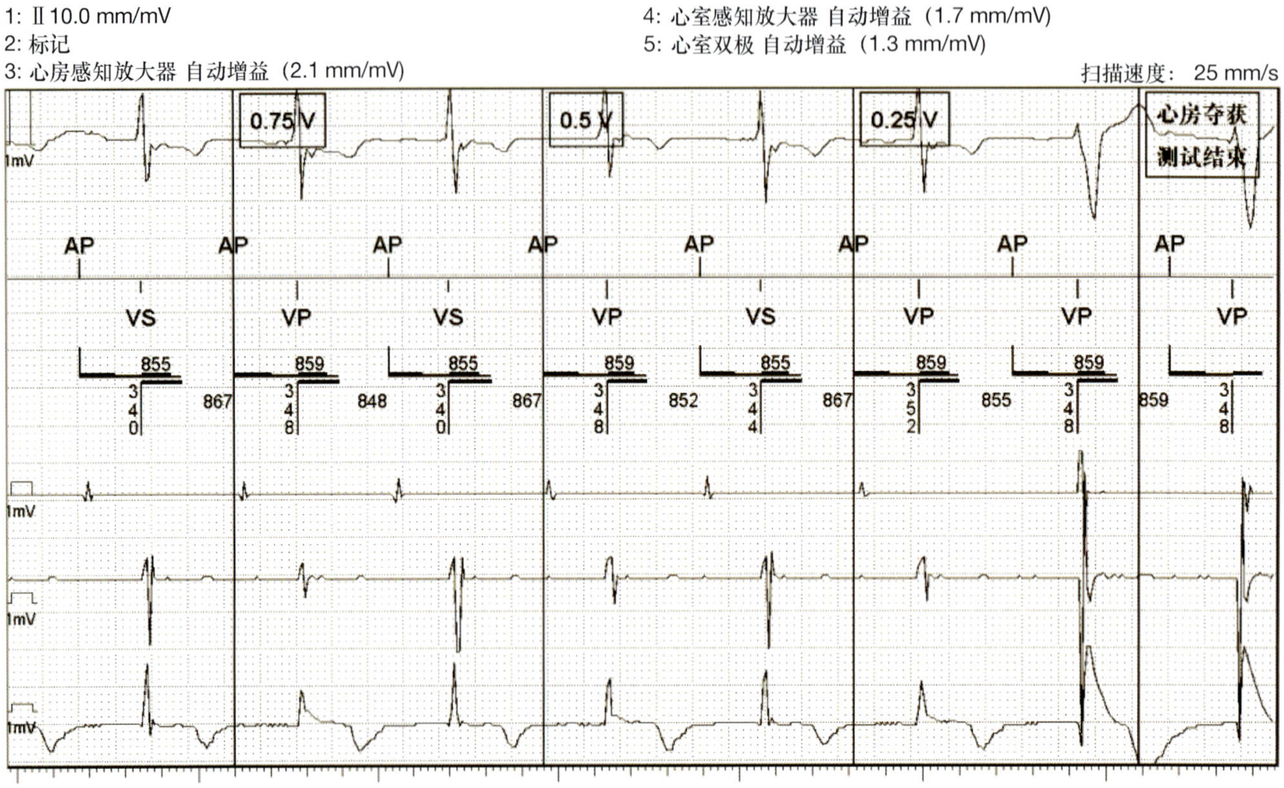

图 64.1　心房阈值测试图

问题

根据题中所给信息，该患者心房起搏阈值（脉宽 0.4 ms）为哪一项？（单选题）

A. 0.75 V

B. 0.5 V

C. 0.25 V

D. 无法确定

解答

B. 0.5 V

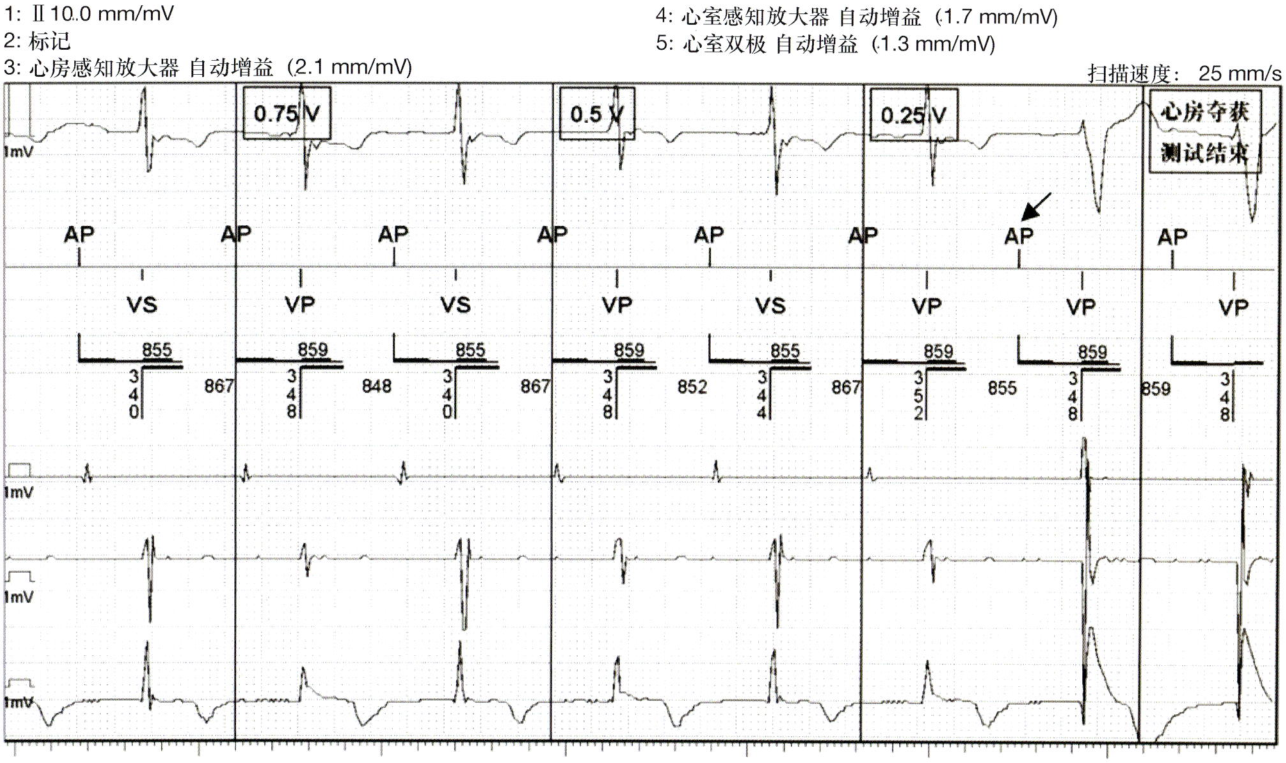

图 64.2　心房阈值测试图

仔细观察起搏标记通道和对应的心房腔内图可以发现，起搏标记通道的每一个 AP 事件对应心房腔内图中的一个信号（即 P 波）。

心房阈值测试过程是逐渐降低电压直至出现心房失夺获，失夺获的前一级电压为心房阈值，判断起搏脉冲是否心房夺获为心房阈值判断的核心，上图随着电压下降到 0.25 V，体表心电图 P 波不清楚，无法据此判断心房是否夺获；图中在 0.25 V 电压下的第二个 AP 事件（如图 64.2 ↙ 所示）在心房腔内图（心房感知放大器）中并未见到对应信号，这提示发生了心房失夺获；同时可以看到其后出现的 VP 脉冲后的 QRS 波形态改变，同样支持前一 AP 脉冲未夺获心房而无下传 QRS 波。在 0.5 V 及 0.75 V 时也可见 VP 脉冲，但其体表心电图 QRS 波形态介于自主下传 QRS 波（VS）和完全心室起搏 QRS 波之间，考虑为心室真性融合波，也间接证明在 0.5 V 及 0.75 V 时 AP 脉冲夺获心房。

所以当前心房起搏阈值为：B. 0.5 V。

出题：吉亚军（海宁市人民医院）

Case 65

介绍

患者女性，74 岁，双腔起搏器植入术后 10 年，常规复诊，固定脉宽 0.4 ms 行心房阈值测试，腔内图如图 65.1 所示。

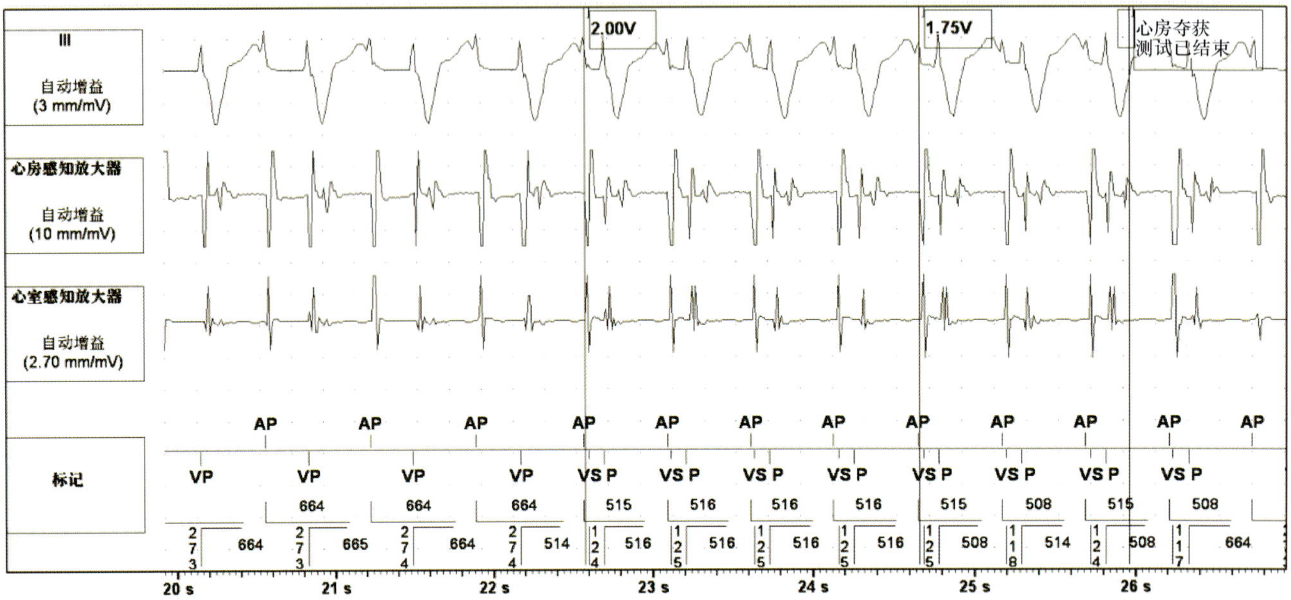

图 65.1 心房阈值测试图

问题

根据题中所给信息，该患者心房起搏阈值（脉宽 0.4 ms）为哪一项？（单选题）

A. 大于 2.0 V

B. 2.0 V

C. 小于 2.0 V

D. 无法确定

解答

D. 无法确定

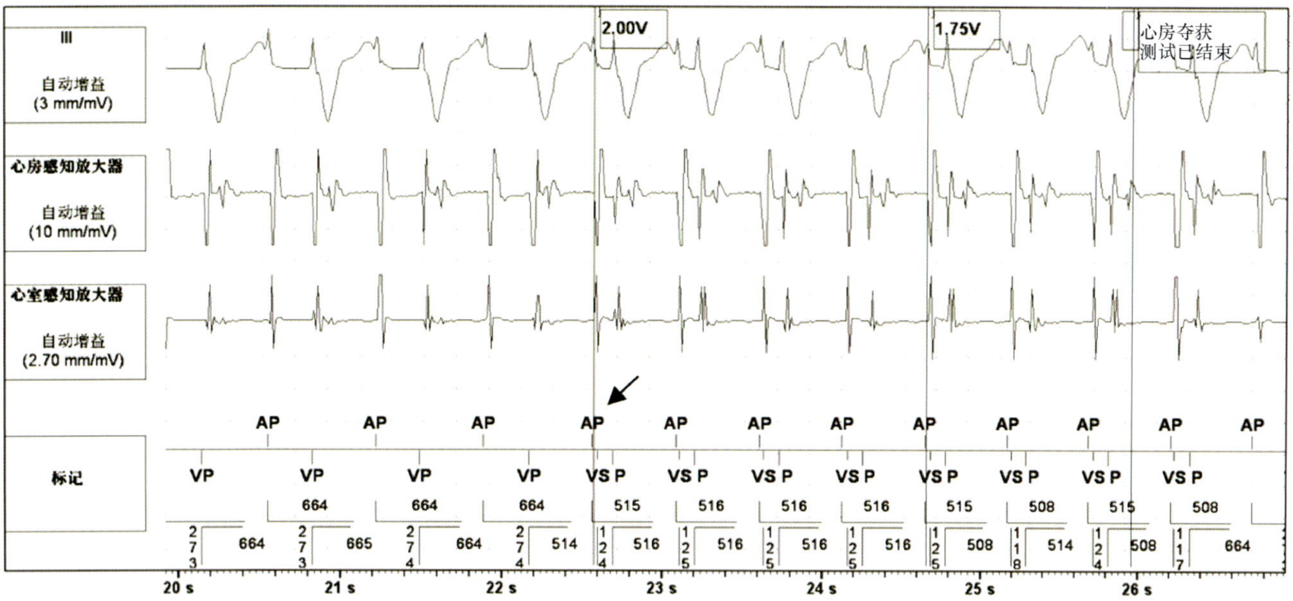

图 65.2 心房阈值测试图

图中显示正在进行手动心房阈值测试，分析思路如下：

首先观察心房端腔内图：我们可以看到起搏标记通道的每一个 AP 事件对应着心房腔内图中的一个信号，此信号为单纯的心房起搏脉冲（AP）信号还是心房起搏脉冲（AP）信号＋心房除极信号（即 P 波）？腔内图无法判断，并且随着电压的下降，心房腔内图的信号并未变化或消失，因此，仅凭心房腔内图无法明确此时心房起搏脉冲（AP）是否夺获心房；同时体表心电图 P 波不清楚，同样无法判断心房起搏脉冲（AP）是否夺获心房；全程无下传 QRS 波，也无法通过下传 QRS 波判断心房起搏脉冲（AP）是否夺获，所以，答案为 D. 无法确定。

从图 65.2 ↙ 处开始 AP-VP 间期突然缩短为 120 ms 左右，其实质是发生了心室交叉感知触发心室安全备用（VSS）。但为什么程控仪上显示的是“VS P”（而不显示“VSS”）呢？ 仔细观察，字母“S”和字母“P”间距稍长，其实这个“VS P”在这里可以理解为交叉感知窗中的心室感知事件（VS）触发心室安全备用，起搏器在 AP 脉冲后 120 ms 发放心室脉冲并标记为“P”。

出题：吉亚军（海宁市人民医院）

Case 66

介绍

男性，63 岁，美敦力起搏器植入术后，DDDR 起搏模式，术后 5 个月常规门诊随访，询问得知偶有心悸。心房起搏百分比 59.3%，心室起搏百分比 95.5%。图 66.1 为随访时记录到的心电图片段。图 66.2 为测试心房感知时记录的心电图片段，其中低限频率（LR）40 次 / 分，SAV 间期 150 ms。

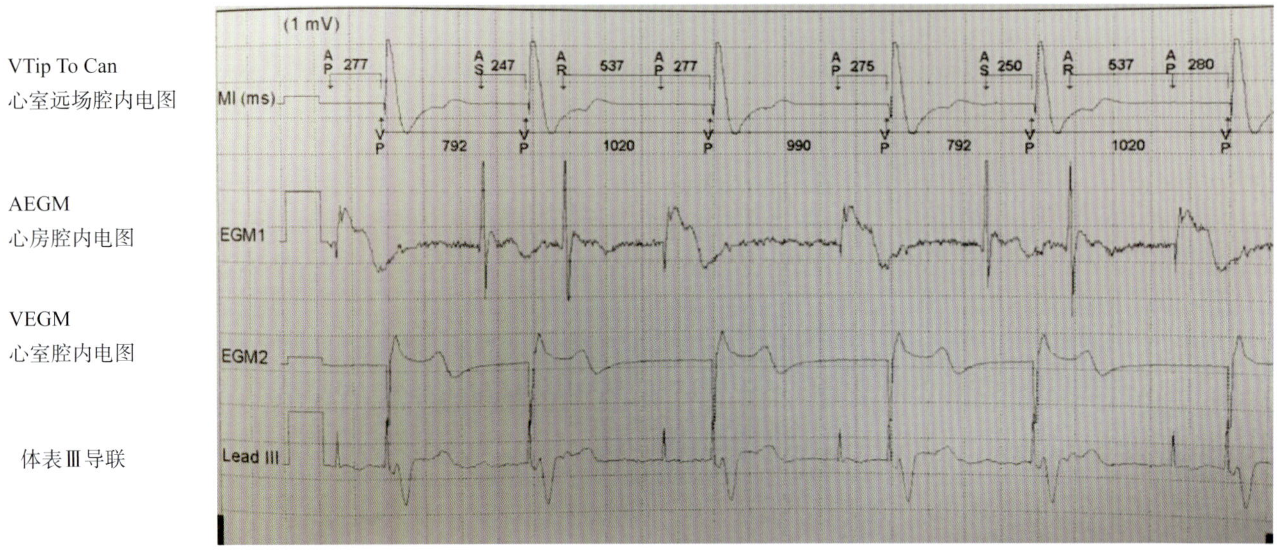

图 66.1　随访记录到的心电图片段

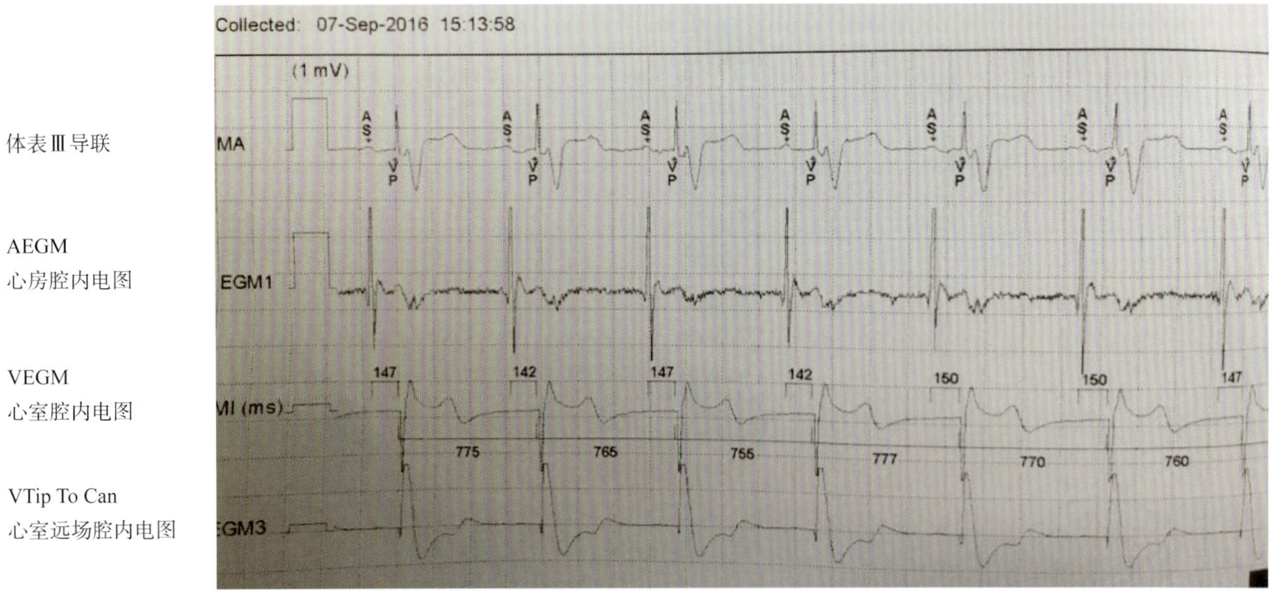

图 66.2 测试心房感知时记录到的心电图片段

问题

请问导致上图心律不规整的根本原因及解决方案是什么？（单选题）

A. 提示心房失夺获，建议重新测试心房阈值并调整心房输出

B. PAV/SAV 设置过长，建议调整 PAV/SAV 设置

C. 可见频发房性早搏，建议药物治疗

D. 可见室房逆传，提示可能有房室传导功能，建议开启 MVP 功能

解答

B. PAV/SAV 设置过长，建议调整 PAV/SAV 设置

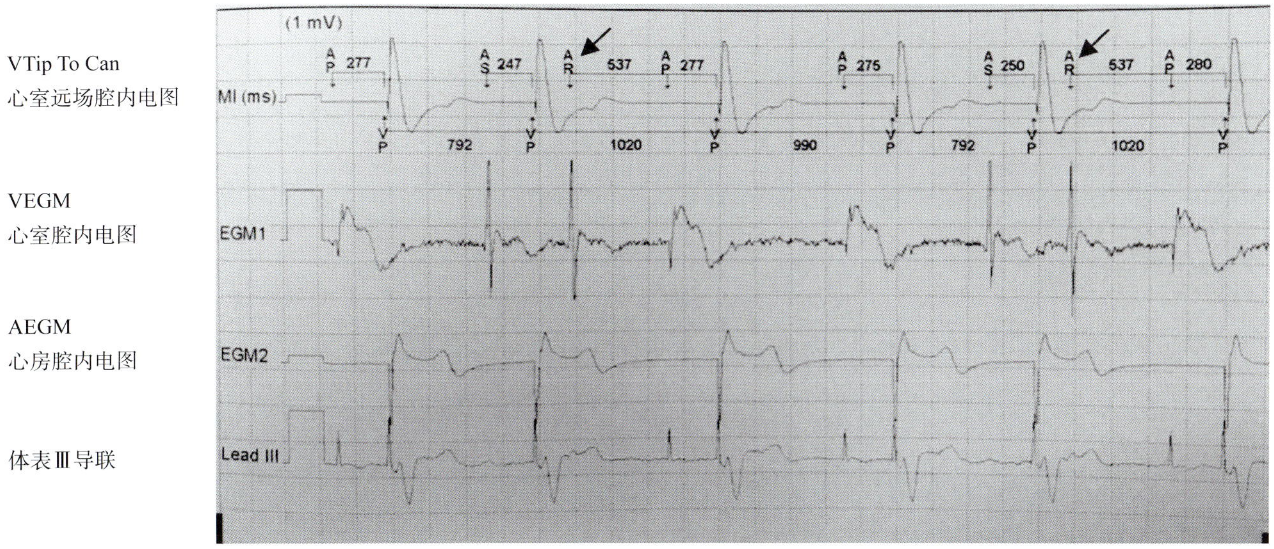

图 66.3　动态心电图片段

在图 66.3 中，心室远场腔内电图示：PAV/SAV 为 280 ms/250 ms，AS-VP 工作方式时均可见心室起搏后有落入 PVARP 的 AR 事件（如图 66.3 ↙ 所示），AP-VP 工作方式时则无。体表Ⅲ导联心房脉冲后均可见起搏的 P 波（排除选项 A. 提示心房失夺获）。

AS-VP 工作方式的 PR 间期较 AP-VP 方式时略长，起搏的 T 波上可见心房波；在测试心房感知时，程控缩短 SAV（SAV = 150 ms）后起搏的 T 波上则无心房波，均提示此心房波为心房回波：心房感知及输出延迟致 AS-VP 方式时的 PR 间期 > APVP 方式时的 PR 间期，较长的 PR 间期为室房逆传创造了条件，心房回波（AR 事件）致窦性 P 波取消，AS 后心房逸搏间期计时结束时发放 AP。缩短 SAV 后，则有效避免了心房回波及不必要的心房起搏。

所以此题答案为 B. PAV/SAV 设置过长，建议调整 PAV/SAV 设置（降低 PAV/SAV 值，同时适当延长感知补偿数值）。排除 D 是因为：虽然上图提示房室结具有逆传功能，但不代表顺传功能良好（可参考单向阻滞）。

出题：朱浩—美敦力公司技术销售专员（福建）

Case 67

介绍

患者男性，65 岁，双腔起搏器（美敦力 SED01）植入术后 1 年，常规起搏器门诊复诊，行起搏器程控检查，图 67.1 为脉宽 0.4 ms 时的心房阈值测试（A、B 图连续记录）。

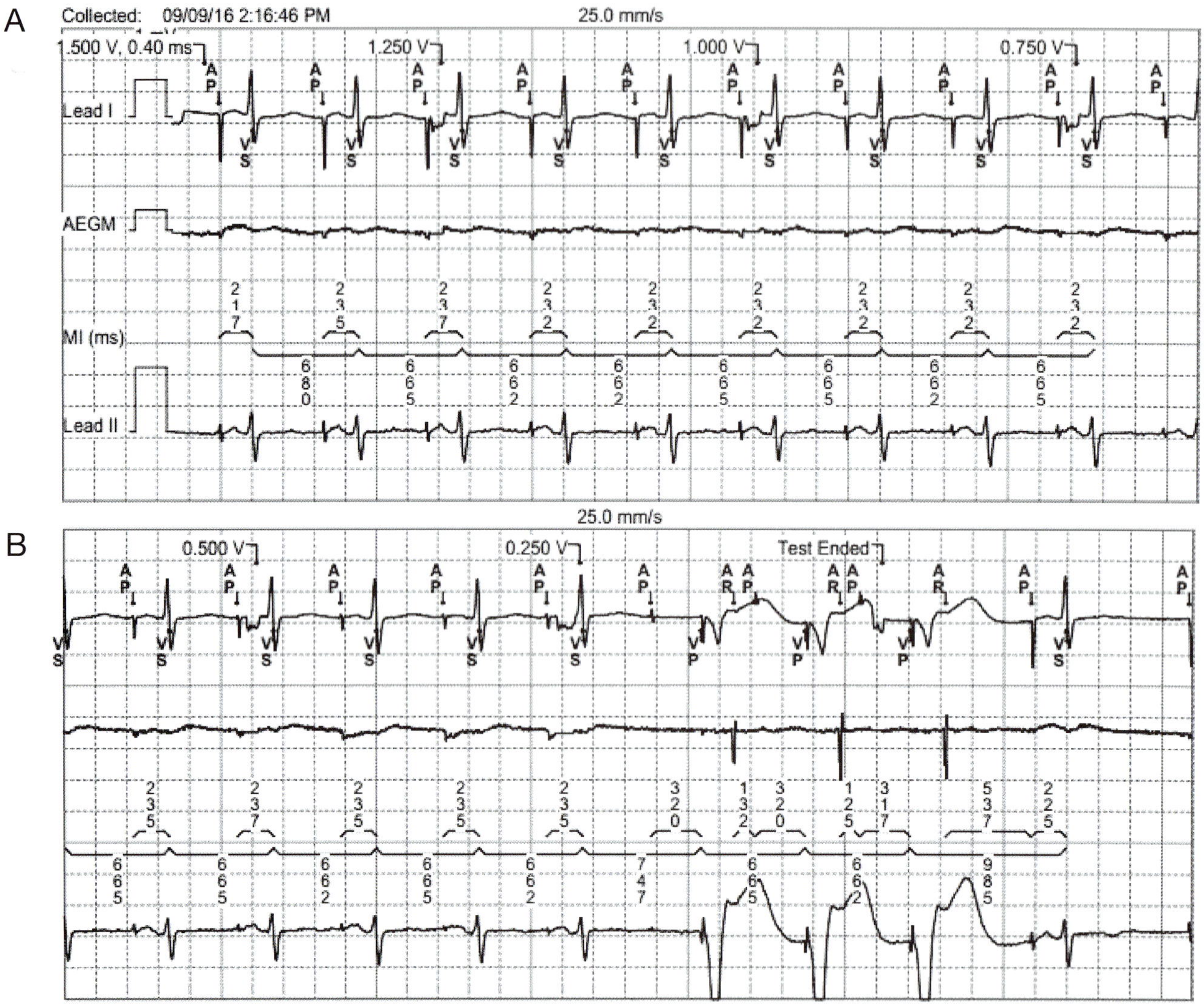

图 67.1 腔内图片段——心房阈值测试时

问题

请根据上图判断患者心房阈值为以下哪项？（单选题）

A. 0.75 V

B. 0.5 V

C. 0.25 V

D. 无法确定

解答

B. 0.5 V

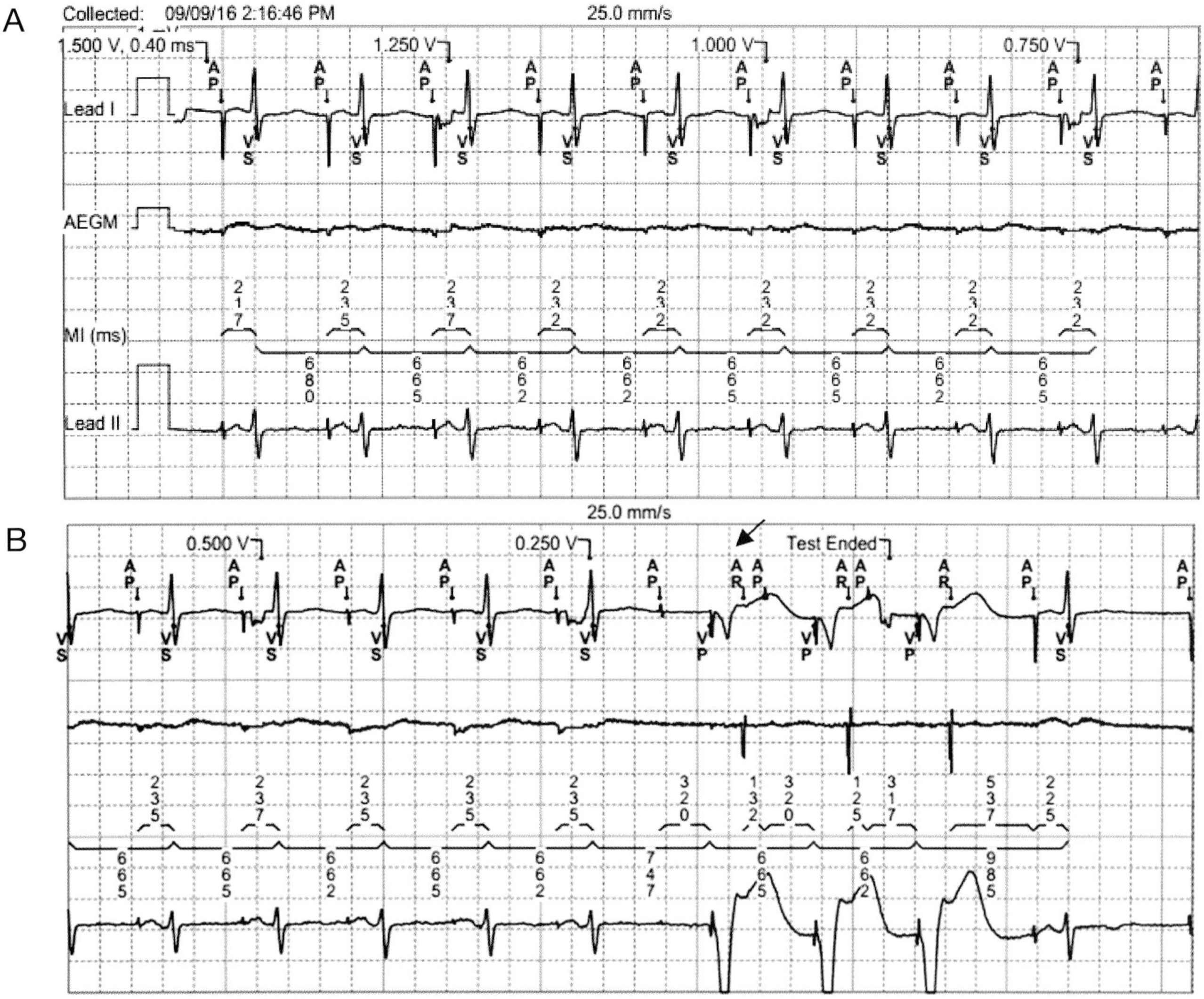

图 67.2 腔内图片段——心房阈值测试时

题目给出的图中包含了心房腔内心电图（AEGM），而所谓腔内心电图（intracardiac electrogram，IEGM）为通过起搏导线获取的心脏电活动的内在反应。题目给出了体表Ⅰ、Ⅱ导联和 AEGM，并且说明 A、B 图连续并在进行心房阈值测试。

A 图均为 AP-VS 序列，起搏频率 90 次 / 分，每 3 个 AP 信号起搏电压下降 0.25 V。每个 AP 后有固定的 P 波和恒定的 QRS 波，且其后无 AR 事件，AEGM 中 P 波对应位置均有固定信号，这些证据均提示图中每个 AP 均有效夺获心房。

当起搏电压降到 0.25 V 时，可以发现出现了 AP-VP-AR 序列（如图 67.2 ↙ 所示），这些 AP 信号后见不到 P 波、AEGM 中 P 波对应位置见不到有效信号，再无 VS 事件出现，之后每个 VP 事件后均有固定的 AR 事件。这些证据提示起搏电压在 0.25 V 时只有第一个 AP 夺获了心房，第二个 AP 未夺获心房，之后 VP 后可见 AR，且与 VP 关系固定，考虑为心房失夺获后室房逆传 P 波，其后由于 AR-AP 间期较短的原因导致 AP 脉冲无法再夺获心房（未脱离心房有效不应期），所以当前的心房起搏阈值为 0.5 V。

出题：吉亚军（海宁市人民医院）

Case 68

介绍

女性，57 岁，2 年前因“病态窦房结综合征”植入圣犹达（St.Jude）双腔起搏器（PM2112），术后常规随访，腔内图记录到如图 68.1 所示的快室率事件。

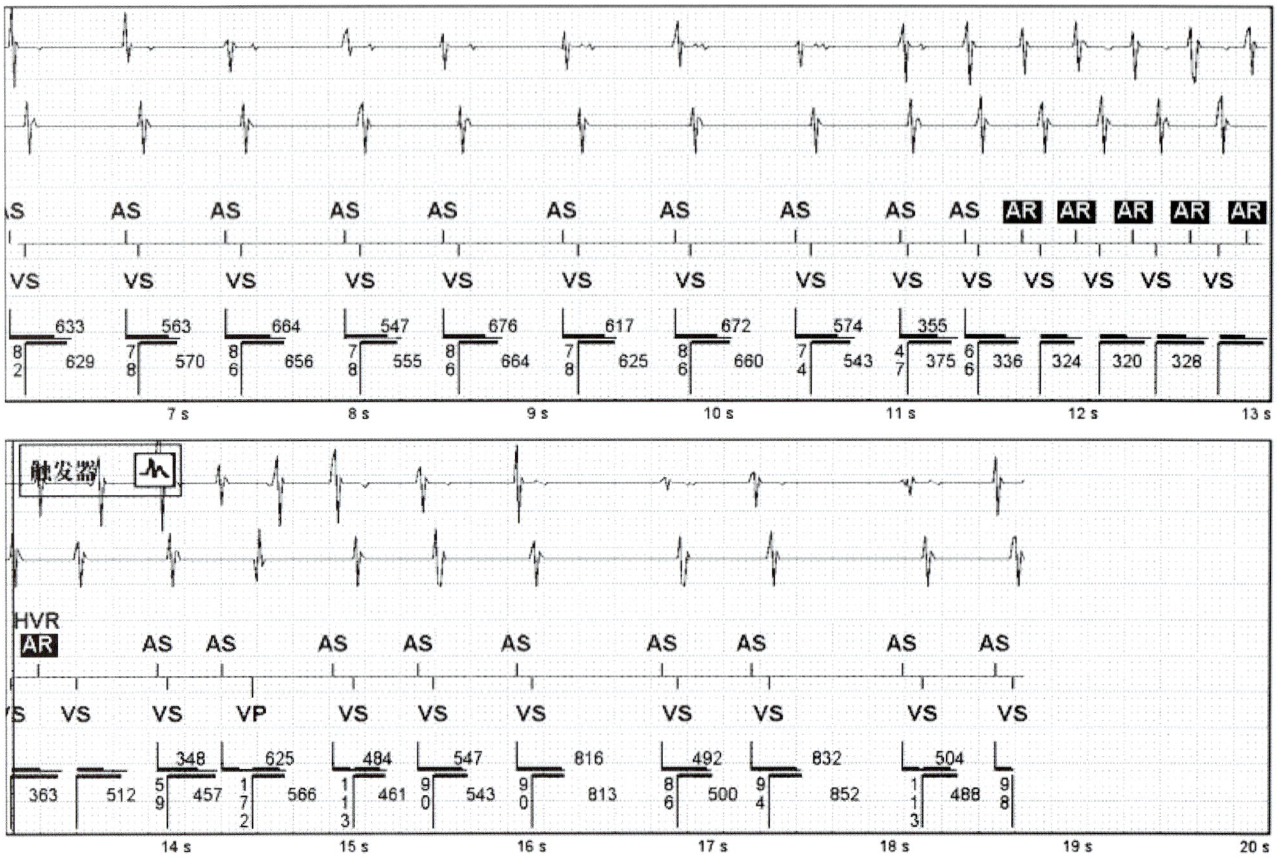

图 68.1 腔内图片段

问题

请根据腔内图表现推测其快室率事件最有可能是以下何种心动过速发作？（单选题）

A. 窦性心动过速

B. 阵发性室上性心动过速（房室折返性心动过速或房室结折返性心动过速）

C. 房性心动过速

D. 室性心动过速

解答

C. 房性心动过速

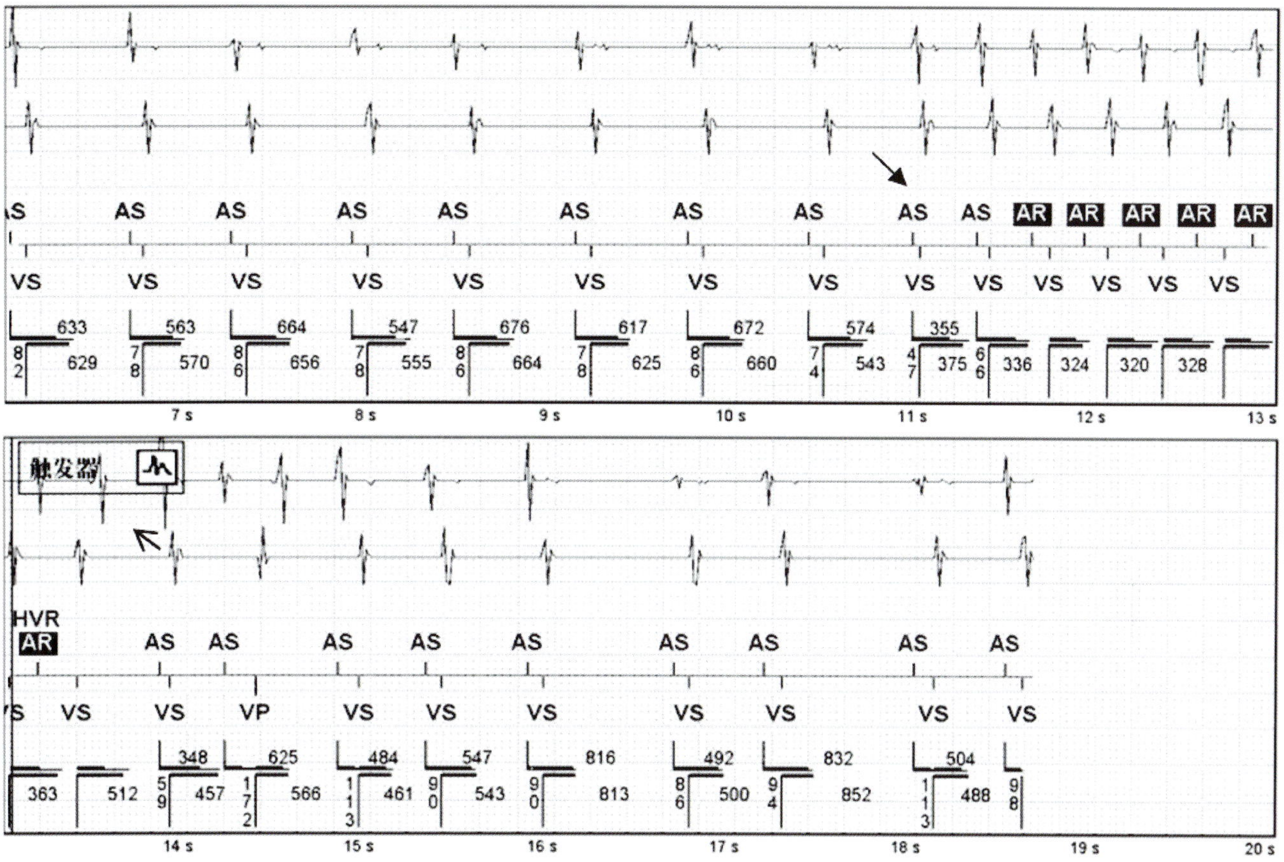

图 68.2　动态心电图片段

起搏器腔内图有点类似著名的中文房间（The Chinese Room）悖论，它“迫使”我们以起搏器的视角去审视发生了什么，这种信息上的不对等需要去思考“眼见是否为实”。

先可见 AS-VS 序列，AS-VS 间期约 80 ～ 110 ms，之后出现一阵快速性心律失常，为 AR-VS 序列，快速性心律失常结束后恢复 AS-VS 序列。首先判断室上性还是室性，A 在前、V 在后，似乎明确是室上性，但事无绝对，我们需要寻找更多的证据。缺乏其他信息的时候需要考虑如下可能：较短的 AS-VS 间期（80 ～ 110 ms），相比实际自身心房信号，AS 信号延迟出现（例如房内传导延缓），VS 信号提前出现（例如患者存在心室预激），也要考虑心房电极脱位至心室或心室电极脱位入心房的可能。同时，在交界性心动过速、室性心动过速（例如心室感知存在一定程度的延迟）、房室折返性心动过速（AVRT）或房室结折返性心动过速（AVNRT）时也能出现类似情况。

我们需要寻找更多的证据判断房室关系：如图 68.2 ↘ 所示的位置是快速性心律失常开始处，仔细观察可见 AS 先提前，VS 随之提前，随后可见类似文氏传导的 AR-VS 序列。

如图 68.2 ↖ 所示处出现疑似脱落出现 VAAV 序列，再结合前面的 A-V 和 V-A 关系及疑似突发突止的现象，在有限信息条件下，我们首先应该考虑为 C. 房性心动过速，且该患者可能存在一定程度的房内传导延缓。

出题：吉亚军（海宁市人民医院）

Case 69

介绍

男性，67 岁，3 年前因“Brugada 综合征”植入圣犹达（St.Jude）双腔 ICD（Fortify DR CD2231-40），术后常规随访，腔内图记录到心动过速事件，片段如图 69.1 所示。

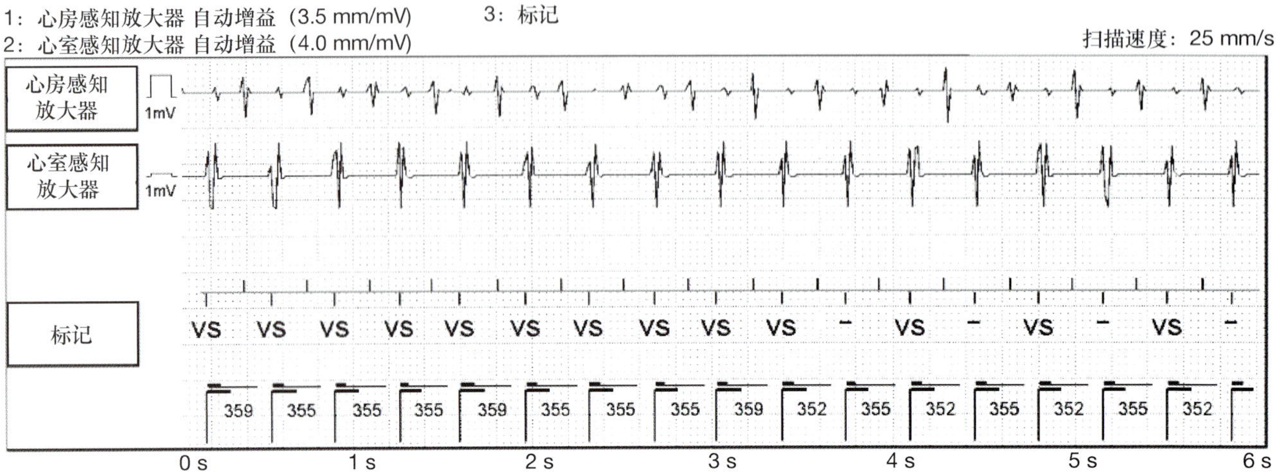

图 69.1　腔内图片段

问题

请根据腔内图表现推测其快室率事件最不可能是以下何种心动过速发作？（单选题）

A. 房性心动过速

B. 阵发性室上性心动过速（AVRT 或 AVNRT）

C. 心房颤动、心房扑动

D. 室性心动过速

解答

C. 心房颤动、心房扑动

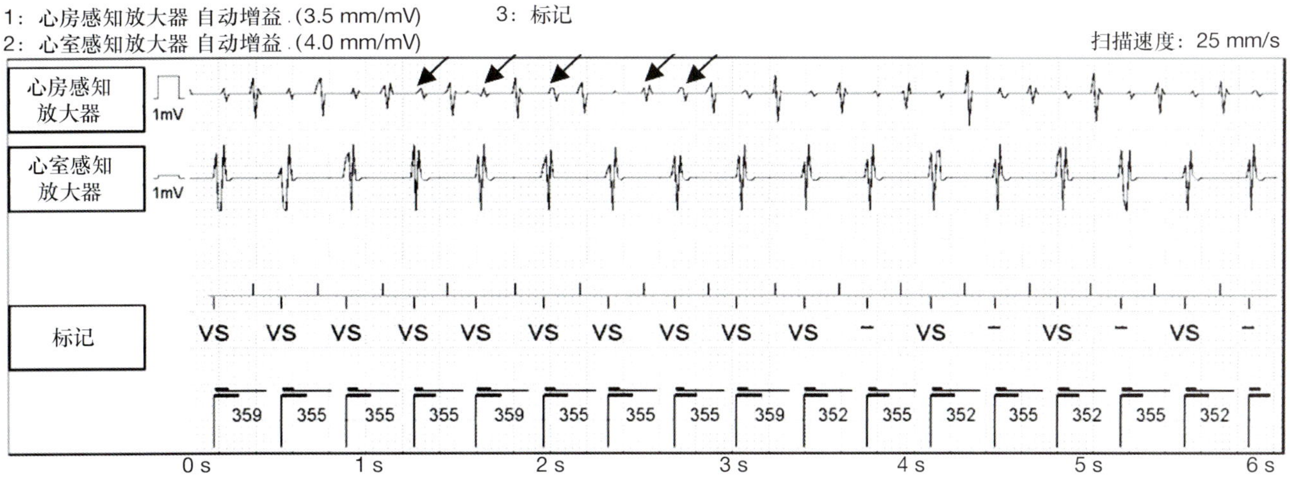

图 69.2　腔内图片段

本题的关键在于辨明心房通道（心房感知放大器）中的小信号（如图 69.2 ↙ 所示）到底是什么？是另一个来源的自身心房信号，还是心房远场感知心室信号。仔细观察可以发现，VS 和心房通道（心房感知放大器）的小信号可能有先后的一一对应关系且小信号振幅明显小于其前的大信号（考虑心房的大小和电极的相对位置，自身心房信号的大小不会有如此明显的变化），所以在有限信息条件下，我们应首先考虑这个小信号是心房电极远场感知到心室信号产生的，因而最不可能的是 C. 心房颤动、心房扑动。

我们再来看看心房颤动时的腔内图（图 69.3），可以看到快房率信号（TS）在腔内图中的振幅都差不多，不会出现如题中所示的一大一小两种信号。

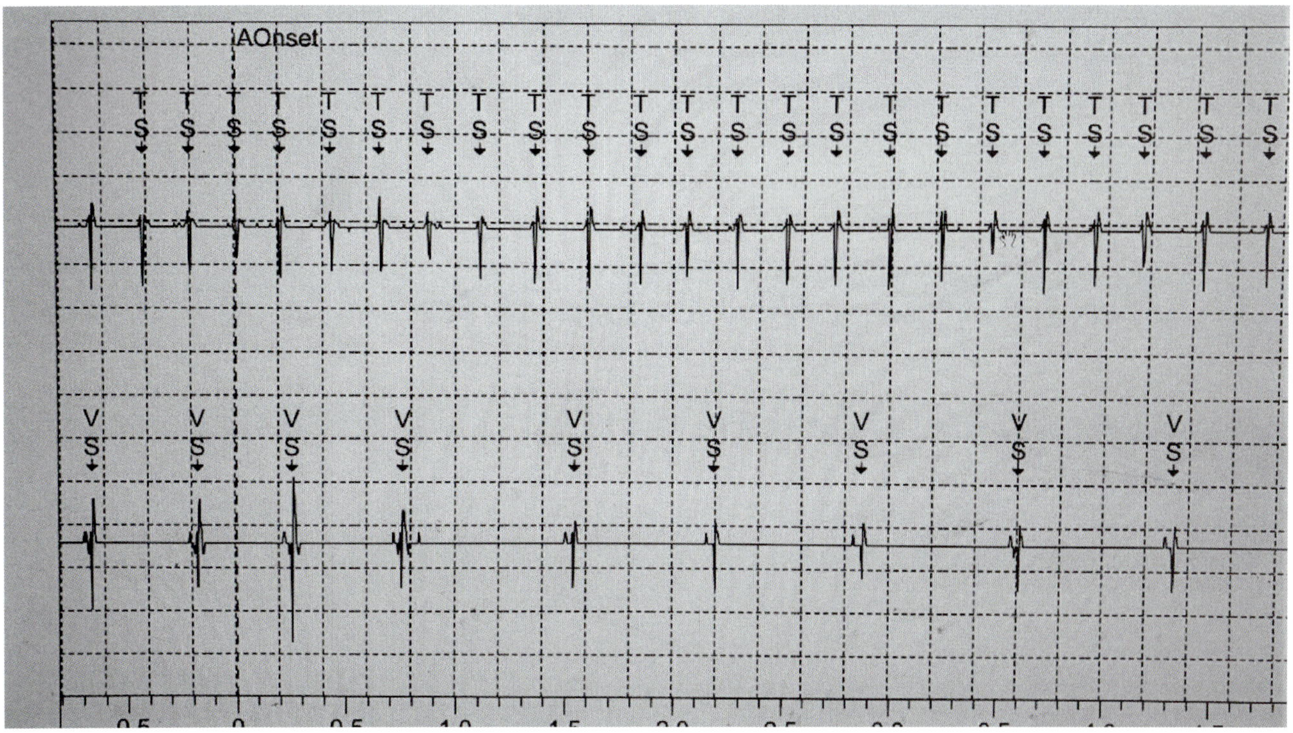

图 69.3　心房颤动腔内图

出题：吉亚军（海宁市人民医院）

Case 70

介绍

患者女，54 岁，5 年前因“二尖瓣脱垂伴中重度关闭不全”行“生物瓣置换＋心房颤动射频术＋左心耳结扎术”，2 年前因“快–慢综合征”行双腔起搏器植入术，起搏器植入过程顺利，术中参数正常。术后 2 个月来医院程控，程控时腔内图如图 70.1 所示。

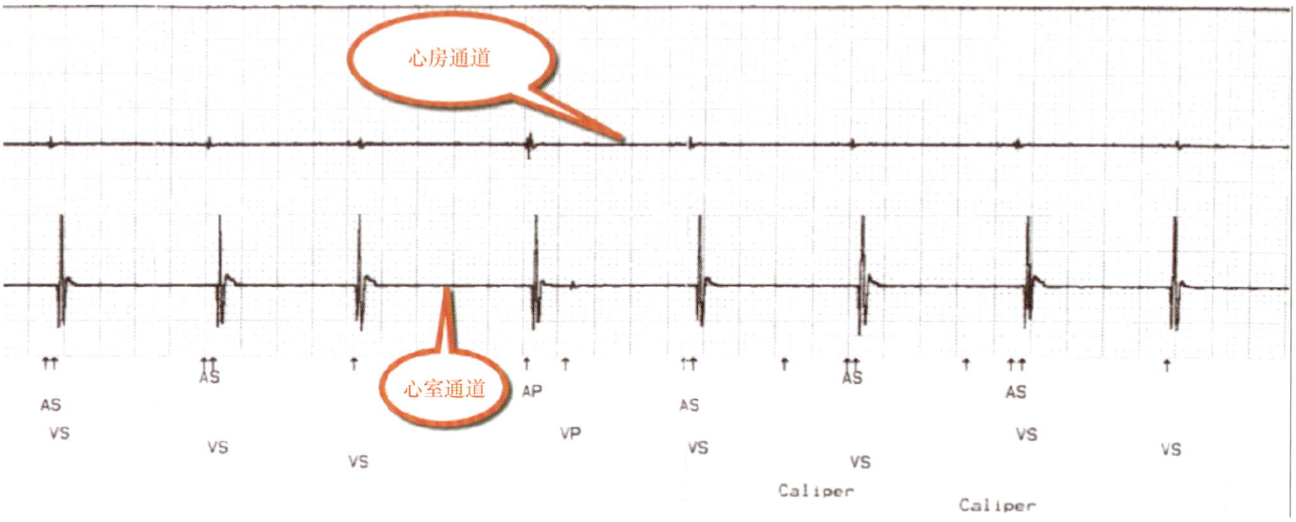

图 70.1 程控腔内图

问题

根据题中起搏器腔内图判断，以下哪项是错误的？（单选题）

A. 患者可能为交界性心律

B. 患者心房电极可能脱位至心室或心室电极脱位至心房

C. 患者可能为窦性心律且起搏器电极均在原位，起搏、感知功能正常

D. 患者可能存在前传旁路

E. AS 与 VS 相距较近可能是由于心房信号被心室远场感知

解答

E. AS 与 VS 相距较近可能是由于心房信号被心室远场感知

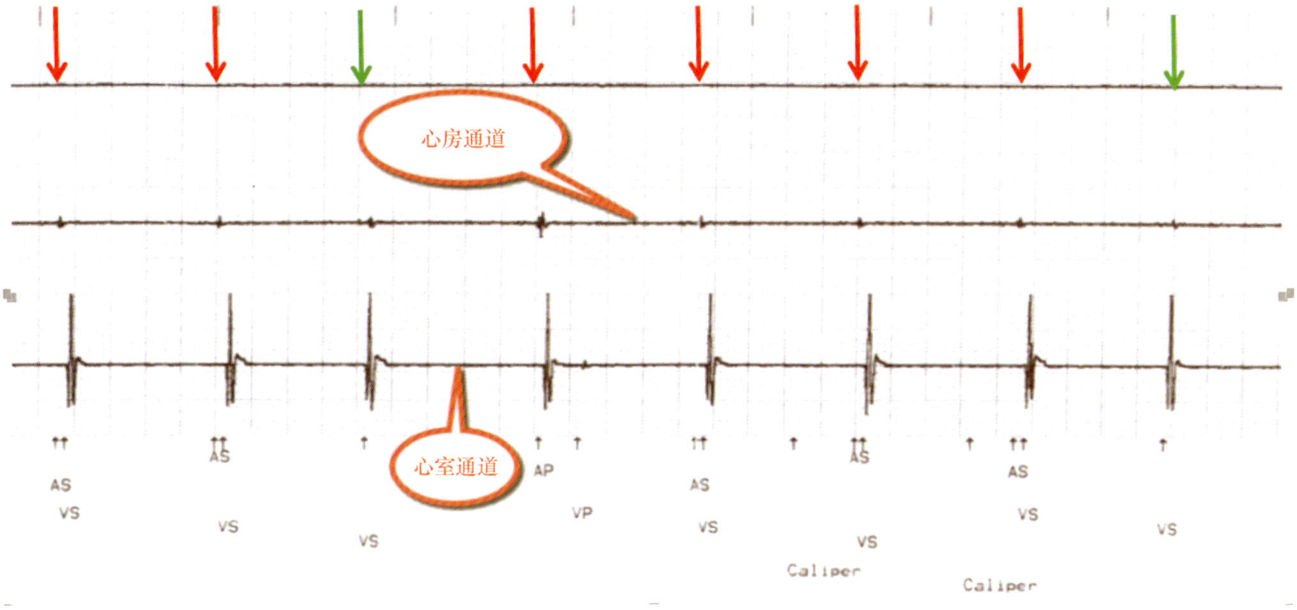

图 70.2　程控腔内图

从图 70.2 可见多数 AS-VS（红色箭头）距离很近，约 70 ms，少数心房波出现在 VS 靠后的位置（绿色箭头），说明 P 波与 QRS 波群没有恒定的传导关系，那么可能由多种因素引起：

1. 窦性心律与交界性心律形成的干扰性房室脱节
2. 交界性心律，部分交界区伴室房逆传；偶见窦性心搏
3. 可能存在前传旁路（AS-VS 距离较短）。

图中出现一次 AP-VP 序列，VP 后发生了失夺获，那么我们可以思考下，VP 失夺获的原因有哪些：

可能一，自身 QRS 波群落在 AP 脉冲后的空白期而未被感知，在 PAV 后发放 VP，导致 VP 发生功能性失夺获。

可能二，心房电极可能脱位至心室，AP 夺获心室，其后的 VP 信号落入心室不应期，引起功能性失夺获。也有可能心室电极脱位至心房，因 AP 先激动心房，VP 后激动心房，同样可以发生功能性失夺获。

从前面的分析，A、B、C、D 选项都有可能，只有 E 符合答案。AS-VS（红色箭头）相距较近，假设我们认为是心室远场感知引起，即心房信号被心房电极感知又同时被心室电极远场感知，那么可以推论，这个 VS 其实是 AS 的“影子”，并非真正的“VS”，也就相当于发生了长时间的心室停搏，而又无自身逸搏的出现，患者肯定会发生晕厥，而这是患者在程控中采集的图形，概率上来说几乎不会发生这种情况。

我们也可以换个角度分析，绿色箭头处所示：VS 在前，A 波在后，我们可以肯定绿色箭头处不存在心室远场感知，那么该 VS 为真正的自身 QRS 波群。然而我们从心室通道上仔细观察，为什么所有心室的感知信号都长得一模一样？如果一种来源是自身的 QRS 波群，一种来源是心室远场感知的 VS 信号，那么这两种信号在腔内图的形态上会存在一定差异。由此我们也大致可以推断出所有的 VS 信号均为自身 QRS 波群，基本上能排除部分 VS 信号为心室远场感知引起的。所以答案为 E 选项。

如果在临床程控中发现以上情况，如何证实或排除各种可能呢？首先，拍一下 X 线胸片，看一下心房心室电极是否在位，也可判断远场感知的可能性。细看患者胸片图 70.3，可见心房心室电极均在位。第二，进行心房起搏，排除心房远场感知。如为远场感知，则 AP-VS 也应较近，但实际上，AP-VS 较远，考虑为房室结正常下传（示意图见图 70.4）。

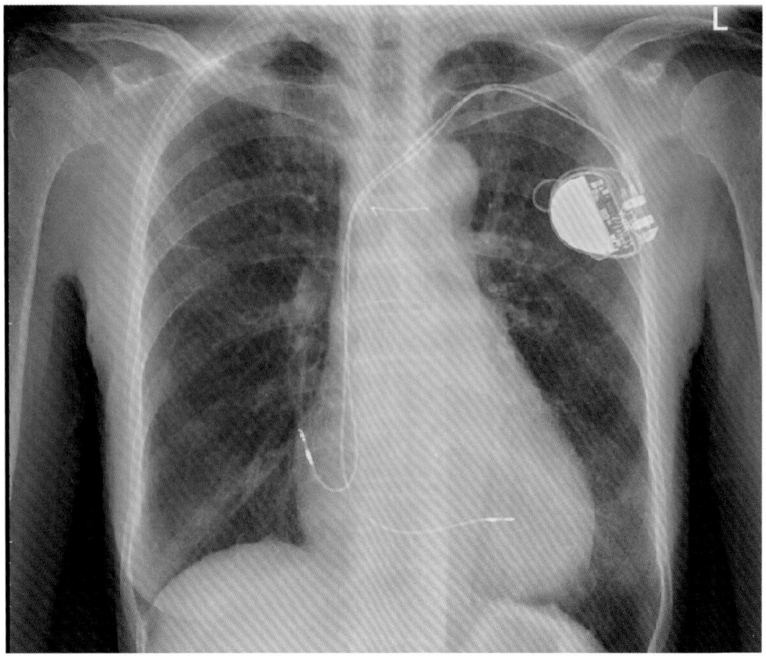

图 70.3　X 线胸片

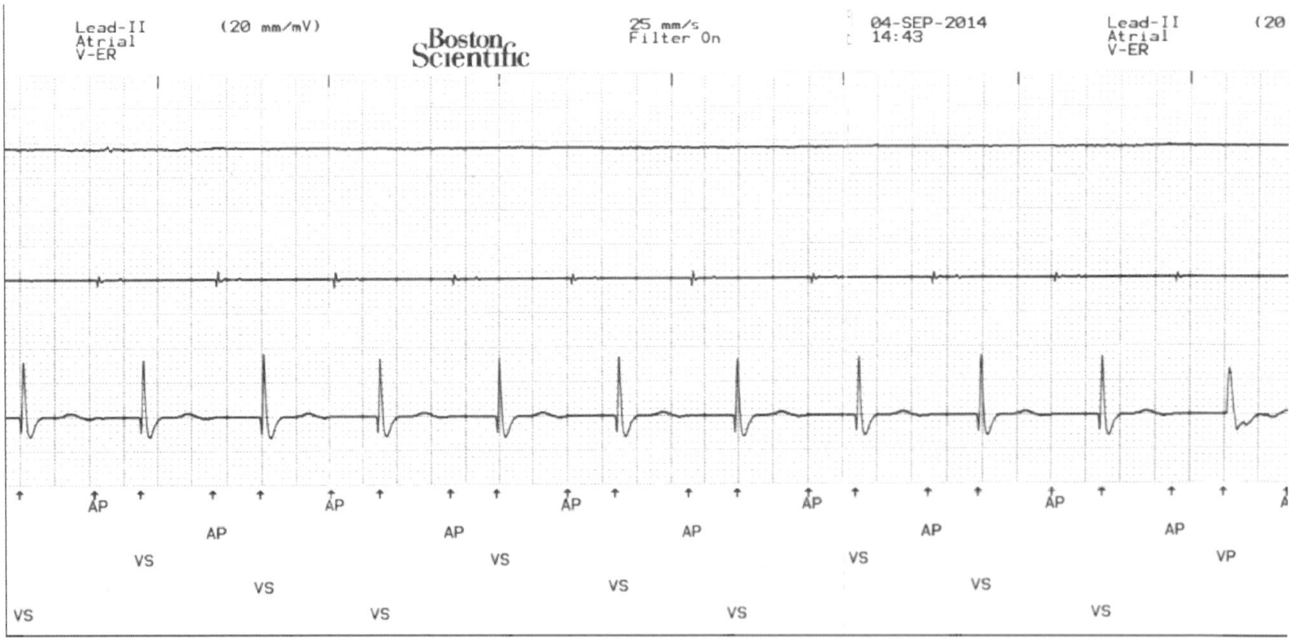

图 70.4　程控腔内图

该患者为外科换瓣术后，右心房存在切口瘢痕，该处可能存在双向的传导缓慢（窦房结与右心耳之间），窦房结的激动经过心房瘢痕处缓慢传导到右心耳，同时经房室结缓慢传导到心室，这两个时间的差值就是起搏器中的 AS-VS 之间的差。而在心房起搏时，心耳的起搏信号缓慢传导到心房，再经过房室结传到心室，AP-VS 的间期相当于这两个时间的差（示意图见图 70.5）。

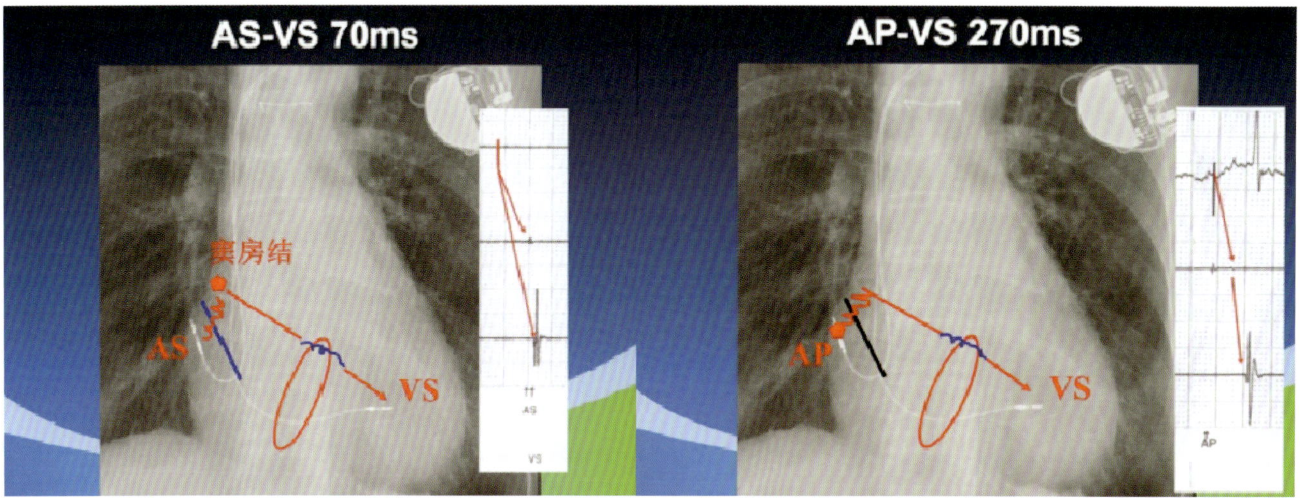

图 70.5　程控图相关表现的可能解释

出题：孙雅逊（浙江大学附属邵逸夫医院）

起搏器 X 线胸片

Case 71

介绍

患者男性，74 岁，因“病态窦房结综合征”植入双腔起搏器，术后 X 线胸片如图 71.1 所示，心电图如图 71.2 所示。

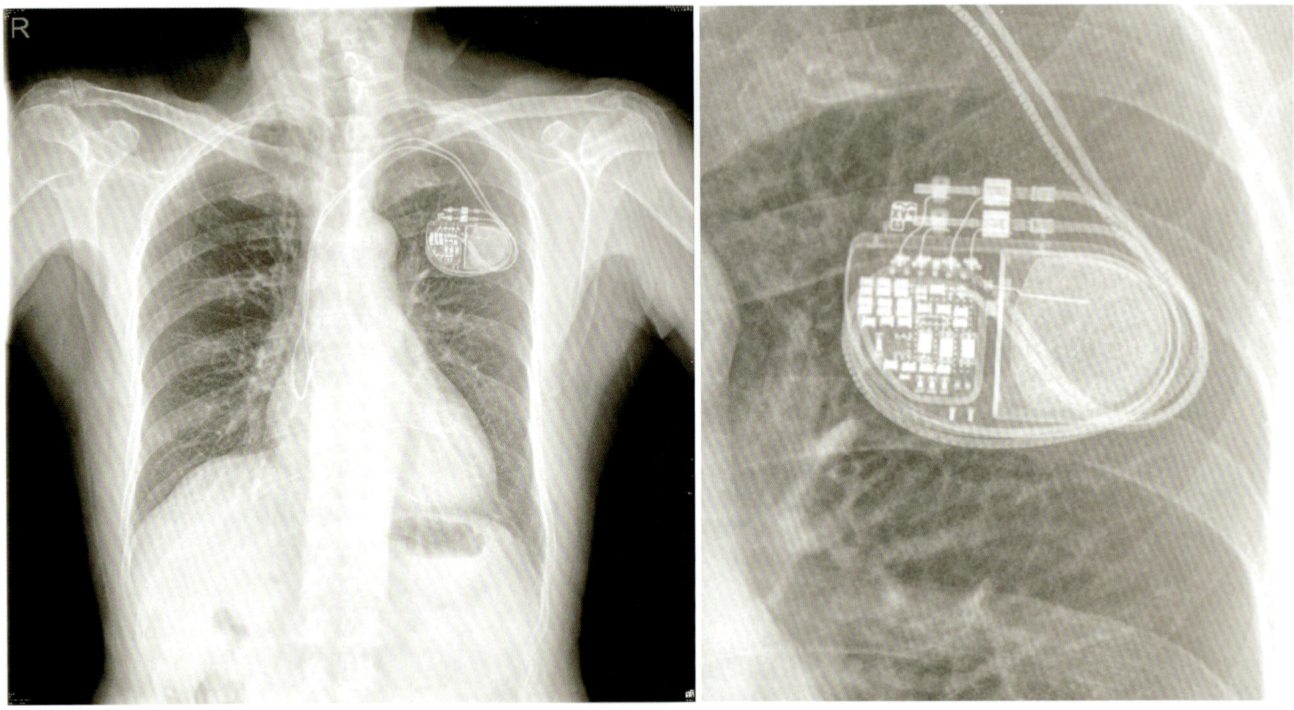

图 71.1　术后 X 线胸片

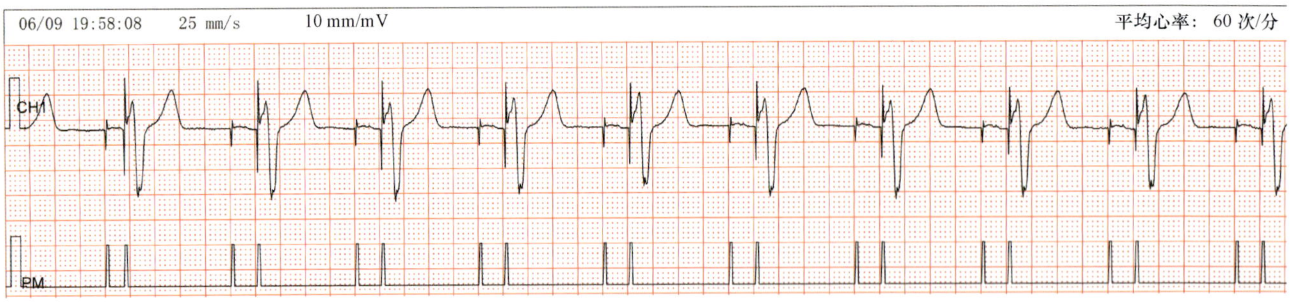

图 71.2　动态心电图记录片段

问题

请问该患者起搏器为以下哪个公司产品？（单选题）

A. 百多力公司（Biotronik）

B. 波士顿科学公司（Boston Scientific）

C. 美敦力公司（Medtronic）

D. 圣犹达公司（St.Jude Medical）

解答

C. 美敦力公司（Medtronic）

首先，需要明确的问题是：X 线胸片能看出起搏器厂家吗？回答是肯定的。每台起搏器（脉冲发生器）都带有可吸收 X 线的标记；作为非创伤性标识，大多数厂家此标识由厂家徽标和一个代码（字母或数字，多数为起搏器型号代码，各厂家有所不同）组成，用于 X 线下识别起搏器厂家及型号的特征。

以圣犹达起搏器为例：

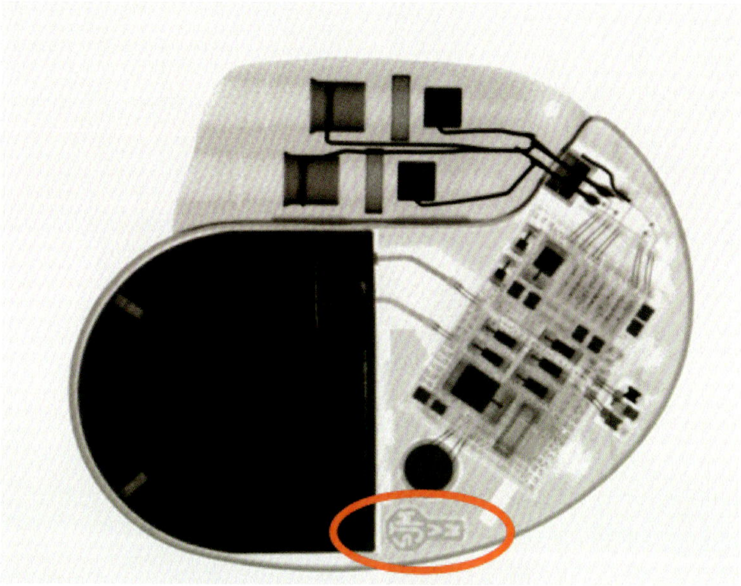

图 71.3　圣犹达起搏器

SJM 代表圣犹达公司，VW 代表型号，圣犹达公司 Victory、Sustain、Zephyr 系列起搏器型号代码为 VW。

以下为各厂家徽标（ANC 码）：

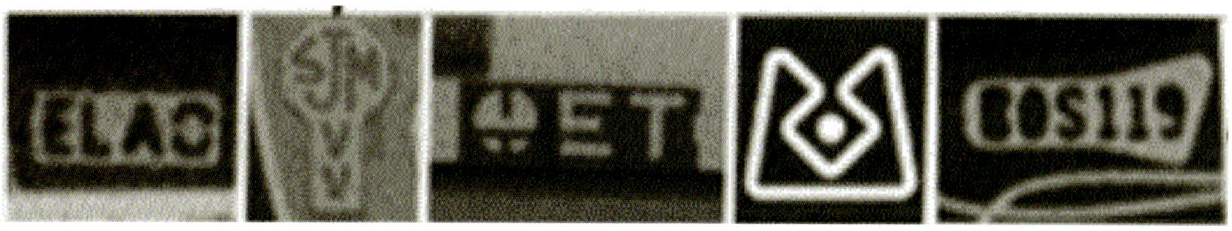

图 71.4　各厂家徽标（ANC 码）

图 71.4 中自左至右分别为：索林（ELA）、圣犹达、百多力、美敦力和波士顿科学。

本题中：可在起搏器左上角位置见到美敦力厂家徽标，其上一行可见三个字母，为起搏器型号代码：PVW 代表 Advisa 系列起搏器，最上一行波浪线代表 MR 兼容起搏器。

参考文献：

吉亚军，杨亚莉，冯莉 . 通过胸片识别起搏器的简易三步法 . 中国心脏起搏与心电生理杂志，2017，31（2）：118-120.

出题：吉亚军（海宁市人民医院）

Case 72

介绍

患者男性，70 岁，因“二度 Ⅱ 型房室传导阻滞”植入双腔起搏器，术后 X 线胸片如图 72.1 所示，心电图如图 72.2 所示。

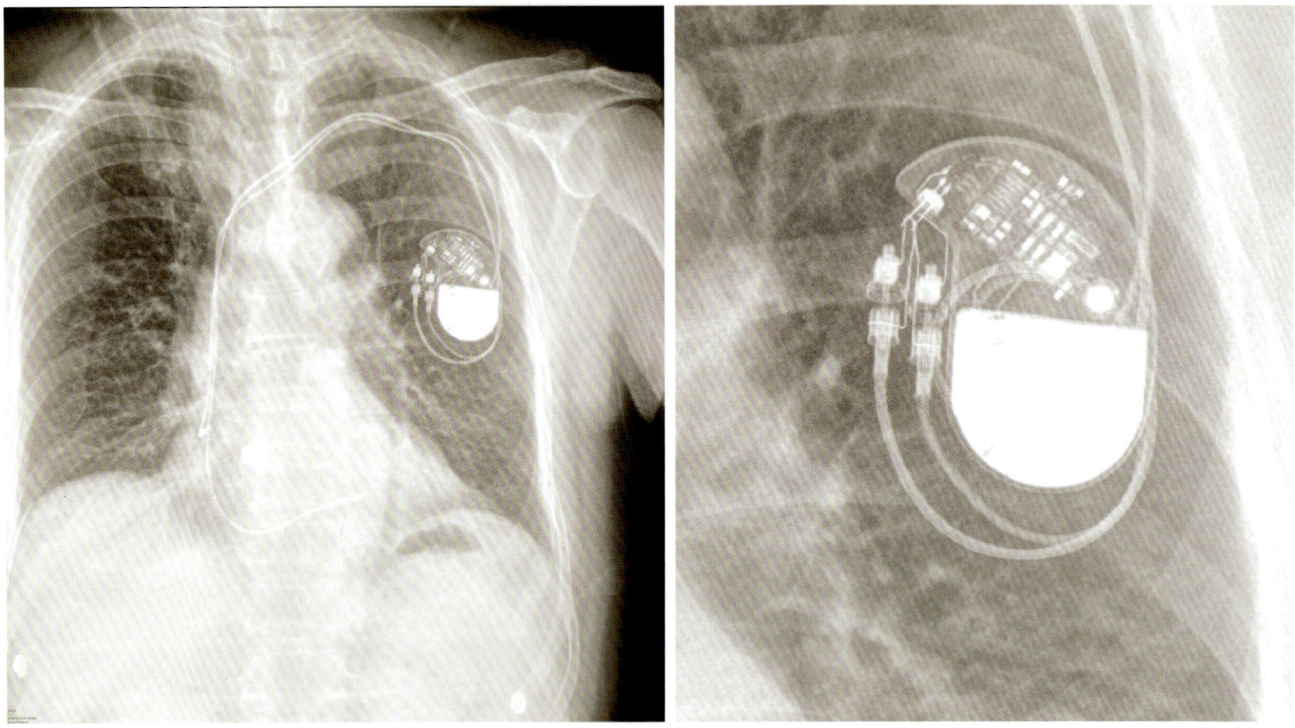

图 72.1　术后 X 线胸片

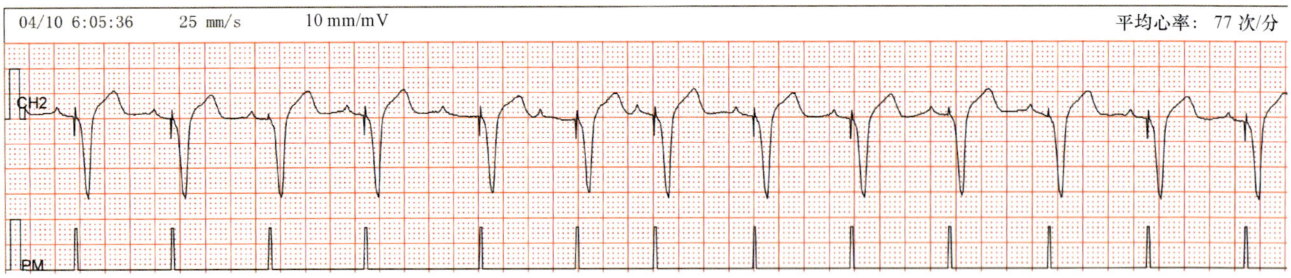

图 72.2　动态心电图记录片段

问题

请问该患者起搏器为以下哪个公司产品？（单选题）

A. 百多力公司（Biotronik）

B. 波士顿科学公司（Boston Scientific）

C. 美敦力公司（Medtronic）

D. 圣犹达公司（St.Jude Medical）

解答

D. 圣犹达公司（St.Jude Medical）

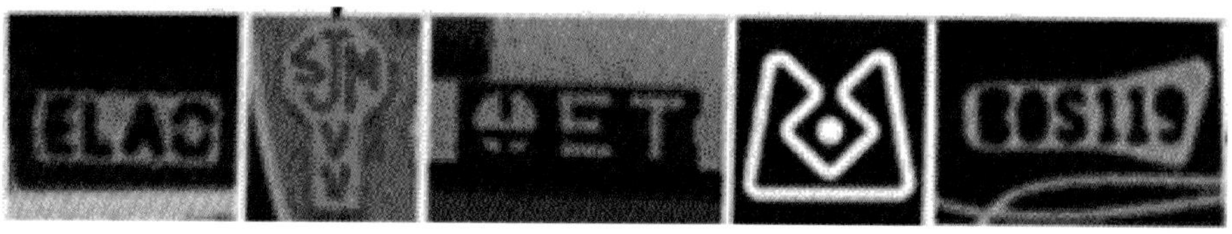

图 72.3　各厂家徽标（ANC 码）

图 72.3 中自左至右分别为：索林（ELA）、圣犹达、百多力、美敦力和波士顿科学。

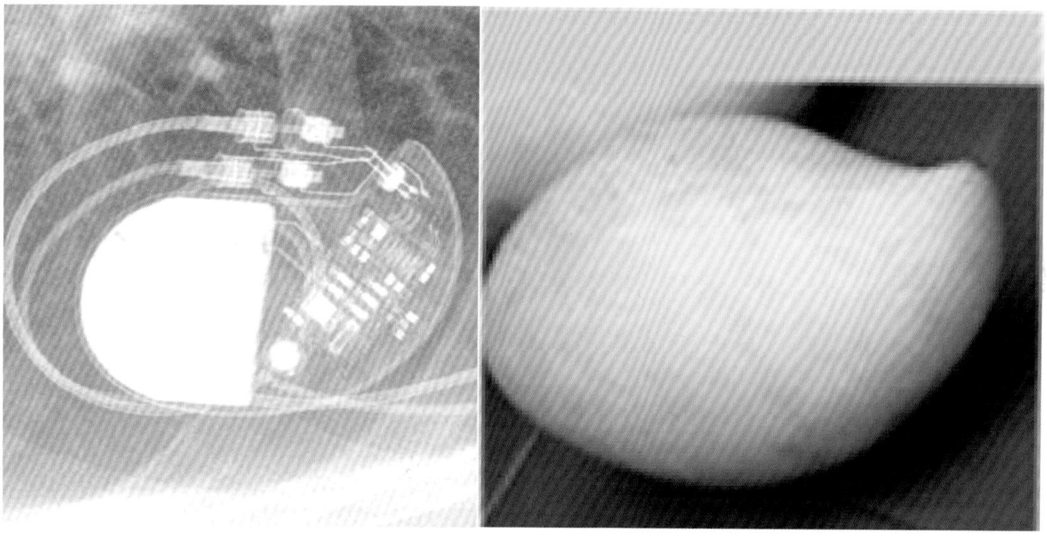

图 72.4　形态比较

本题中，圣犹达厂家徽标不明显或被遮盖，我们无法通过徽标来进行判别，但圣犹达 Zephyr 系列及之前几个系列起搏器形态非常特殊，形态像芒果，此为特征性形态，可作为圣犹达起搏器辨识依据。

从 X 线胸片上看，辨认起搏器最为可靠的是厂家徽标，但很多情况下厂家徽标并不清楚或被遮盖，此时，需通过其他特点来鉴别，各个厂商起搏器都有一些特征性 X 线表现，掌握此类特点会帮助您快速轻松识别起搏器厂家及型号，在某些特定情况下会对临床工作有所帮助。

参考文献：

吉亚军，杨亚莉，冯莉 . 通过胸片识别起搏器的简易三步法 . 中国心脏起搏与心电生理杂志，2017，31（2）：118-120.

出题：吉亚军（海宁市人民医院）

Case 73

介绍

患者女性，67 岁，因“三度房室传导阻滞”植入双腔起搏器，术后 X 线胸片如图 73.1 所示，心电图如图 73.2 所示。

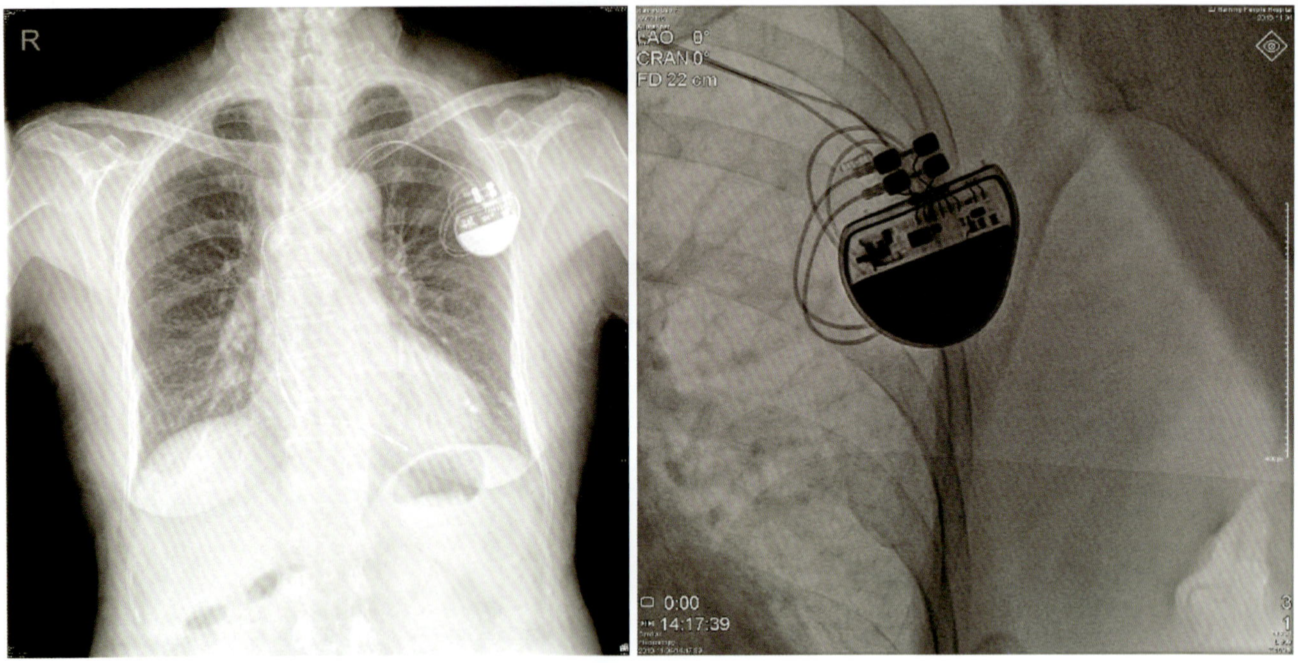

图 73.1　术后 X 线胸片

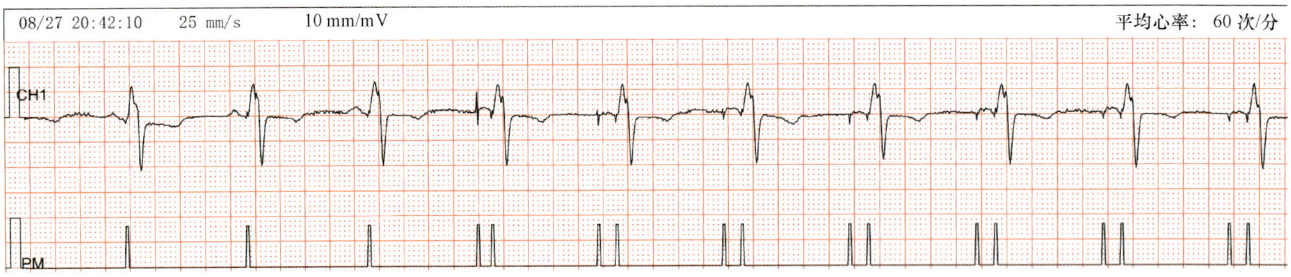

图 73.2　动态心电图记录片段

问题

请问该患者起搏器为以下哪个公司产品？（单选题）

A. 百多力公司（Biotronik）

B. 波士顿科学公司（Boston Scientific）

C. 美敦力公司（Medtronic）

D. 圣犹达公司（St.Jude Medical）

解答

B. 波士顿科学公司（Boston Scientific）

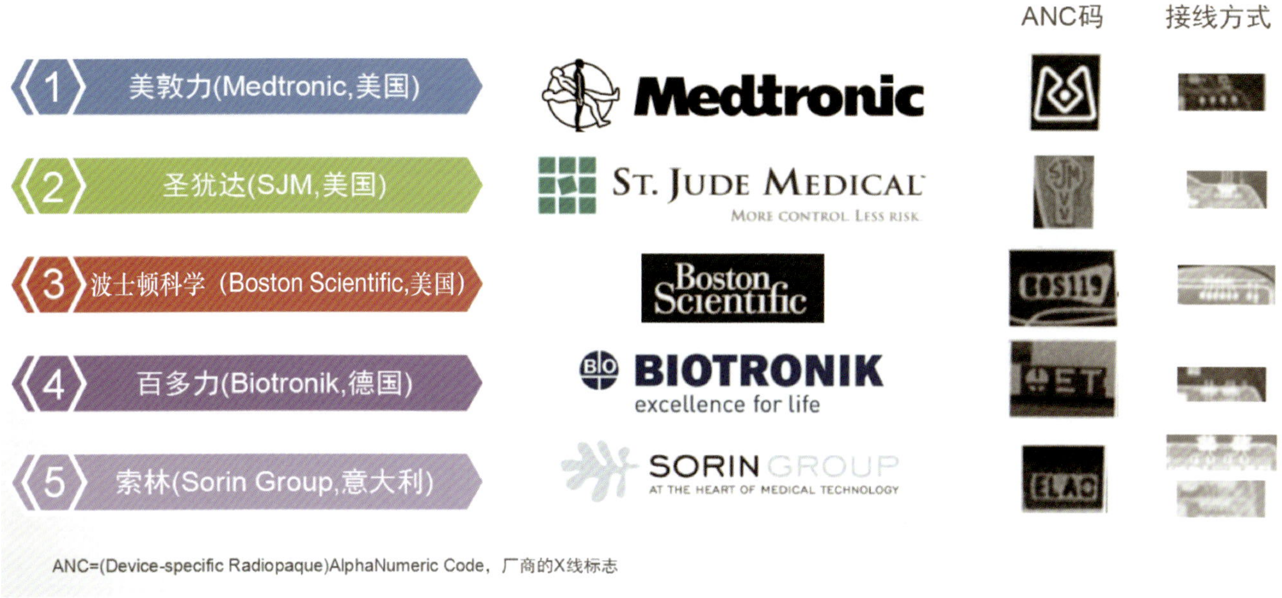

图 73.3　厂家标志、ANC 码和接线方式

有时 ANC 码并不能很明显观察到，但起搏器的接线方式则相对明显得多。

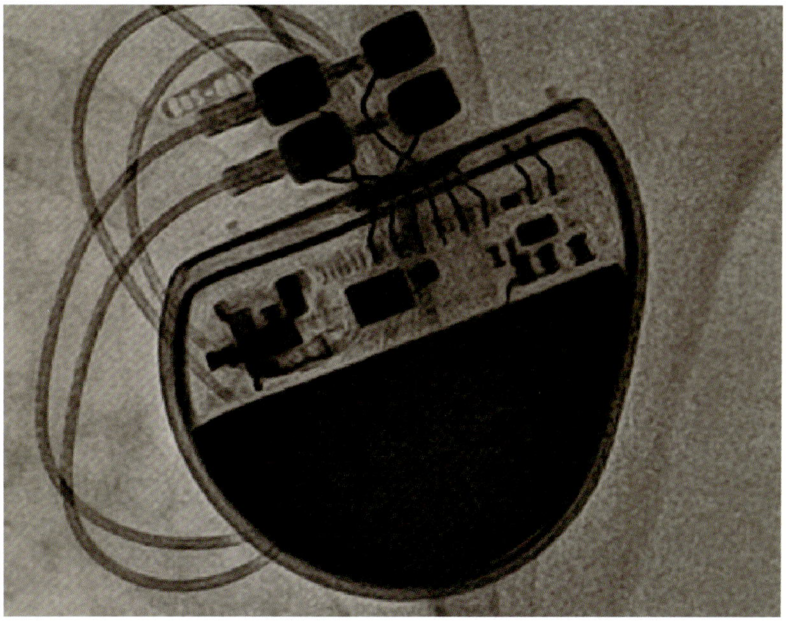

图 73.4　X 线胸片进一步放大

图 73.4 中起搏器整体外形像太阳镜片，6 + 2 接线方式像蜈蚣脚。

故而答案为 B. 波士顿科学公司（Boston Scientific）

参考文献：

吉亚军，杨亚莉，冯莉．通过胸片识别起搏器的简易三步法．中国心脏起搏与心电生理杂志，2017，31（2）：118-120.

出题：吉亚军（海宁市人民医院）

Case 74

介绍

患者女性，86 岁，因“病态窦房结综合征”植入双腔起搏器，术后 X 线胸片如图 74.1 所示，心电图如图 74.2 所示。

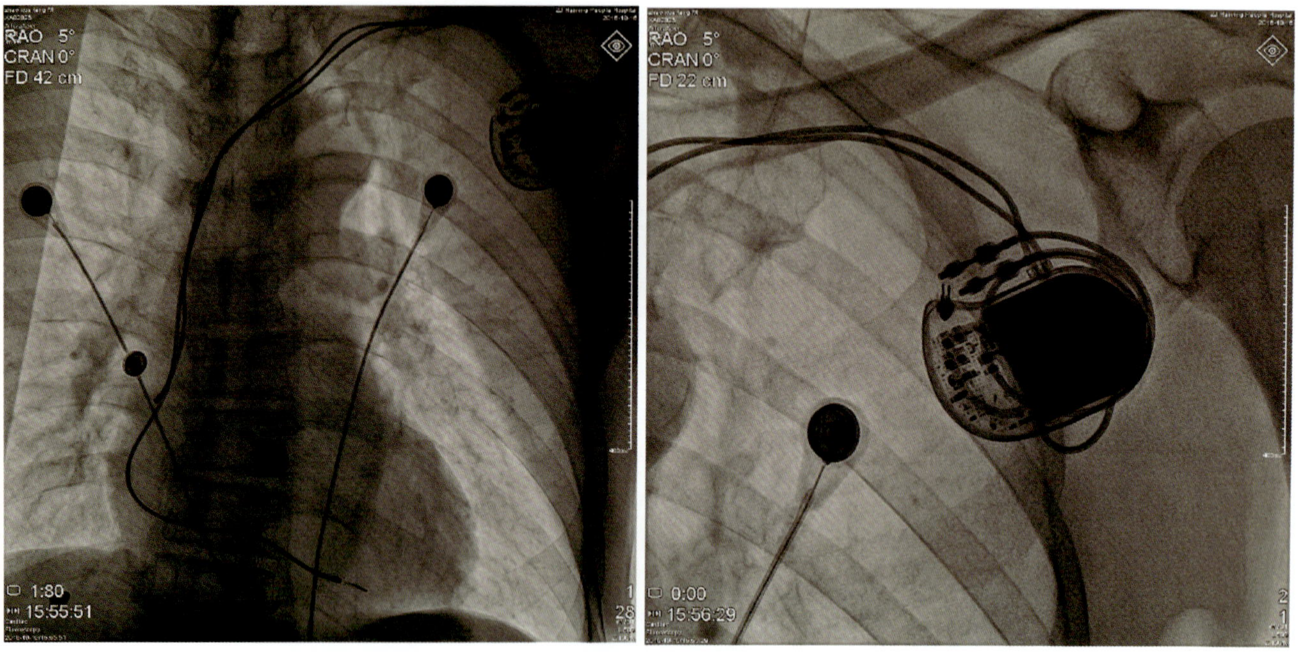

图 74.1 术后 X 线胸片

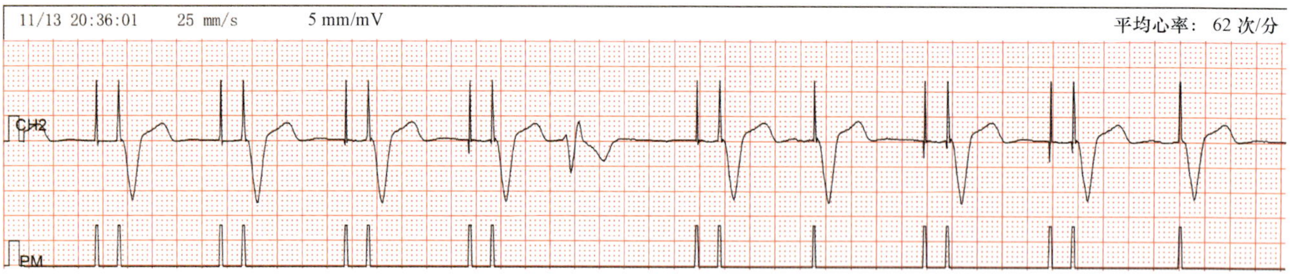

图 74.2 动态心电图记录片段

问题

请问该患者起搏器为以下哪个公司产品？（单选题）

A. 百多力公司（Biotronik）

B. 波士顿科学公司（Boston Scientific）

C. 美敦力公司（Medtronic）

D. 圣犹达公司（St.Jude Medical）

解答

A. 百多力公司（Biotronik）

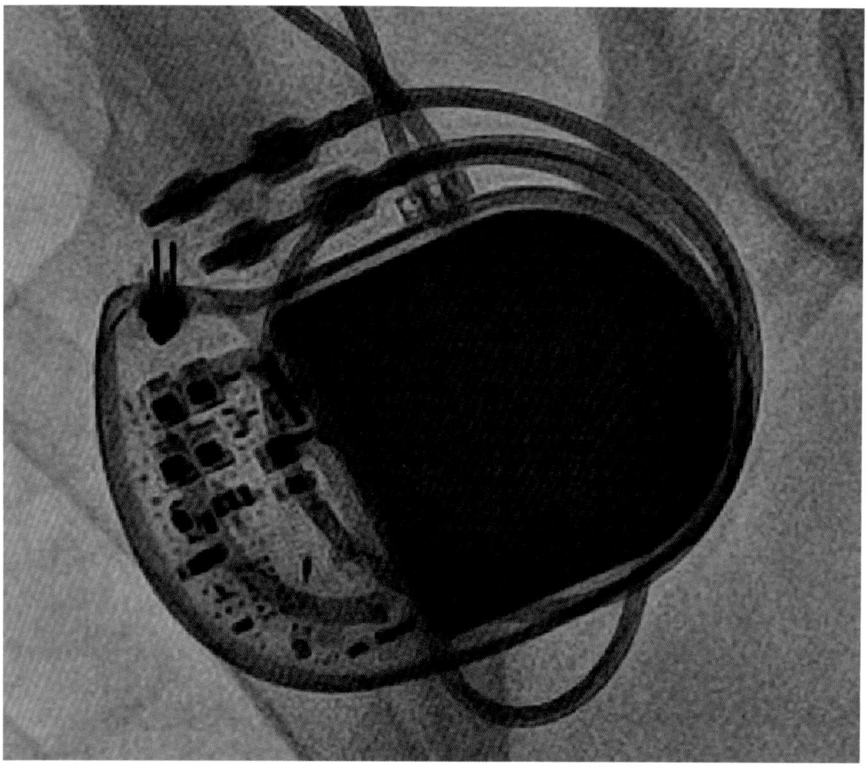

图 74.3　X 线胸片进一步放大

本起搏器整体外形像鸟嘴，外有“晕环”，结合接线方式和右上角隐约可见的 ANC 码。

所以答案为　A. 百多力公司（Biotronik）

参考文献：

吉亚军，杨亚莉，冯莉 . 通过胸片识别起搏器的简易三步法 . 中国心脏起搏与心电生理杂志，2017，31（2）：118-120.

出题：吉亚军（海宁市人民医院）

起搏器散点图

Case 75

介绍

患者男性，87 岁。因“病态窦房结综合征”植入起搏器进行 VVI 起搏 3 个月，行动态心电图检查，图 75.1 为某一小时的散点图。

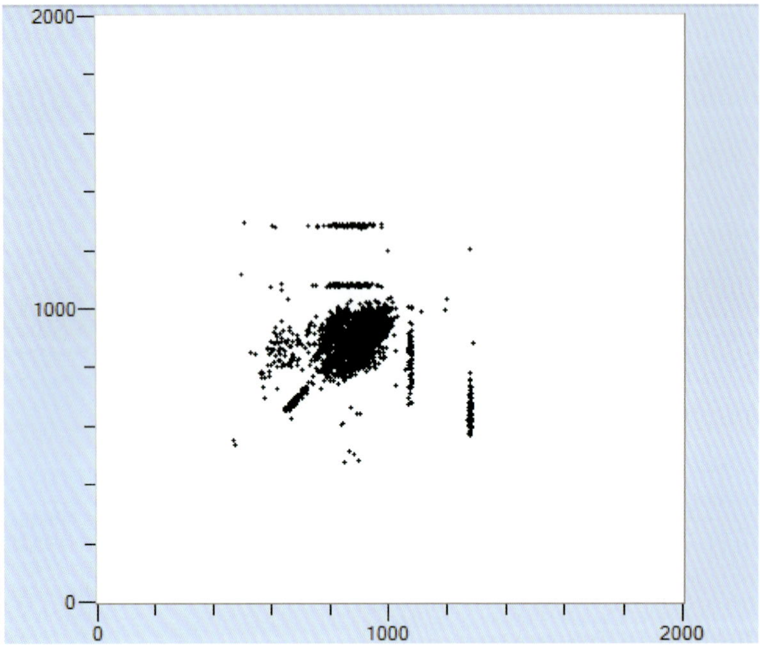

图 75.1 动态心电图记录某一小时的散点图

问题

根据题目所给信息，下列选项中关于起搏器功能的描述哪项正确？（单选题）

A. 单腔心室起搏呈 VVI 起搏模式，起搏器开启频率滞后功能

B. 单腔心室起搏呈 VVI 起搏模式，起搏器开启频率滞后搜索功能

C. 单腔心室起搏呈 VVI 起搏模式，起搏器开启频率应答功能

D. 单腔心室起搏呈 VVI 起搏模式，起搏器开启休息频率功能

解答

D. 单腔心室起搏呈 VVI 起搏模式，起搏器开启休息频率功能

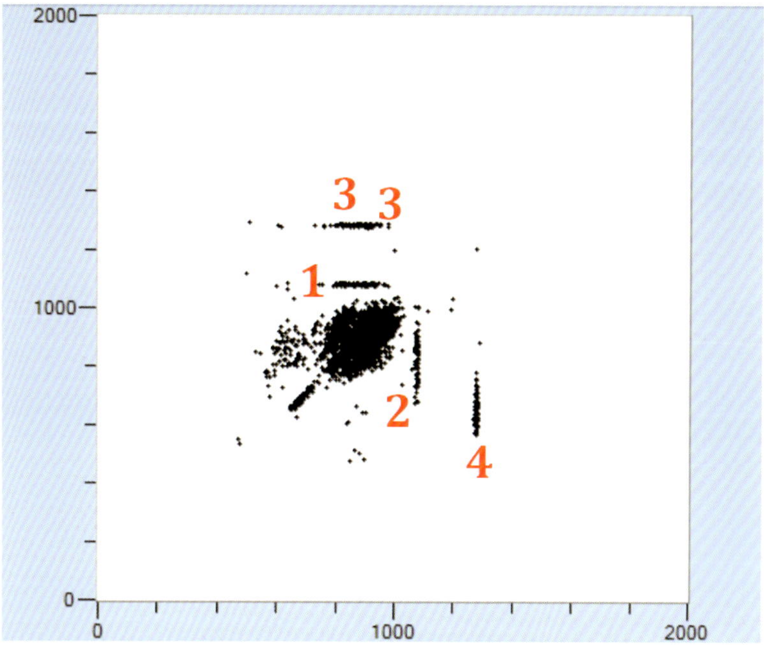

图 75.2 动态心电图记录某一小时的散点图

本例心电图是个单腔的 VVI 起搏器，散点图中起搏器的节律主要分布在图中呈“直尺状”的 1 － 4 团散点中，第 1、3 团散点分布在 45° 线上方的减速带，总体呈“短长”的 RR 间期变化，横坐标长短不一，说明该心搏的前周期不固定，应该为自身的 VS 事件。

纵坐标固定，说明该心搏的后周期为固定频率的心室起搏。但第 1 团散点与第 3 团散点，纵坐标分别为 1030 ms 与 1230 ms，说明该起搏器低限频率间期有两种，起搏频率分别为 60 次 / 分与 50 次 / 分。因此，第 1、3 团散点其实所反映的含义是“自身 VS 事件后，出现了两种不同频率的起搏间期”，这样就可以排除“频率滞后”功能。

“频率滞后”功能是一种被动性滞后，只有在自身 VS 事件以后才出现起搏频率的减慢，而这个病例同样在 VS 事件后，有时候起搏频率是 60 次 / 分，有时候是 50 次 / 分，所以不符合。而“频率滞后搜索”功能是一种主动性滞后，一般在没有自身 VS 事件时，周期性定期强迫减慢起搏频率，而这个病例中没有连续的心室起搏事件，所以也不符合。

只有圣犹达公司的“休息频率”功能，是由传感器启动，只要传感器认为患者处于“休息”状态，就会随时启动，所以才出现同样在自身 VS 事件后，有时候按 60 次 / 分起搏，有时按 50 次 / 分（休息频率）起搏，符合上述散点图的特点。图中第 2、4 团散点所反映的含义，刚好与第 1、3 团散点相反，是由起搏事件（VP）转为自身心室事件（VS）。

图 75.3 为该患者的逆向心电图。

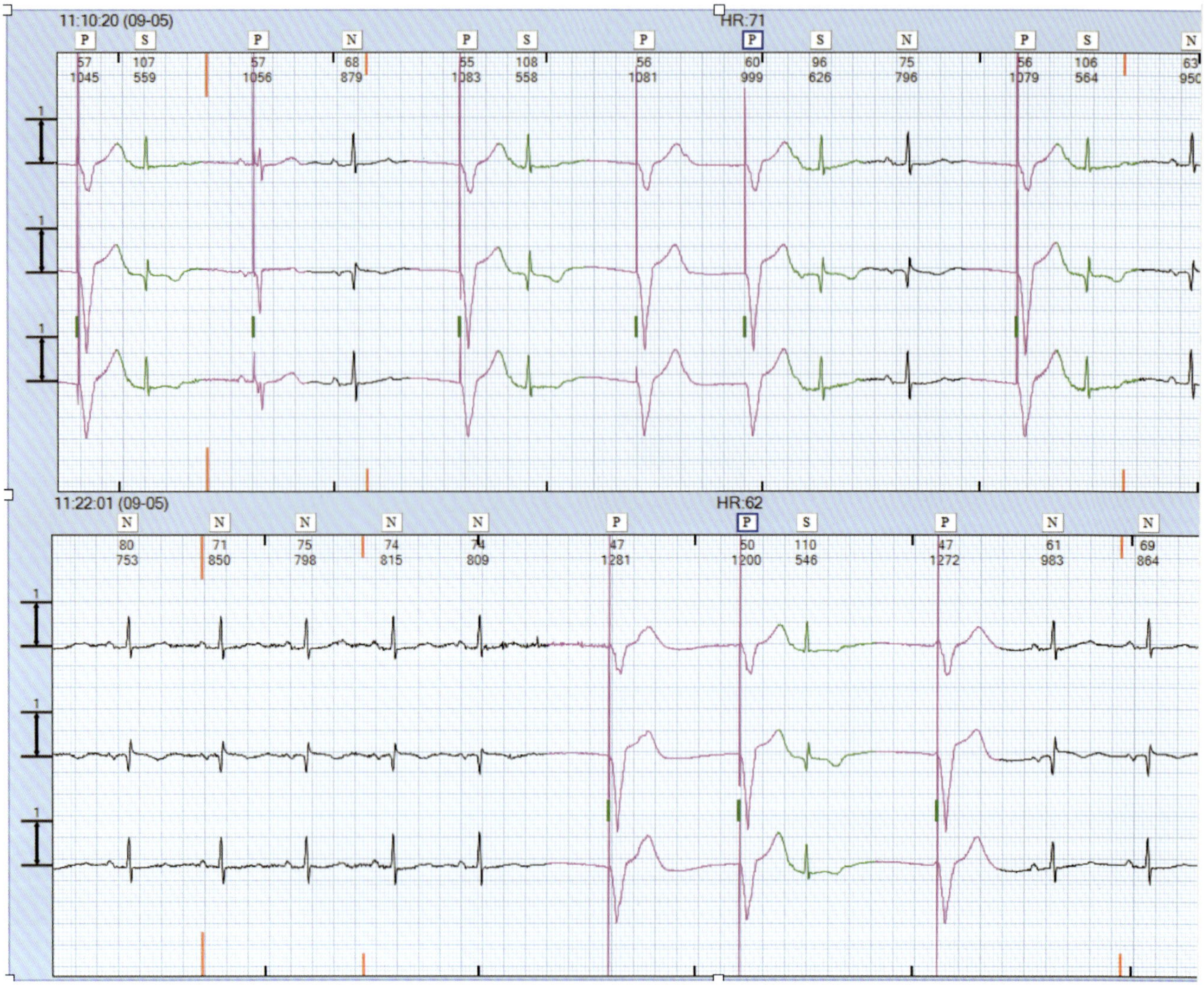

图 75.3　逆向心电图

出题：李则林（浙江省中西医结合医院）

Case 76

介绍

患者男性，83 岁，老干部。因“持续性心房颤动伴三度房室传导阻滞”植入 DDDR 起搏器 3 年，图 76.1 为某一小时的 RR 间期散点图。

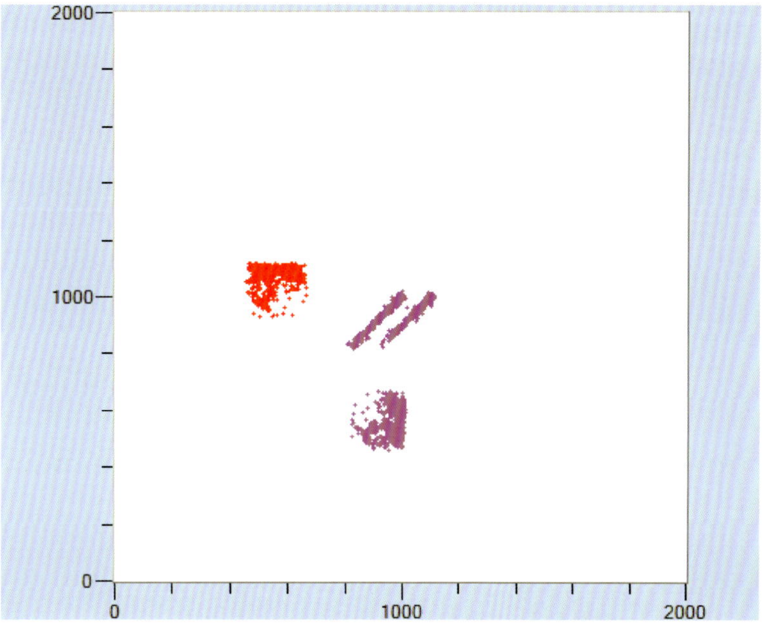

图 76.1 动态心电图记录某一小时的 **RR** 间期散点图

问题

根据题目所给信息，下列选项中关于起搏器功能的描述哪项正确？（单选题）

A. VVIR 起搏模式，频发室性早搏，起搏器开启 AV 滞后功能

B. VVIR 起搏模式，频发室性早搏，起搏器感知延迟现象

C. VVIR 起搏模式，频发室性早搏，起搏器开启滞后搜索功能

D. VVIR 起搏模式，频发室性早搏，起搏器开启休息频率功能

解答

B. VVIR 起搏模式，频发室性早搏，起搏器感知延迟现象

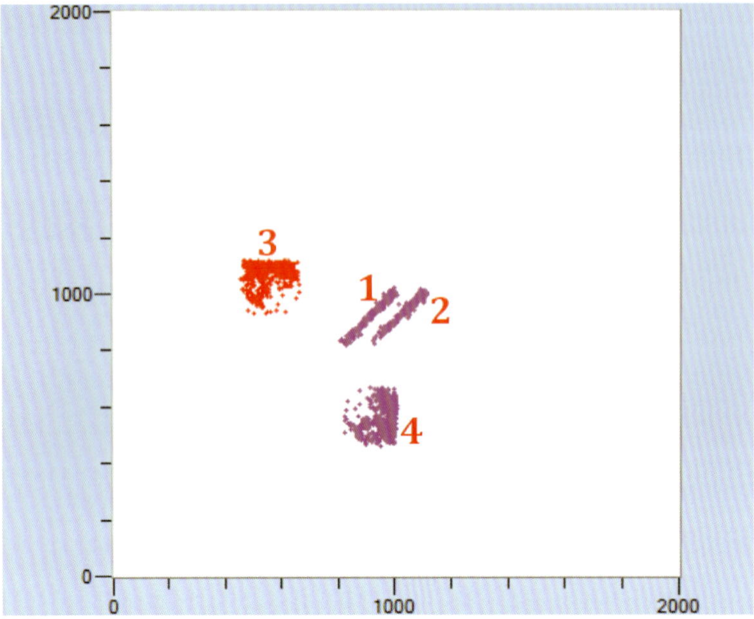

图 76.2 动态心电图记录某一小时的 RR 间期散点图

本例散点图是个起搏器植入术后患者的某一小时 RR 间期散点图，图中主要有 4 个散点团（吸引子），分别用 1 ～ 4 来表示。第 1 团散点呈“直尺状”分布于 45° 线上，代表起搏器的主导节律，起搏频率 60 ～ 75 次 / 分，符合具有频率应答功能起搏器的特点。第 2 团散点分布特点基本与第 1 团散点类似，只是在第 1 团散点的基础上向右平移了 80 ms 左右。第 3、4 团散点对称分布于 45° 线的两侧，第 3 团散点横坐标短，纵坐标长，呈“短长”分布，代表室性早搏，室性早搏的出现形成了“一短一长”的 RR 间期变化；第 4 团散点横坐标长，纵坐标短，呈“长短”分布，代表室性早搏的前点（即早搏前的心搏），因为室性早搏的提前出现，导致其前一心搏的 RR 间期形成了“一长一短”的变化。

本题的重点在于第 2 团散点的形成，从室性早搏“四分布”的角度去理解，其实比较容易理解，第 2、3、4 团散点分别代表室性早搏的“早搏后点、早搏点、早搏前点”。第 2 团散点其实是由室性早搏的后点（即早搏后的心搏）所形成的，由于安装了起搏器，所以室性早搏后的完全性代偿间期被心室起搏的低限频率间期所取代，从早搏（VS）到起搏（VP）之间的距离应该等于低限频率间期，在散点图上应该严格重叠于第 1 团的主导节律中，但本例患者两者平移了 80 ms，说明从室性早搏（VS）到起搏（VP）之间的距离大于起搏器低限频率间期 80 ms，即起搏器识别室性早搏出现了“感知延迟”现象。“感知延迟”现象是起搏器心电图中经常见到的现象，起搏器识别自身心搏（VS）需要 QRS 波达到一定的电压（即起搏器的感知灵敏度）后才能感知，这中间存在一定的时间差，特别是来源于左心室的室性早搏，其除极的电位要被位于右心室心尖部的起搏电极感知到，需要的时间差更大，所以“感知延迟”现象也会更加明显。

本题 4 个选项中，只有选项 B 符合在感知自身心室事件（VS）后出现起搏延迟的现象，选项 C 与 D 所导致的起搏脉冲推迟现象与是否出现自身心室事件无关，选项 A 属于干扰项，图 76.3 为该患者的逆向心电图。

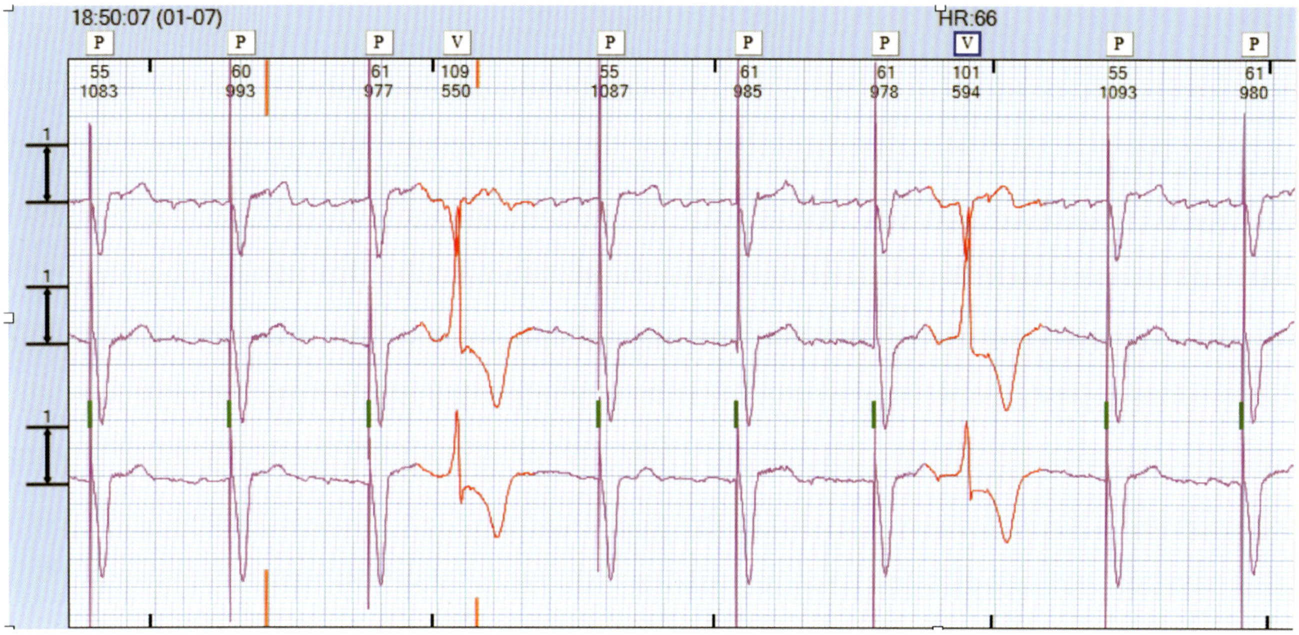

图 76.3　逆向心电图

出题：李则林（浙江省中西医结合医院）

起搏器功能故障

Case 77

病例介绍

患者，男性，89 岁。19 年前因“三度房室传导阻滞”行“永久性人工心脏起搏器植入术（VVI）”，6 年前因“起搏器电池耗竭”行“心脏起搏器（VVI）更换术”。近 1 个月来患者反复头晕，活动及改变体位时明显，休息后好转。动态心电图片段如图 77.1 所示。

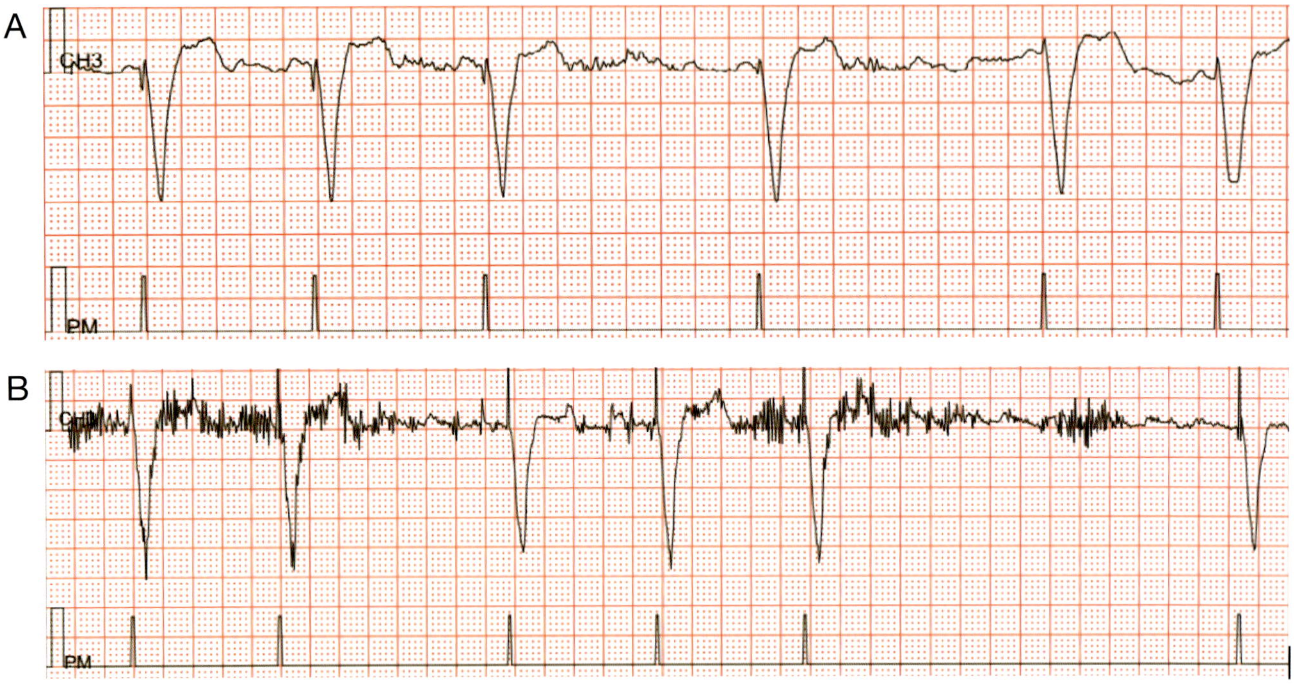

图 77.1 动态心电图片段

问题

该患者动态心电图表现可能是以下哪种原因所致？（单选）

A. 电池耗竭

B. 噪声反转

C. 心室过感知

D. 心室起搏不良

解答

C. 心室过感知

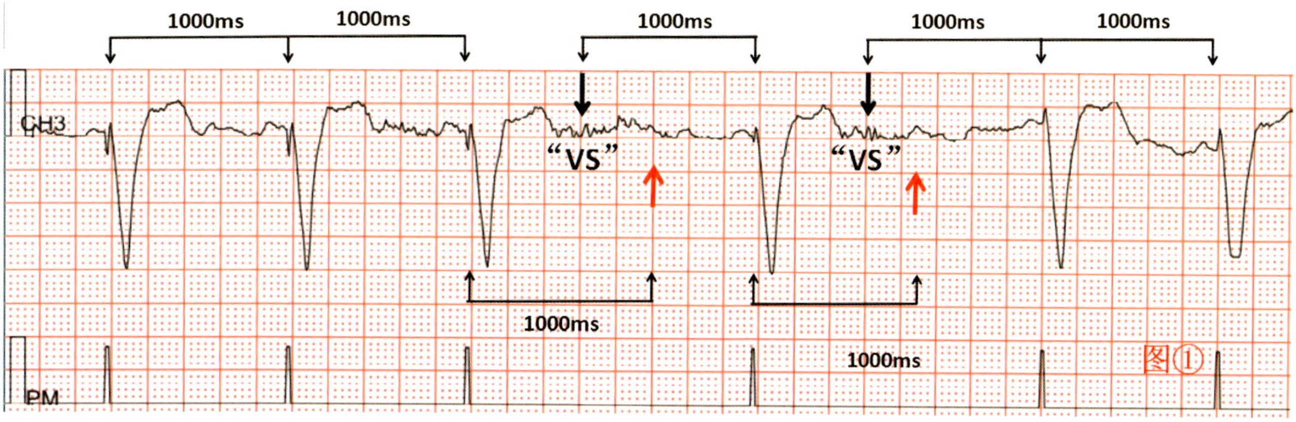

图 77.2 动态心电图片段

患者基础节律为心房颤动，低限起搏频率（LR）为 60 次 / 分，图 77.1 中的 A 和 B 均可见明显杂乱无章的肌电干扰信号。

图 77.1A 中 R3-R4、R4-R5 之间的 RR 间期明显超过低限频率间期（1000 ms），如图 77.2 中↑所示处为应该出现心室起搏脉冲的位置，而黑色箭头（↓）为发生过感知的部位，即该处的肌电干扰信号被过感知为 QRS 波群（"VS"），过感知的肌电干扰信号（如图 77.2↓所示）抑制预定的心室起搏脉冲的发放，从而引起起搏器计时周期的重整，造成心室长间歇（1.6 s）出现。

图 77.1B 同理，部分时间段连续过感知肌电干扰信号，导致起搏器计时周期的重整，造成最长的心室长间歇达 2.88 s。

通常感知过度是指起搏器感知患者自身心电信号之外的电信号，抑制起搏功能或触发心室起搏（双腔起搏器），导致起搏频率的改变。感知过度的常见原因主要包括：

1. 外源性干扰信号，如肌电干扰、电磁干扰等。
2. 内源性干扰信号，如自身 P 波、QRS 波群、T 波、交叉感知等。
3. 起搏系统自身因素，如感知灵敏度设置过高，起搏导线断裂、移位、绝缘层破裂、短路，设置单极感知等。

心室感知过度会抑制 VP 脉冲的发放，特别是起搏器依赖的患者，感知过度严重会导致心室停搏。

感知过度的预防及处理：①避免电磁场干扰环境；②尽量植入双极起搏导线，设置双极感知，降低感知灵敏度。

讨论

起搏器电池耗竭心电图表现较为复杂，不同厂家表现不同，最常见的表现是起搏器到达 ERI（择期更换指征）时，多数厂家会出现起搏频率（或起搏模式）变化，如果接近 EOL（End Of Life，服务终止）时，可能会出现起搏频率的进一步下降、感知功能丧失、部分起搏不良直至完全停止工作。

噪声反转功能设置的目的，旨在使起搏器在误感知电磁信号、肌电位等时，也能确保起搏，不致发生刺激脉冲发放受抑制和起搏丧失现象，噪声反转功能仅用于心室的起搏保护。通常起搏器在连续相对不应期内感知的噪声会重整心室不应期，但不会重整低限频率间期。

如果是心室起搏不良引起的长间歇，那么在红色箭头处应该可见心室起搏脉冲发放，并且长间歇一般与低限频率间期呈倍数关系。

出题：吉亚军（海宁市人民医院）

Case 78

介绍

患者女性，92 岁，2 个月前因“二度Ⅱ型房室传导阻滞”植入双腔起搏器（型号：圣犹达 5286）。起搏器参数设置：模式 DDD，基本频率 60 次 / 分，PAV/SAV 为 170/150 ms，常规复查动态心电图片段如图 78.1 所示。

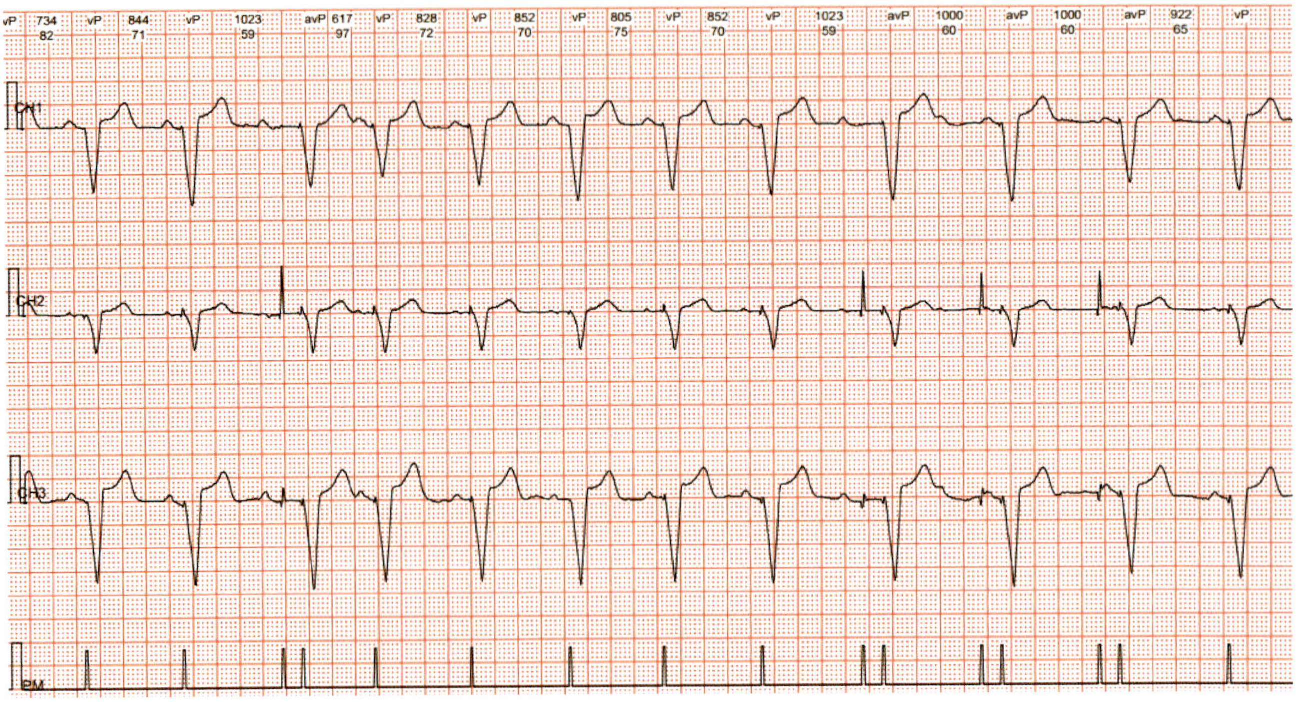

图 78.1 动态心电图片段

问题

请选出以下正确的选项？（单选题）

A. 间歇性心房感知不良

B. 间歇性心房感知不良伴部分起搏不良

C. PMT 干预功能

D. 空白期房扑搜索功能

解答

A. 间歇性心房感知不良

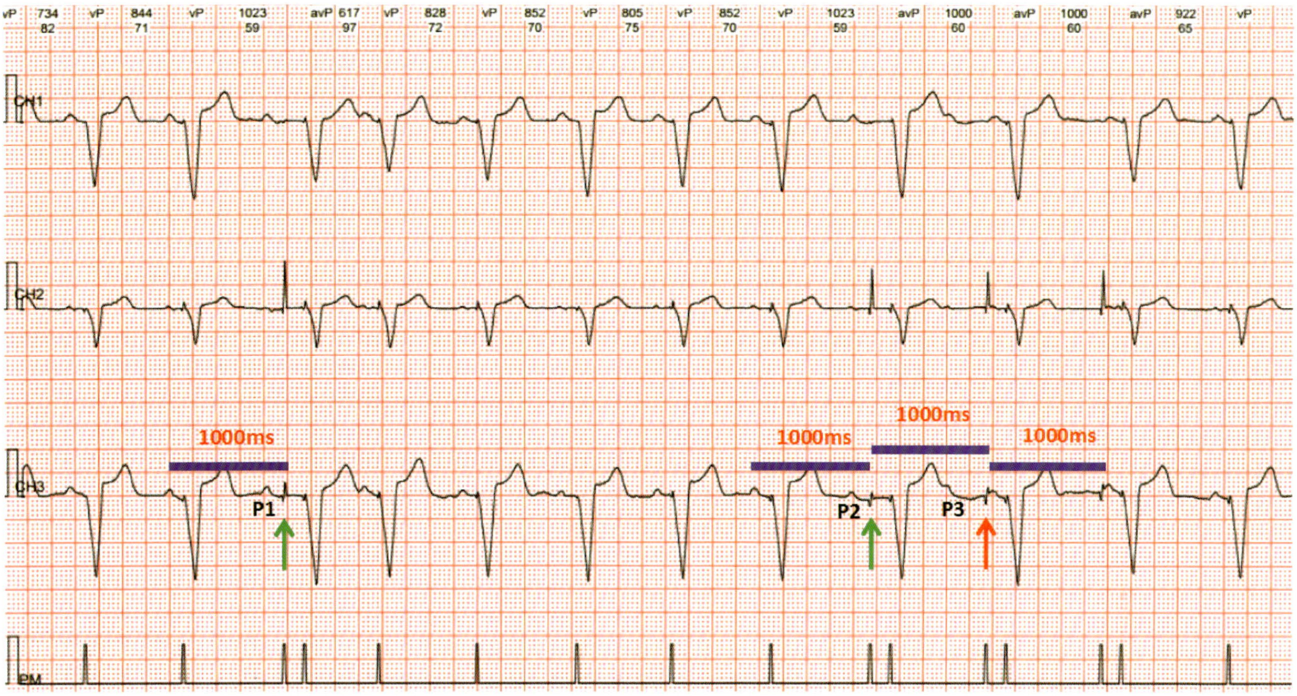

图 78.2 动态心电图片段

图中起搏器呈 DDD 起搏模式，因自身的窦性频率（70 次 / 分左右）快于基础起搏频率，图中多数表现为 VAT 工作方式（AS-VP 序列）。但图中 P1、P2、P3 后面表现为 DDD 工作方式（AP-VP 序列），仔细测量，可发现 AP 至前面正常感知的窦性 P 波的距离刚好 1000 ms（如图中紫线标线），考虑 P1 ~ P3 未被起搏器感知，其余窦性 P 波均正常感知，存在间歇性心房感知不良；P1、P2 后面的 AP 信号落在自身窦性 P 波后的心房不应期，造成功能性失夺获（如图 78.2 ↑ 所示），P3 后面的 AP 信号距离其前面的自身窦性 P 波距离较远，脱离了自身心房不应期，AP 夺获心房（如图 78.2 ↑ 所示），提示心房起搏功能正常。

讨论

圣犹达 PMT 干预功能：通常在 10 个连续的 AS-VP 事件后，延长心室后心房不应期（PVARP）至 480 ms，使 AS 事件变为 AR 事件，引起心动过速终止。从图中看，窦性节律的频率 70 次 / 分，未达到 PMT 检测频率，且 RP 距离远远大于 480 ms，故不符合 PMT 干预功能运作特点。

空白期房扑搜索功能（BFS）是美敦力公司起搏器的一项功能：心房扑动发生时，常常会发生部分 F 波与 QRS 波重叠，落入心室后心房空白期（PVAB）中而不被计数，使心房频率不能被准确计算，起搏器不能及时进行自动模式转换，常呈 2∶1 心室跟踪。针对这一问题，美敦力公司自 KAPPA700 系列起搏器增加了空白期房扑搜索功能，其运作方式是持续的 AS-VP 工作方式时，如果连续 8 个 AA 间期＜心房总空白期（TAB）的 2 倍，或同时＜ 2 倍模式转换频率间期，将触发空白期房扑搜索功能。此时起搏器会延长第 8 个 VP 后的 PVARP，使下一个心房事件落于不应期中变为不应期内感知事件（AR），并以此 AR 事件为基础，根据当前 AA 间期开启一个警觉期，如果警觉期内出现心房感知事件（AS），且 AR-AS 间期小于模式转换间期，立即进行模式转换，否则于警觉期结束时发放心房起搏脉冲（AP），AP 后无心室感知事件，AP 后 30 ~ 80 ms 发放心室起搏脉冲。显然此图不符合 BFS 功能运作。

出题：杨亚莉（仙桃市第一人民医院）

Case 79

介绍

患者男性，88 岁，农民；因“间歇性高度房室传导阻滞”植入美敦力 DDD 起搏器 2 年，图 79.1 为动态心电图片段。

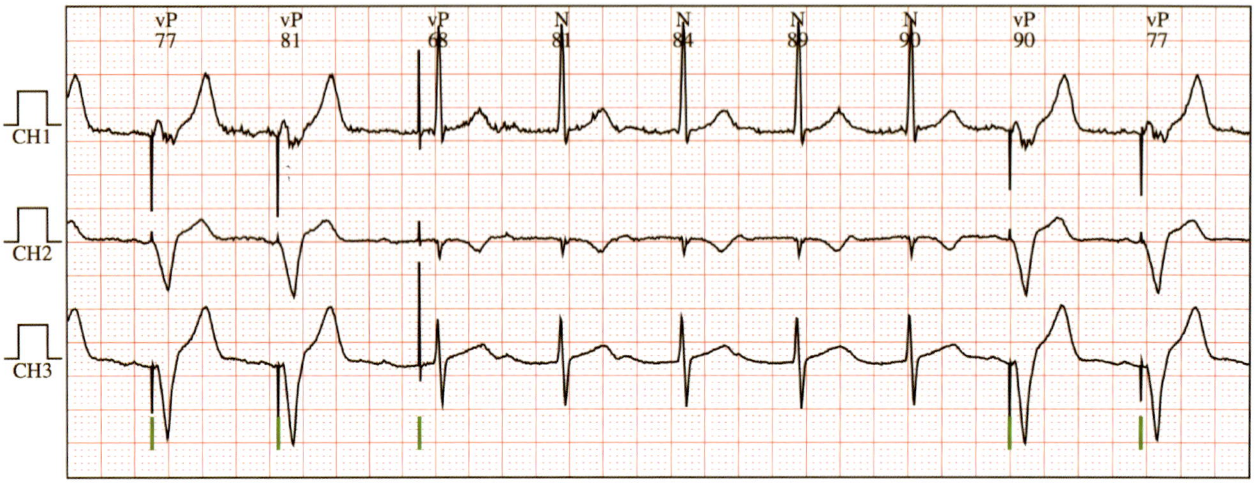

图 79.1 动态心电图片段

问题

下列选项中关于起搏器功能的描述哪项正确？（单选题）

A. 起搏器间歇性心室感知不良

B. 起搏器间歇性心房感知不良

C. 起搏器运行鼓励房室结自身下传的功能

D. 起搏器运行鼓励自身窦性节律的功能

解答

B. 起搏器间歇性心房感知不良

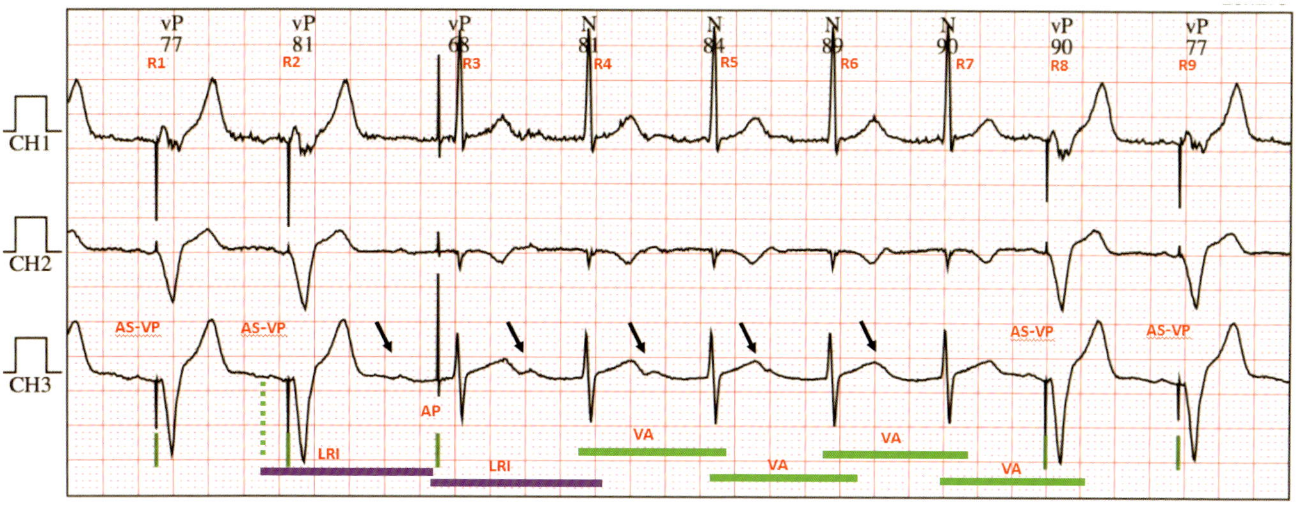

图 79.2 动态心电图片段

从图 79.2 上看，R1、R2、R8、R9 前面的 AV 间期均相等，SAV ＝ 150 ms，仔细测量 R3 前面的起搏脉冲距离前面的 P 波距离较远（大于 SAV 间期），那么该起搏脉冲是心房起搏脉冲还是心室起搏脉冲呢？

我们可以来个假设：

第一种可能：如果此脉冲是心室起搏脉冲，是起搏器为鼓励自身房室结下传，开启 AV 间期自动搜索功能吗？患者植入的为美敦力起搏器，美敦力起搏器开启 AV 间期自动搜索功能时，一般 AV 间期连续延长 16 次，显然此图不符合。

第二种可能：如果此脉冲是心房起搏脉冲，显然 R3 前面的 P 波未被起搏器感知，通常美敦力起搏器为改良的心房计时，故从 R2 前面的 P 波开始以低限频率间期发放下一次心房脉冲，该心房起搏脉冲刚好落在自身心房 P 波的不应期，发生功能性失夺获，随后自身下传的 QRS 波群（R3）被起搏器感知（PAV 间期内感知），抑制心室起搏脉冲的发放。显然 R3 ～ R7 前面的 P 波（如图 79.2 ↘ 所示）均未被起搏器所感知（P 波距离前面 QRS 波群距离较远，脱离 PVARP），而 R4-R5 间期、R5-R6 间期、R6-R7 间期均大于 VA 间期，故心房脉冲都被抑制发放。R8、R9 前面的 P 波被起搏器正常感知，故引起心室跟踪起搏（VAT）。显然此图为起搏器发生了间歇性心房感知不足，导致间断心室未跟踪起搏。

出题：李则林（浙江省中西医结合医院）

Case 80

介绍

女性，75 岁，CRT 植入术后 5 年（具体品牌型号不详）。今查动态心电图，片段如图 80.1 所示。

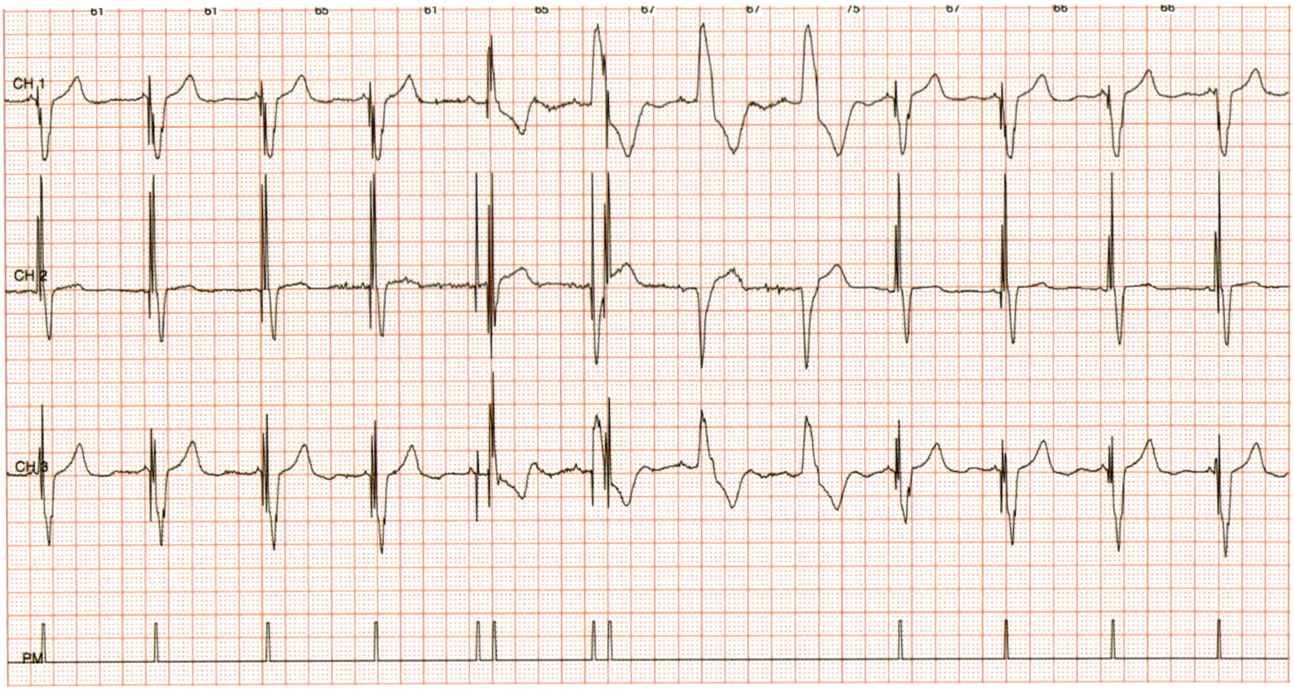

图 80.1 动态心电图片段

问题

根据题中所给信息，请问应如何处理？（单选题）

A. 无需处理

B. 增加左室输出

C. 调整心房感知

D. 优化 AV 间期

E. 调整上限跟踪频率

解答

C. 调整心房感知

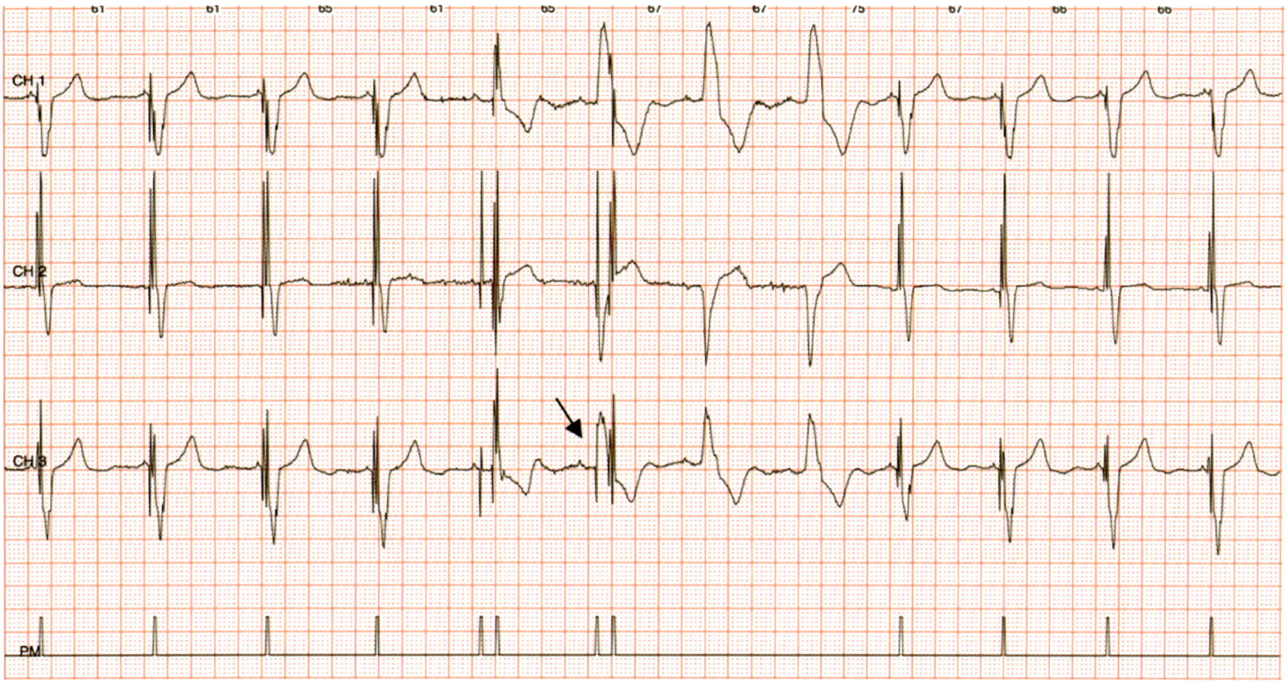

图 80.2　动态心电图片段

本图可见自身 P 波规律出现，前、后一段中心室 1∶1 跟踪自身 P 波（VAT 工作方式），第 5 和第 6 个心搏为房室顺序起搏，起搏频率 60 次 / 分。其中第 6 个心搏（如图 80.2 ↘ 所示）的 A 脉冲与之前 P 波相距较远，下传的 QRS 波因处于心房后心室空白期（PAVB），于 AV 间期结束时发放双室同步起搏脉冲，功能性失夺获。第 5 个心搏同样因心房感知不良，AP 按照低限频率间期发放，心房起搏功能性失夺获，心室起搏与自身下传形成室性融合波。第 7 和第 8 个心搏为自身下传，PR 间期＞ PV 间期；这些信息均提示存在间歇性心房感知功能不良，CRT 植入患者，应尽量保证双室同步起搏，减少自身下传，因此处理应为 C. 调整心房感知。

出题：叶沈锋（浙江大学附属第二医院）

Case 81

介绍

男性，85 岁，因“高度房室传导阻滞”植入圣犹达 5286 双腔起搏器，随访动态心电图记录，片段如图 81.1 所示。

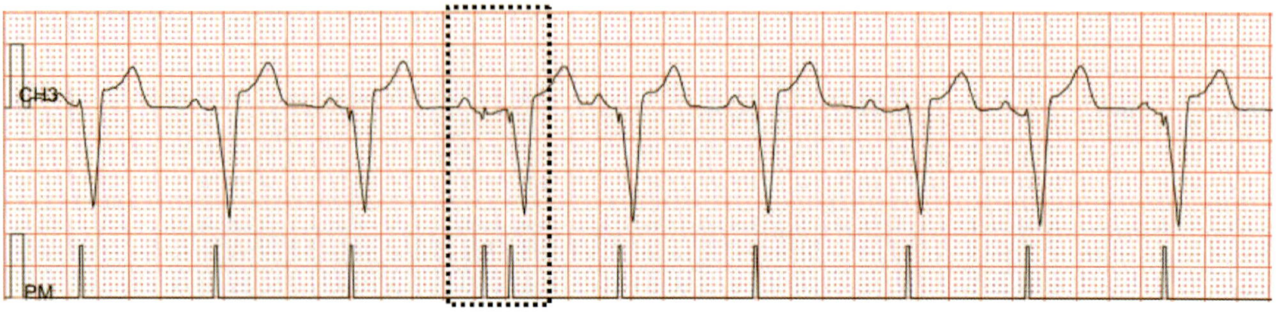

图 81.1 动态心电图片段

问题

请问图中产生起搏双脉冲的原因最大可能为以下哪项？（单选题）

A. 间歇心房感知不良

B. 间歇心室起搏不良

C. 伪差

D. 心室过感知

解答

A. 间歇心房感知不良

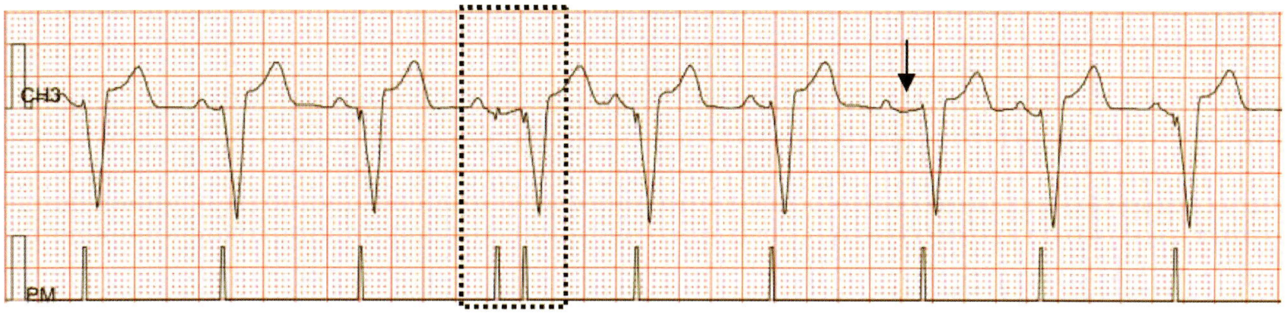

图 81.2 动态心电图片段

如图 81.2 所示，前 3 个心动周期为 AS-VP 序列（VAT 工作方式），第 4 个心动周期（即方框内所示）P 波后可见双脉冲信号，第二个脉冲后可见起搏 QRS 波群，明确此脉冲为 V 脉冲。

双脉冲的组合存在以下几种可能性：

1. 伪差 -VP 序列：即考虑前一个脉冲为伪差（C 选项），PM 通道误标。此时 PV 间期较前 3 个心动周期延长，为 AV 搜索功能（AICS 或 VIP）运作的一跳，搜索失败后下一个心动周期回到设置 SAV 间期。仔细观察，我们发现第 7 个心动周期（箭头所示）SAV 间期明显延长，明确第 7 个心动周期为 AV 搜索功能运作的一跳（5286 的 AV 搜索功能为 AICS）。如此短的时间内 AV 搜索功能不可能运作两次（其中 AICS：两次搜索之间间隔 5 min；VIP：两次搜索之间间隔最短 30 s），且两次长“SAV 间期”不等（前一个“SAV 间期”较后一个长约 40 ms）。此可能性被排除。

2. VP-VB（心室备用起搏）序列：即考虑前一个脉冲为心室起搏脉冲，间歇心室起搏不良（B 选项），备用脉冲发放夺获心室。通过测量双脉冲间期约 170 ms（圣犹达起搏器 VP-VB 间期不超过 100 ms），且下一个心动周期未见 SAV 间期延长（融合波排除法）可排除。

3. AP-VP 序列：即考虑前一个脉冲为心房起搏脉冲。如 D 选项：当双脉冲前存在心室过感知 T 波或其他外界信号时，双脉冲（AP-VP 序列）前自身 P 波因处于 VS（PVC）后的 PVARP（心室后心房不应期）而被标记为 AR（非心房感知不良），同时因 PVC 后反应导致随后 AP 提前发放。通过测量 P 波与 AP 之间的间期明显小于 330 ms（圣犹达起搏器 PVC 后反应开启时，AR-AP 间期不会小于 330 ms）可排除。

综上，正确答案是 A 选项：间歇心房感知不良。双脉冲（AP-VP 序列）前自身 P 波未被起搏器感知，起搏器按前一个 AS 后 AA 间期（1000 ms）发放 AP，设置 PAV（170 ms）结束时发放 VP。

出题：陈顾江（海宁市人民医院）

Case 82

介绍

男性，65 岁，圣犹达起搏器植入术后 1 年余，动态心电图片段如图 82.1 所示。

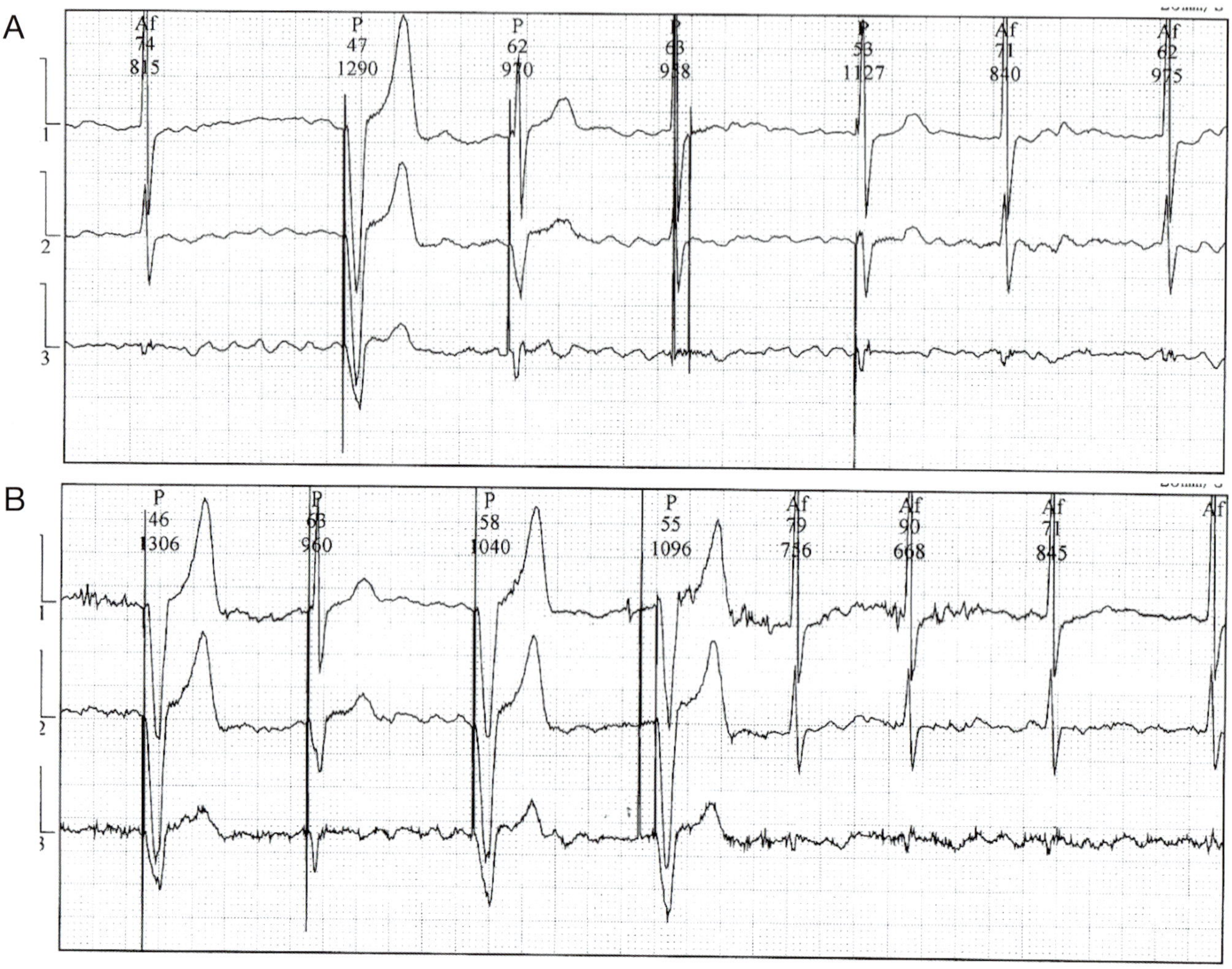

图 82.1　动态心电图片段（A、B 图非连续记录）

问题

根据题中所给信息，可能的诊断是以下哪项？（多选题）

A. 双腔起搏器呈 DDD 工作方式，心房感知不良，可见 VSS

B. 双腔起搏器呈 DDI 工作方式，间歇性心室过感知，可见 VSS

C. 单腔起搏器呈 VVI 工作方式，间歇性心室起搏功能异常，频率滞后功能开启

D. 单腔起搏器呈 VVI 工作方式，间歇性心室感知、起搏功能不良

E. 单腔起搏器呈 VVI 工作方式，心房自动夺获（Auto Capture）功能运作，起搏器功能未见明显异常

解答

C. 单腔起搏器呈 VVI 工作方式，间歇性心室起搏功能异常，频率滞后功能开启

E. 单腔起搏器呈 VVI 工作方式，心室自动夺获（Auto Capture）功能运作，起搏器功能未见明显异常

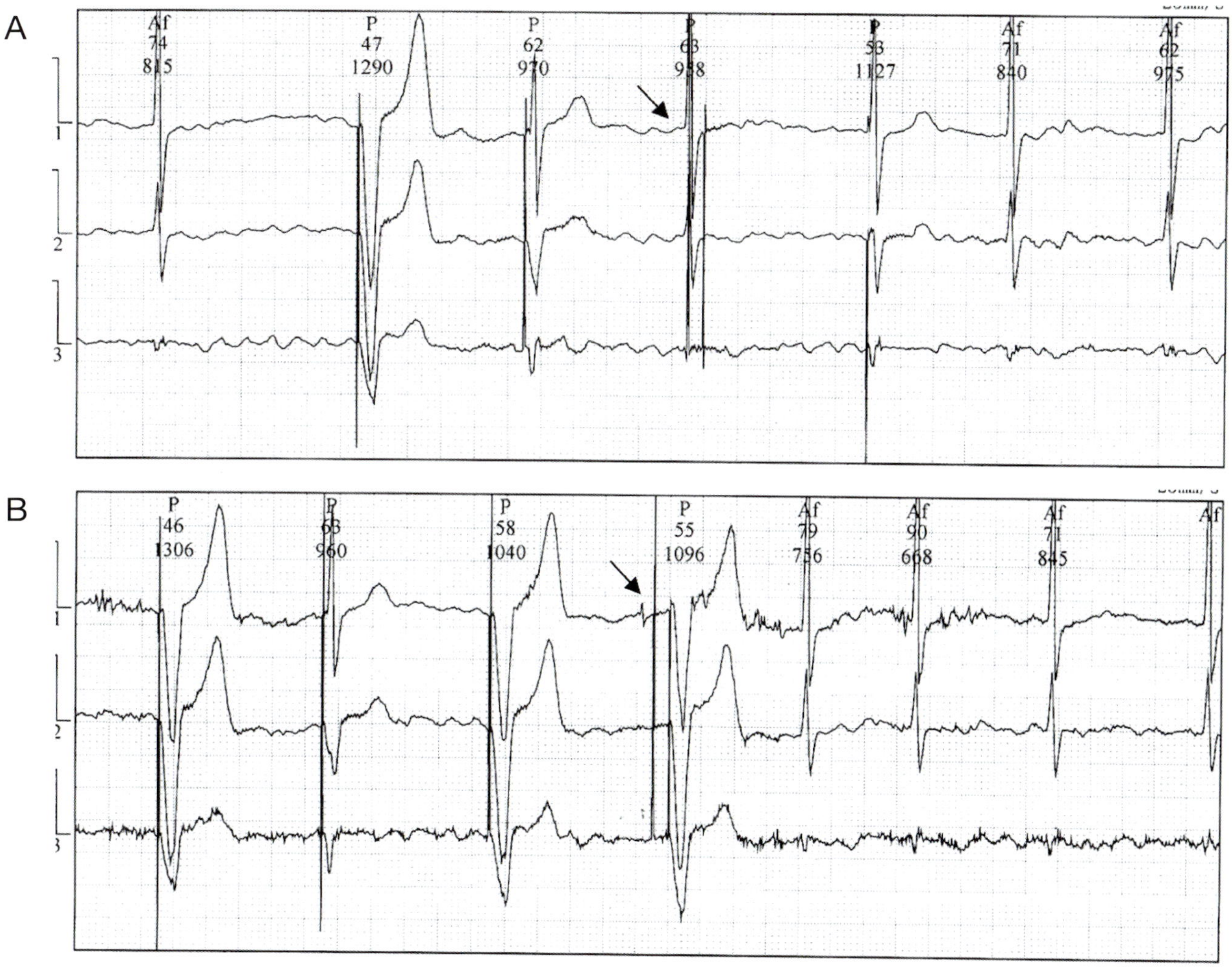

图 82.2 动态心电图片段（A、B 为非连续记录）

如图 82.2 所示：基础心律为心房颤动，间歇性心室起搏，起搏间期一致为 1000 ms。

双脉冲信号（如↘所示）：根据距前一 VP 脉冲 1000 ms，不难推测第一个脉冲也为 VP 脉冲；同理，后一脉冲距离其后脉冲也为 1000 ms，此脉冲也为 VP 脉冲，即初始脉冲失夺获（其中 A 图为假性融合波所致的功能性失夺获）后 100 ms 发放心室备用脉冲，备用脉冲重整低限频率间期，明确为 VVI 起搏方式，起搏频率 60 次 / 分。对于为何会发生失夺获，A 图是因为假性融合波所致（VP 脉冲落于心室肌生理不应期）；B 图中，显然没有自身 QRS 波干扰，所以我们可以用间歇性心室起搏不良来解释。

A 图中，第一个 QRS 波群（VS）后心室逸搏间期为 1200 ms，明确开启频率滞后功能，滞后频率 50 次 / 分。

至此，题目看似分析完满，但仍需谨慎结论，因为我们还有一种特殊情况未探讨——如果 VP 失夺获发生在圣犹达起搏器运行心室自动夺获（Auto Capture，AC）功能时呢？单腔起搏器的 AC 运行规则与双腔起搏器类似，其启动既可因为连续心室失夺获发生所致，也可因内置时钟到达默认时间而开始运行；而 AC 运行过程中发生的心室失夺获是因为起搏器主动降低起搏电压所致，并不代表存在夺获异常（此时不能诊断间歇心室起搏功能异常）。同时，AC 功能结束时，会自动开启一次频率滞后（即使部分型号起搏器程控并未开启频率滞后功能）。

因此，根据题目所给信息，其诊断也可能是 E. 单腔起搏器呈 VVI 工作方式，心室自动夺获（Auto Capture）功能运作，起搏器功能未见明显异常。

综上，答案 C、E 均可能。

出题：黄玥（嘉兴市第一医院）

Case 83

介绍

患者女性，72 岁，美敦力（Medtronic）单腔 VVI 起搏器植入术后 4 个月，门诊常规随访，常规心电图如图 83.1 所示，行起搏器程控时记录的心电图如图 83.2。4 个月前常规起搏器程控时参数如图 83.3。

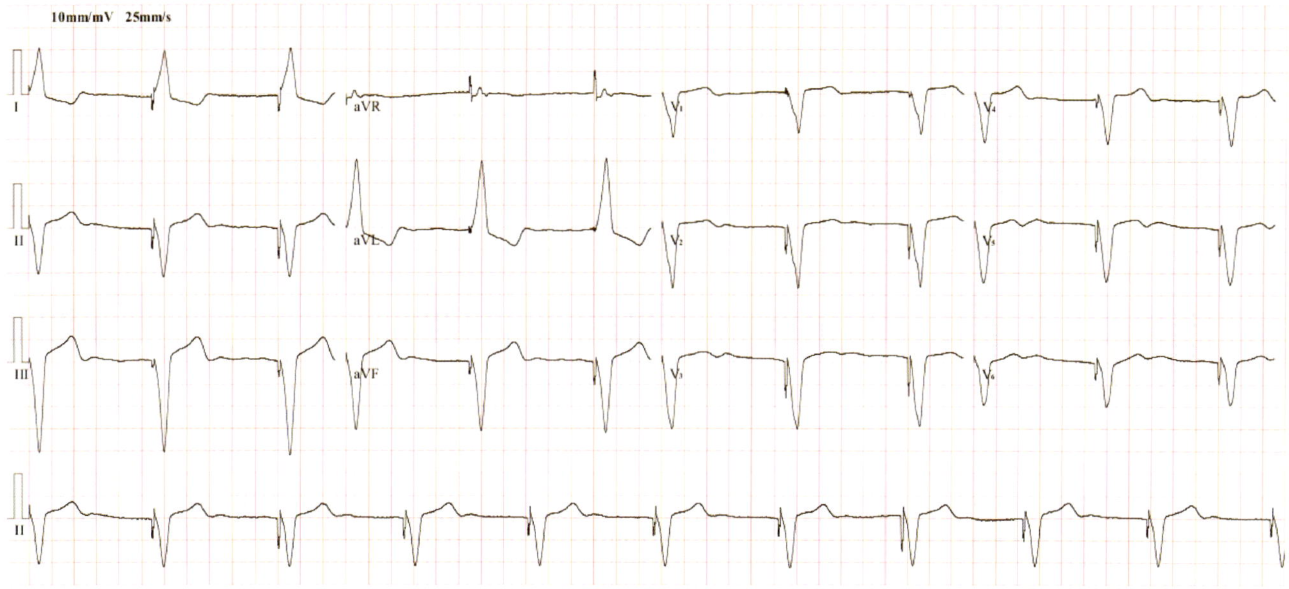

图 83.1 常规心电图

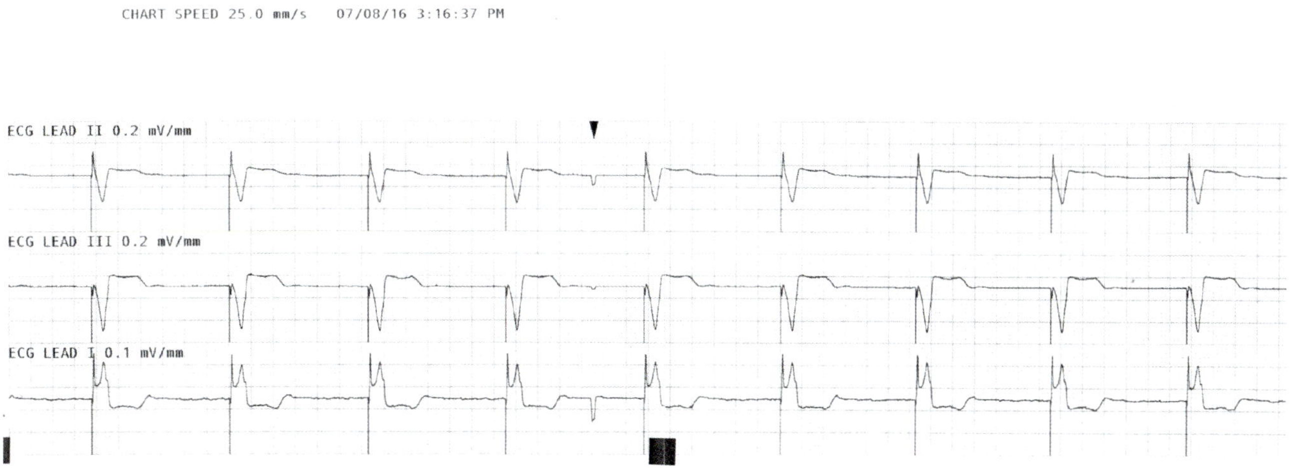

图 83.2 起搏器程控时记录的心电图

--------------- PARAMETER VALUES REPORT --------------- Page 1 of 1

Pacemaker Model: Prevail 8084

Parameter	Temporary	Permanent
Pacemaker Battery		OK
Pacing Mode	VOO	VVI
Rate	60	60 ppm
Hysteresis		OFF bpm
Refractory		325 ms
Amplitude	2.5	2.5 V
Pulse Width	0.42	0.42 ms
Sensitivity		2.5 mV
Polarity	Unipolar	Unipolar

-------------- REAL-TIME TELEMETRY REPORT

Pacemaker Model: Prevail 8084

Real-Time Telemetry Values:

Battery Status	OK
Battery Voltage	2.62 V (+/-5%)
Battery Current	5.7 uA
Pulse Duration	0.42 ms
Pulse Amplitude	2.47 V
Output Energy	3.9 uJ
Lead Current	3.8 mA
Lead Impedance	628 ohm

图 83.3　4 个月前起搏器程控参数

问题

该患者起搏器可能存在的问题及处理方法是什么？（单选题）

A. 心室感知过度，建议程控调整感知灵敏度

B. 起搏器功能未见异常，不必处理

C. 起搏器电重置，建议重新设置起搏参数

D. 电池耗竭，建议更换起搏器

解答

D. 电池耗竭，建议更换起搏器

起搏器程控资料显示，起搏器为单腔 VVI 起搏器，低限起搏频率 60 次 / 分；图 83.4 的 A 图是常规心电图：VVI 起搏心律，起搏频率 54 次 / 分，较设置的下限频率（60 次 / 分）下降了 10%，图 83.4 的 B 图为程控时的心电图：起搏频率 48 次 / 分，较设置的下限频率下降了 20%。需要注意的是，通常基础起搏频率下降 10%，为起搏器电池耗竭表现。

但为什么常规心电图起搏频率和程控时起搏频率不相等呢？原来这是一款早期的 Medtronic 起搏器，起搏器型号 Prevail 8084（程控参数资料有提示）。这款起搏器设置的电池耗竭频率表现为常规心电图起搏频率下降 10%，程控起搏频率下降 20%。现在常用的 Medtronic 起搏器，一般电池耗竭频率表现为恒定的 VVI 65 次 / 分（此频率无法程控设置）。

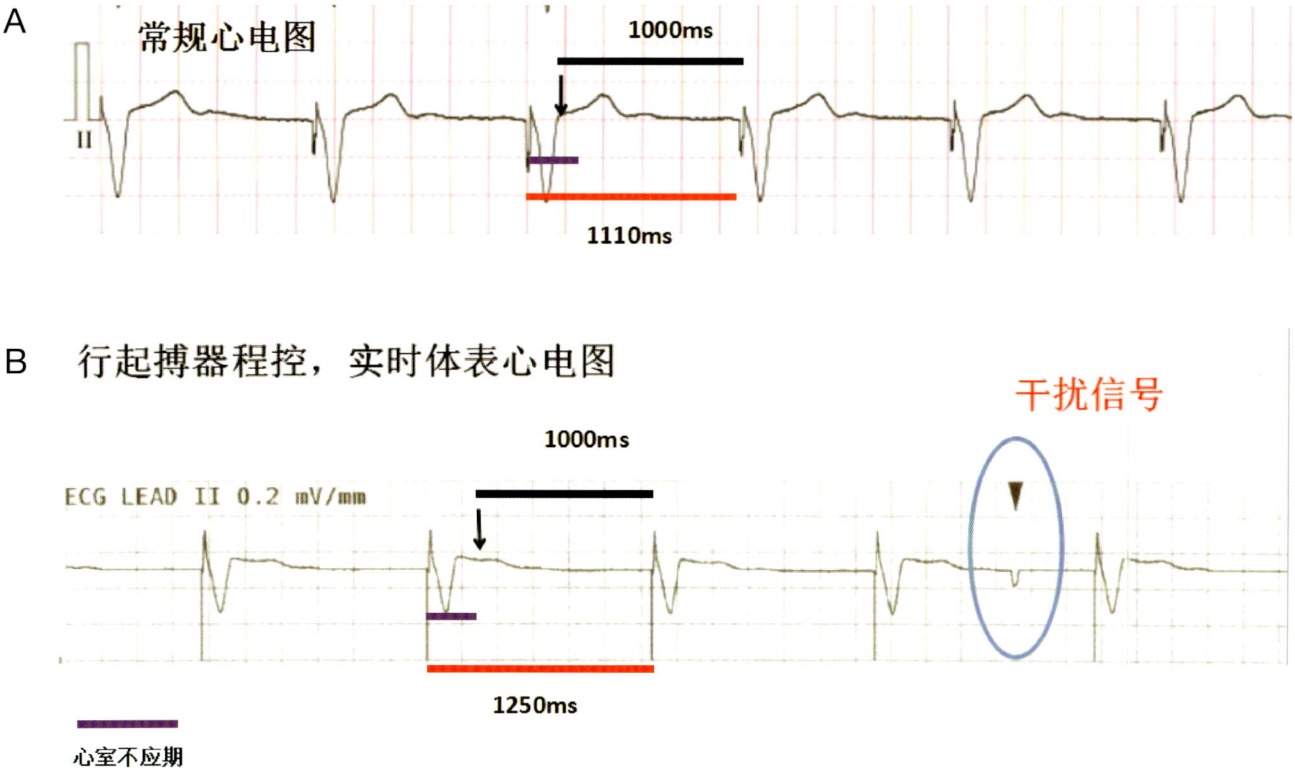

图 83.4 常规（A）、程控（B）时记录的心电图局部片段

讨论

其他选项：

常规心电图示起搏频率 54 次 / 分，而程控时心电图示起搏频率为 48 次 / 分，会是心室过感知导致起搏频率改变吗？我们可以假设图中的起搏频率改变是心室过感知引起的，患者低限起搏频率为 60 次 / 分，程控时体表心电图，从心室起搏脉冲反向测量 1000 ms，那么如图 83.4B 黑色箭头↓所示处（刚好在 T 波位置）为过感知部位，黑色箭头所示处已脱离心室不应期（心室不应期 325 ms），似乎此图能够解释；而常规心电图时，同样从心室起搏脉冲反向测量 1000 ms，那么图 83.4A 黑色箭头所示处为过感知部位，黑色箭头处于心室不应期内，不应期内感知事件不会重整起搏计时周期，显然上述假设是不成立的。图 83.4B 后面蓝色圆圈处有干扰信号，同样未引起心室起搏频率的改变，所以我们可以排除心室过感知引起的起搏频率的改变。

起搏器电重置是指低温环境或强电磁场干扰下，起搏器的起搏模式将转为 VOO/DOO 模式（各个厂家有所不同），但程控中会显示实际电量充足（不同于起搏器电池将耗竭时的 ERI 状态）。起搏器脱离低温或强电磁场，程控清除电重置状态，起搏器即可恢复正常。值得一提的是美敦力该型号起搏器（Prevail 8084）表现较为特殊，电重置情况下模式为 VVI，频率为 70 次 / 分。

出题：吉亚军（海宁市人民医院）

Case 84

介绍

患者男性，79 岁，单腔起搏器（波科起搏器）植入术后 2 年，常规复查心电图如图 84.1 所示。

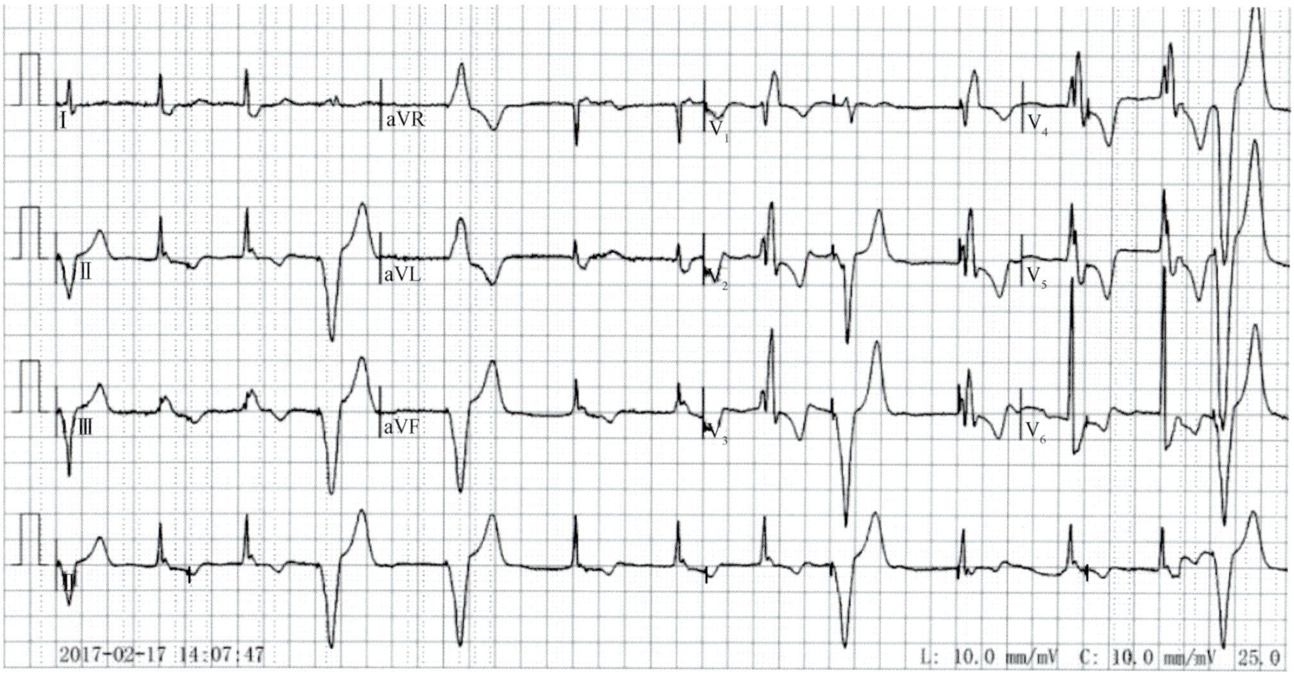

图 84.1 心电图片段

问题

以下对于该患者起搏器工作状态描述错误的是？（单选题）

A. 心室部分起搏不良

B. 心室感知不良

C. 未开启心室自动阈值管理功能

D. 心室噪声反转功能运作

解答

A. 心室部分起搏不良

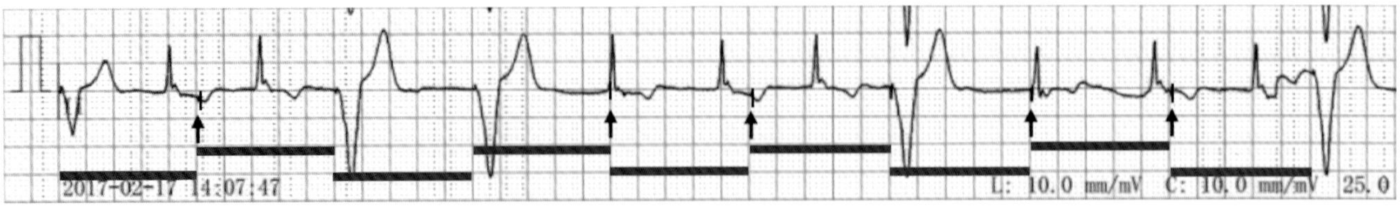

图 84.2 心电图片段

此图基础节律为心房颤动，心室起搏心律，呈 VVI 工作模式，起搏频率 60 次 / 分。图中窄 QRS 波群为自身下传 QRS 波群，呈右束支传导阻滞改变，宽 QRS 波群为心室起搏；心室起搏脉冲呈“固率”发放，自身 QRS 波群均未引起起搏器节律重整，提示心室感知不良；但是，也应考虑存在间歇性心室过感知的情况。因此，此图也有可能是噪声反转功能运作（虽然发生概率较小），单凭体表心电图无法区分，需通过腔内心电图予以鉴别。

部分心室起搏脉冲（如图 84.2 ↑ 所示）落在自身 QRS 波群后心室有效不应期内，部分呈假性起搏融合波，均属于正常现象，为功能性心室失夺获，不属于起搏故障。

波科起搏器的心室自动阈值管理功能具有心室逐跳监测功能，在心室起搏发生失夺获时，通常会发放心室备用脉冲。图中发生功能性失夺获时，并未见备用脉冲的发放，提示心室自动阈值管理功能未开启。

出题：杨亚莉（仙桃市第一人民医院）

Case 85

介绍

患者男性，57 岁。因“病态窦房结综合征”植入 DDD 起搏器术后 8 个月，行动态心电图检查，图 85.1 为动态心电图连续记录片段。

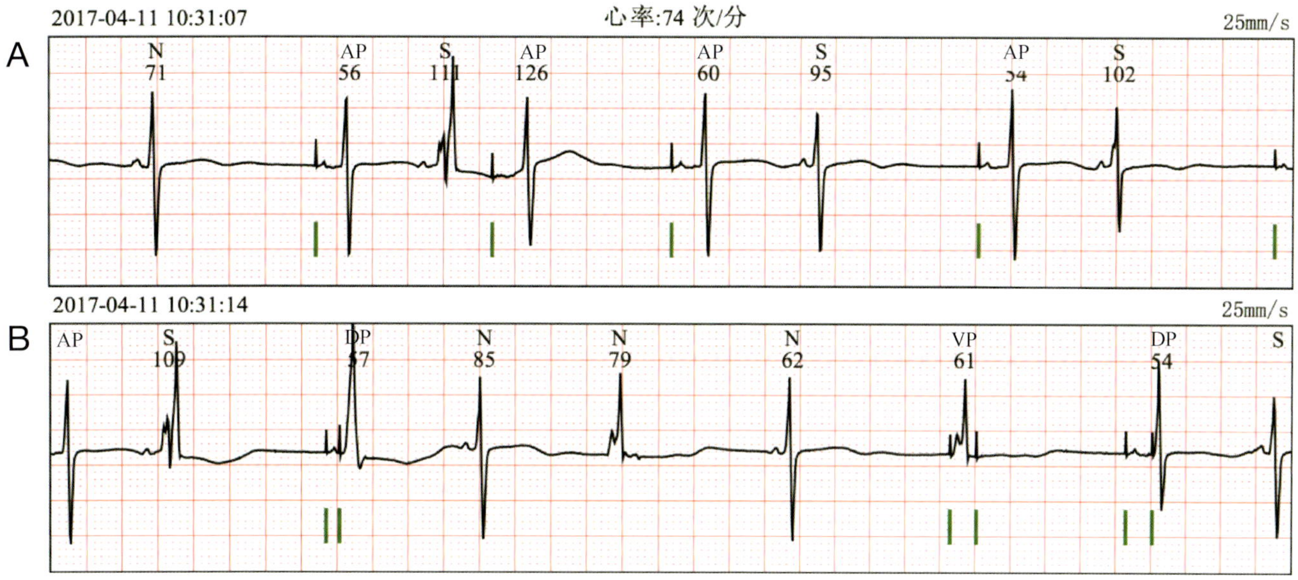

图 85.1　动态心电图片段

问题

下列选项中关于起搏器功能的描述哪几项正确?（多选题）

A. 起搏器间歇性心室感知不良

B. 起搏器间歇性心房及心室感知不良

C. 起搏器运行非竞争性心房起搏（NCAP）

D. 起搏器运行心室起搏管理功能（MVP）

解答

A. 起搏器间歇性心室感知不良

D. 起搏器运行心室起搏管理功能（MVP）

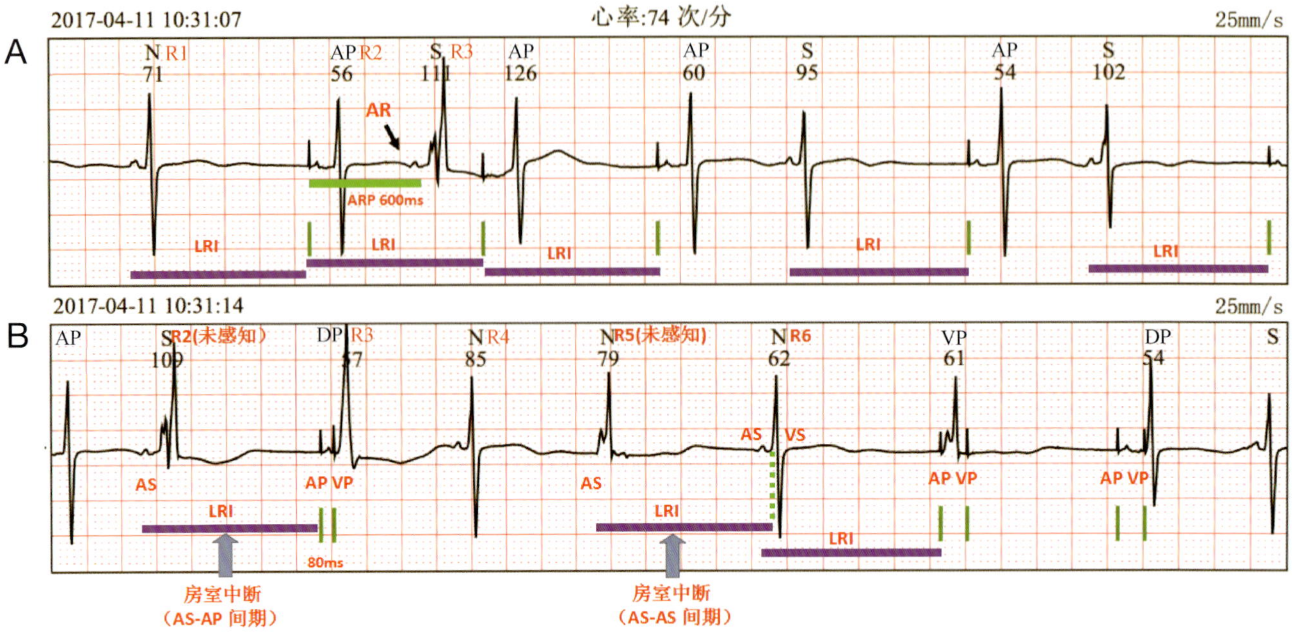

图 85.2　动态心电图片段

如图 85.2 所示：A 图，起搏器为 AAI 工作方式，基础起搏频率 60 次 / 分；B 图，R3 前面是 AP-VP 序列，AP-VP 间期刚好为 80 ms；“80 ms 现象”通常见于美敦力起搏器的 NCAP 功能、MVP 功能、空白期房扑搜索功能（BFS）和 Vitatron 起搏器的 ASP 功能。

A 图呈 AAI＋起搏模式时，为什么 R3 前面的 P 波没有重整心房计时周期呢？在 MVP 功能运作时，会采用动态心房不应期（DARP），当平均心室率低于 75 次 / 分时，ARP 为 600 ms；平均心室率≥ 75 次 / 分时，起搏器将比较最近连续 12 次心室周期并选择第 7 个最短的心室周期（从短到长排列），以其值的 75% 作为 ARP 的数值，且该值不超过 600 ms。显然 A 图中 R3 前面的 P 波（如图 85.2 ↘ 所示）落在前面的 AP 起始的动态心房不应期 600 ms 内（即 AP-AR ＜ 600 ms），该 P 波即不应期内心房感知事件，故不会重整心房计时周期。

B 图 R3 前面为什么会发放心室备用脉冲呢？这提示 R2 并未被起搏器感知，那么从 R2 前的 P 波开始，在预定的心房起搏脉冲后 80 ms 发放心室备用脉冲。

从 B 图的后半部分看，起搏器发生了起搏模式转换，即由 AAI＋起搏模式转为 DDD 起搏模式，然而我们从 MVP 运作时发生起搏模式转换的条件分析，必须满足以下条件：连续 4 个 AA 间期发生两次房室传导的中断，才会发生模式转换。那么我们仔细观察，B 图的 R5 起始处有 P 波（AS-VS 序列，）且 R5 并未被起搏器感知，在该 AS-AS 序列中，起搏器认为再次发生了房室传导中断，从而满足转换条件；且 R6 前面的 P 波（AS）抑制了预定的心房脉冲，同样，随后的 VS 事件抑制了心室备用脉冲发放。

通常 NCAP（非竞争性心房起搏）功能仅在心房跟踪模式时发生，在非心房跟踪模式时自动关闭，Advisa 系列起搏器在 MVP 及 DDI 模式下亦可运作。在起搏器介导的心动过速自动干预（PMTI）或室性早搏反应（PVC 反应）时自动开启。在 PVARP 内发生心房感知事件后启动 300 ms（通常默认设置）的 NCAP 间期，在此间期内不发放 AP，NCAP 间期结束后立即发放心房脉冲，如果预计的 AP 被推迟则 AV 间期自动相应缩短（最短 80 ms 或 30 ms）。

开启 NCAP 可避免发生在心房相对不应期中的心房起搏，减少因心房起搏可能诱发的快速房性心律失常。本例 B 图 R3 前未见房性早搏，且 AP 距离前面自身 P 波正好为低限频率间期，说明 AV 间期的缩短并不是 AP 推迟导致的，显然可以排除 NCAP 及 ASP 功能运作。短 AV 间期前不是 AS-VP 工作状态，排除 BFS。那么答案中只有 A 和 D 符合。

综合以上分析，此图符合美敦力起搏器的 MVP 功能运作；心房感知正常，心房起搏功能正常，心室间歇性感知不良，心室起搏功能正常。

出题：李则林（浙江省中西医结合医院）

Case 86

介绍

患者，男性，63 岁，百多力双腔起搏器植入术后 2 天，常规心电图记录如图 86.1 所示；起搏器参数设置：PAV 300 ms、SAV 270 ms、低限频率 60 次 / 分。

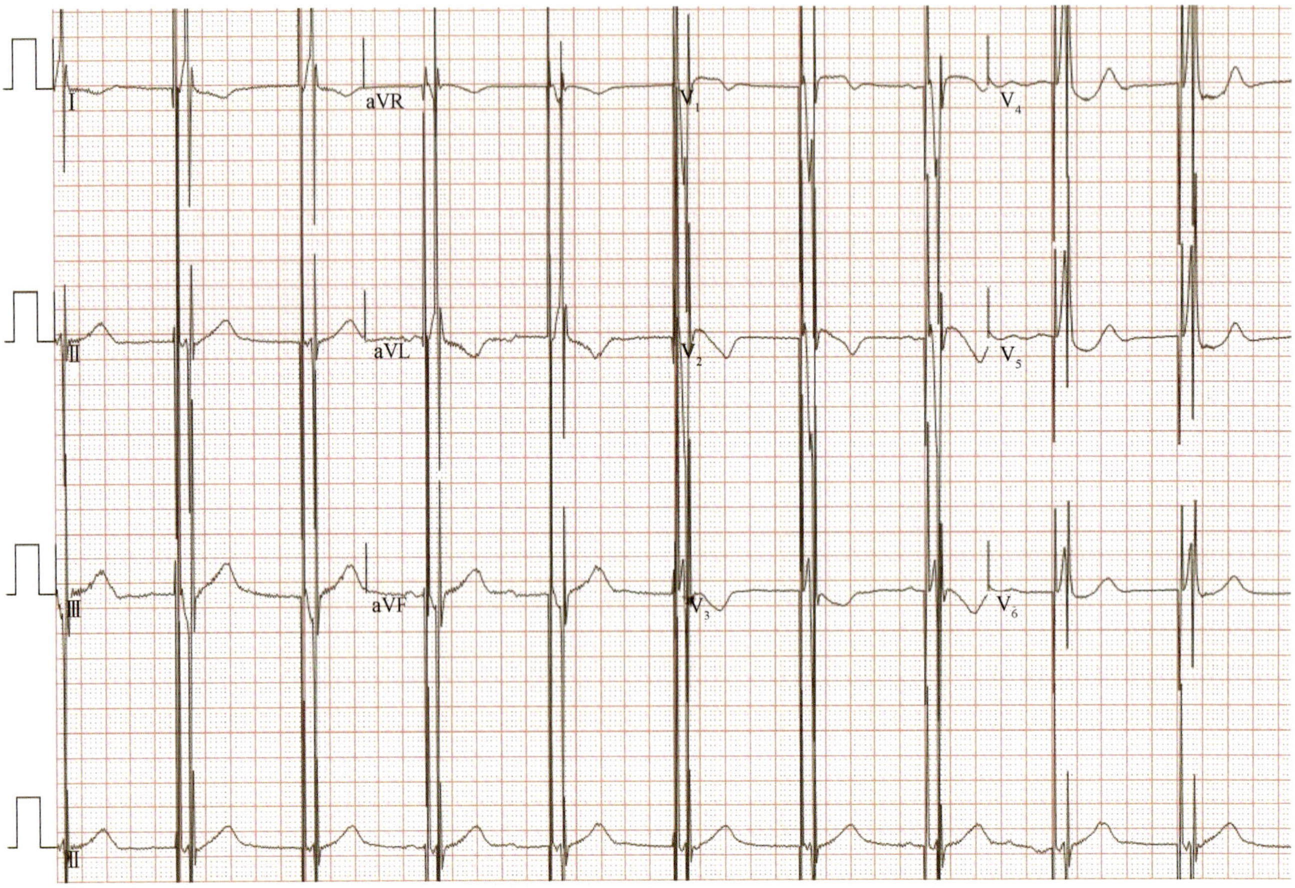

图 86.1　常规心电图

问题

根据题目所给信息，下列描述最准确的是？（单选题）

A. 双腔起搏器，DDD 工作方式，起搏器功能未见异常，见 VCC 功能运作

B. 双腔起搏器，呈 DDD、VAT 工作方式，见融合波排除功能运作

C. 三度房室传导阻滞伴交界性逸搏心律，心房感知不良，见安全 AV 延迟功能运作

D. 双腔起搏器心房感知不良，心房电极起搏心室触发安全 AV 延迟

解答

D. 双腔起搏器心房感知不良，心房电极起搏心室触发安全 AV 延迟

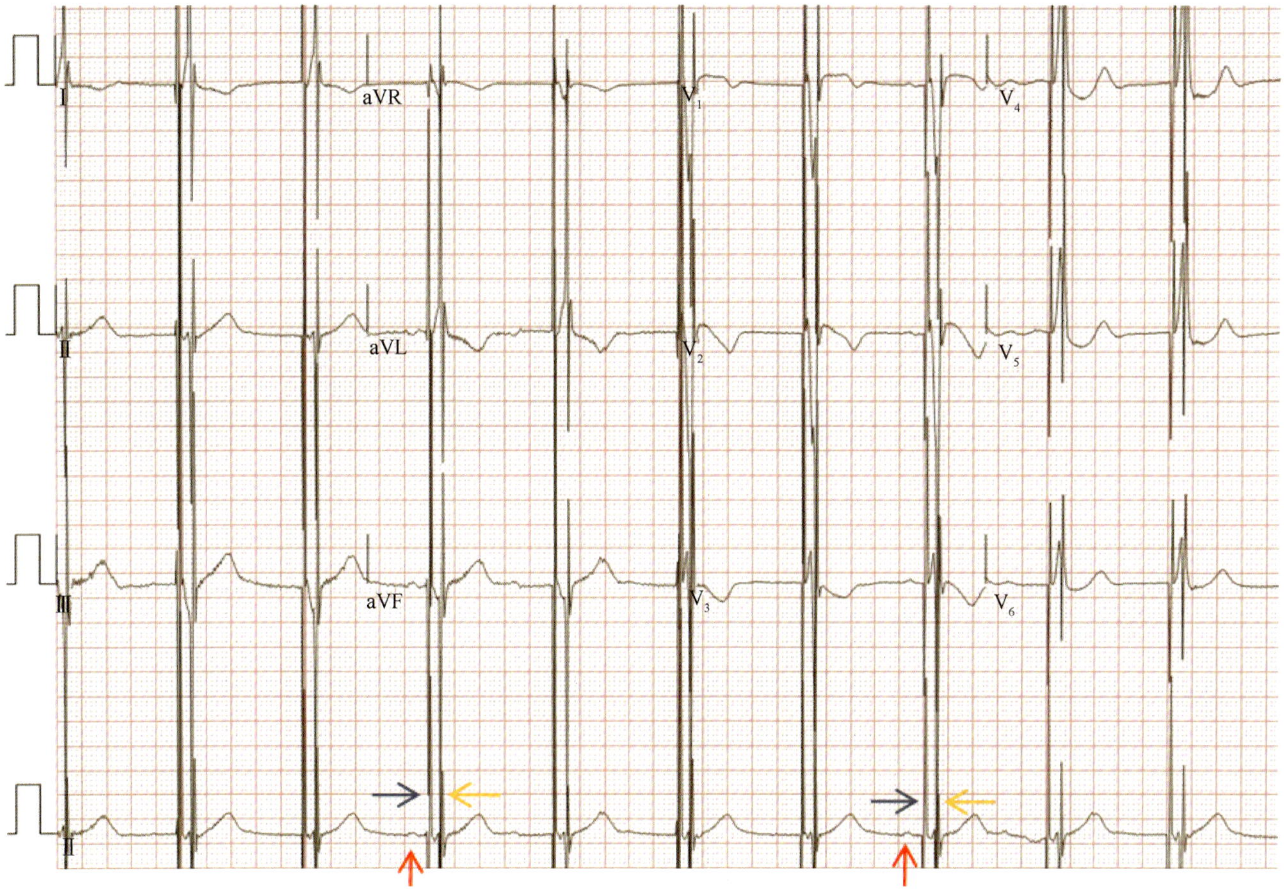

图 86.2 常规心电图

首先需明确每一组起搏器双脉冲的性质：

心电图中可见明确规则的窦性 P 波，频率 75 次 / 分。根据起搏器程控参数（PAV300 ms），可以明确红箭头处两个 P 波未被心房电极感知，因此两个蓝箭头处的起搏脉冲为心房脉冲，黄箭头为心室脉冲，每一组双脉冲均为 AP-VP。不存在融合波排除功能运作，选项 B 可以排除。

测量心房心室双脉冲之间的间期为 100 ms。百多力起搏器 VCC 运作，当心房起搏时，PAV 间期为 50 ms。因此选项 A. VCC 功能运作可以排除。

整份心电图所有的心房脉冲均按基础 60 次 / 分的频率发放，因此所有的窦性 P 波均未感知，所有的心房起搏脉冲后均可见窄 QRS 波，起搏脉冲与 QRS 波间无等电位线，因此首先考虑为心房电极起搏心室，心室窄 QRS 波落入心房起搏器后交叉感知窗内触发心室安全起搏。

心房导线位置变化如图 86.3 所示：

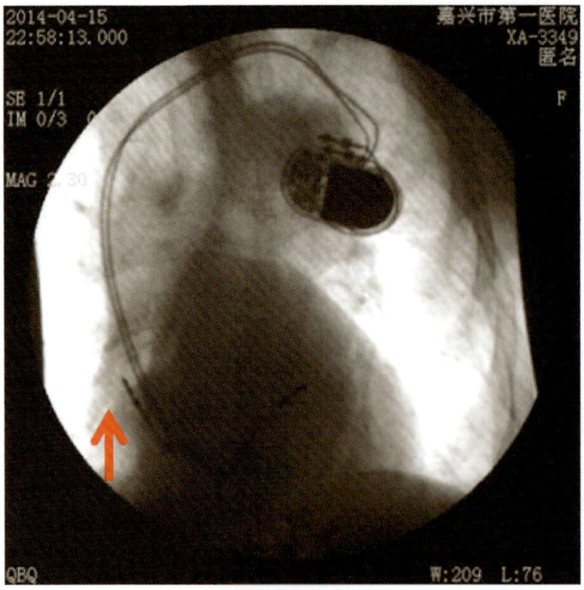

植入当天

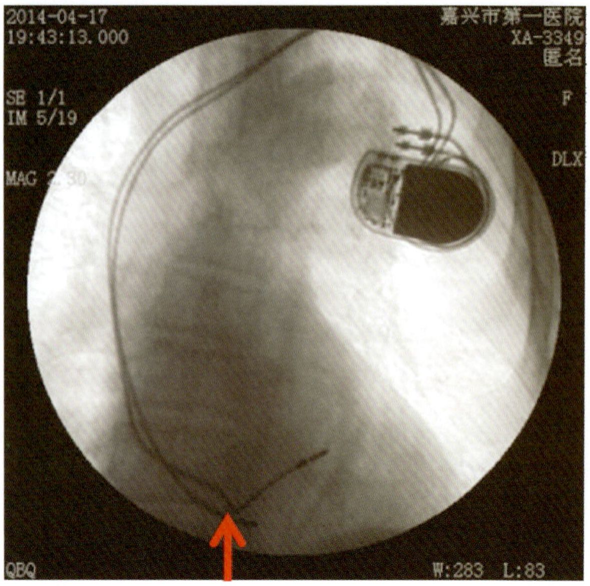

植入 2 天

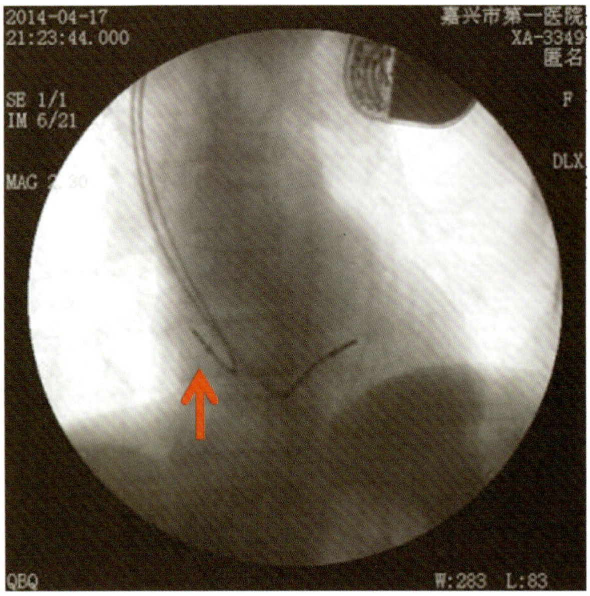

心房电极复位

图 86.3　心房导线位置

出题：黄玥（嘉兴市第一医院）

Case 87

介绍

男性，82 岁，圣犹达 5356 双腔起搏器植入术后 8 年，近感心悸不适来院就诊。动态心电图记录片段如图 87.1 所示。

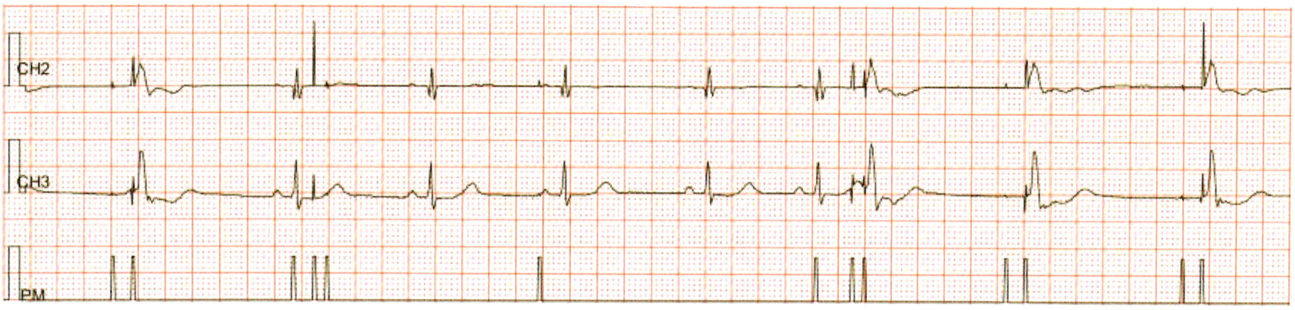

图 87.1　动态心电图片段

问题

请问哪项诊断正确？（单选题）

A. 心房感知与起搏功能不良，心室自动夺获功能开启，频率滞后及搜索功能开启

B. 间歇心房起搏与感知功能不良，心室自动夺获功能开启，频率滞后及搜索功能开启

C. 心房起搏与感知功能不良，间歇心室过感知，室性早搏后反应功能开启

D. 心房感知与起搏功能不良，心室自动夺获功能开启，室性早搏后反应功能开启

E. 间歇心房感知与起搏功能不良，心室自动夺获功能开启，提示起搏器电池耗竭

解答

D. 心房感知与起搏功能不良，心室自动夺获功能开启，室性早搏后反应功能开启

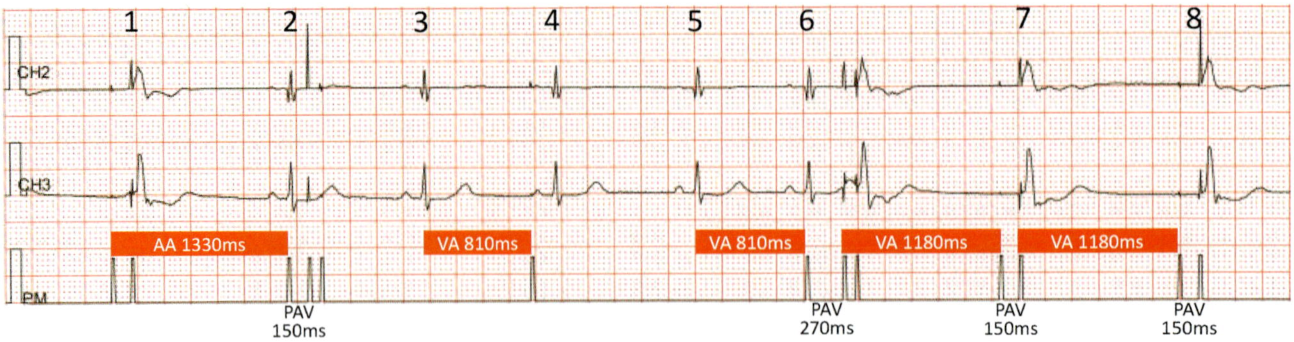

图 87.2 动态心电图片段

图 87.2 1、7、8 三处为 AP-VP 序列，AP 后无起搏 P 波，提示心房起搏功能不良。2、6 两处 AP-VP-VB（心室备用起搏）序列前有自身 P 波，提示心房感知不良，此处 AP 后自身下传的 QRS 波群感知因处于 PAVB（心房后心室空白期），于 PAV 后发放 VP，功能性失夺获，其后 100 ms 发放 VB（心室备用起搏），其中 6 处 AV 间期较 2 处 AV 间期延长了 120 ms，提示为圣犹达双腔起搏器的融合波排除法（2 处 VP 功能性失夺获，备用脉冲发放，随后一跳 SAV/PAV 间期延长排除融合波，持续 VS 导致 SAV/PAV 持续延长，直到 6 处 VP 发放，完成排除融合波过程，此时 PAV 270 ms 提示自主传导搜索功能开启），明确 Auto Capture（心室自动夺获）功能运作。

本题关键点在于：3、5 两处自身 P 波到底有没有被起搏器感知到？即间歇心房感知功能不良还是持续心房感知功能不良？

通过测量前后 AA 间期（1 和 2，7 和 8）大约为 1330 ms，明确起搏频率为 45 次 / 分，PAV 150 ms，故 VA 间期 1180 ms。假如 3、5 两处 P 波被感知，则此 AS-AP 间期大约为 1000 ms，＜起搏间期，可排除开启频率滞后功能（逸搏间期＞起搏间期），并提示此 P 波未被感知（持续心房感知不良），自身 QRS 波群被起搏器定义为室性早搏，其后 VA 间期为 810 ms，为室性早搏后反应（＋ PVARP on PVC）运作的结果（注：圣犹达室性早搏后反应，以往解析中已有介绍，在此不再赘述）。另外，6-7 处 AA 间期大约为 1430 ms，较设置 AA 间期（1330 ms）延长了 120 ms，非频率滞后搜索功能运作或起搏器电池耗竭，而是融合波排除法后的一跳采用 VV 计时，即融合波排除法后的一跳 VA 间期＝自身 VA 间期（1180 ms），这一点和失夺获后开始融合波排除法的一跳不同。

所以本题的正确答案为 D. 心房感知与起搏功能不良，心室自动夺获功能开启，室性早搏后反应功能开启。具体程控参数如图 87.3 所示。

基本操作

	初始	当前
模式	DDD	
磁铁反应	电池测试	
传感器	关闭	
最大传感器频率	105 min⁻¹	

频率

	初始	当前
基本频率	70 min^{-1}	▸ 45 min^{-1}
休息频率	关闭	
最大跟踪频率	130 min^{-1}	
最大传感器频率	105 min^{-1}	
滞后频率	关闭	

不应期和空白期

	初始	当前
PVARP	250 ms	
心室不应期	225 ms	
心室后心房空白期	100 ms	
心室空白期	40 ms	
心室安全备用	打开	
PVC 选项	+PVARP on PVC	
PMT 选项	关闭	

间期

	初始	当前
起搏的 AV 间期	225 ms	▸ 150 ms
感知的 AV 间期	180 ms	▸ 120 ms
频率适应性 AV 间期	中	
最短 AV 间期	70 ms	
自动自主传导搜索	120 ms	▸ 120 ms
负向 AV 滞后/搜索	关闭	

AT/AF 检测和反应

	初始	当前
自动模式转换	DDI	
房性心动过速检测频率	180 min^{-1}	
AMS 基本频率	70 min^{-1}	↳ 45 min^{-1}

夺获与感知

	心房		心室	
	初始	当前	初始	当前
AutoCapture™	不存在		打开	
备用起搏极性设置	不存在		双极	
ER 感知灵敏度	不存在		2,3 mV	
取样率	不存在		24 小时	
脉冲振幅	2,50 V		0,750 V Ⓐ	
脉宽	0,4 ms		0,4 ms	
感知灵敏度	0,5 mV	▸ 0,1 mV	2,0 mV	

导线

	心房	心室
导线类型	单极/双极	单极/双极
起搏极性设置	双极	单极
感知极性设置	双极	双极

Verity™ ADx XL DR 5356 (#1160012 pr12.0)　ST. JUDE MEDICAL™　Wrap-up™ 概述　页 1，共 2

图 87.3　程控参数

出题：陈顾江（海宁市人民医院）

Case 88

介绍

女性，60 岁，美敦力起搏器（型号未知）植入术后，门诊常规随访，动态心电图检查片段如图 88.1 所示。

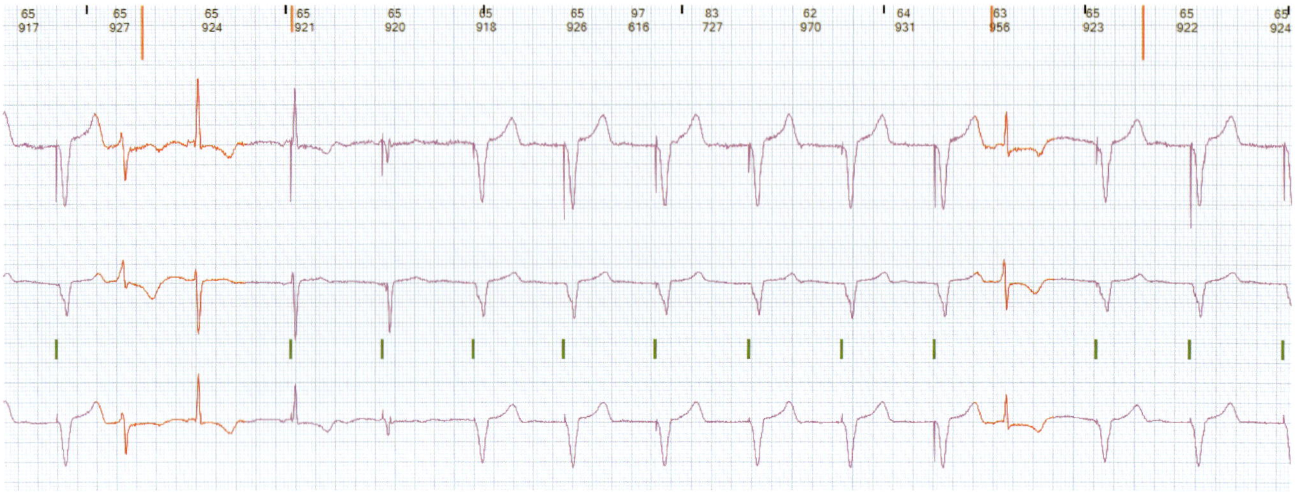

图 88.1　动态心电图片段

问题

以下对于该患者起搏器状态判断合理的是?（单选题）

A. 起搏感知功能正常，建议定期复查

B. 开启频率滞后功能

C. 电池耗竭，建议程控检查

D. 偶有心室感知不良，建议程控检查

解答

C. 电池耗竭，建议程控检查

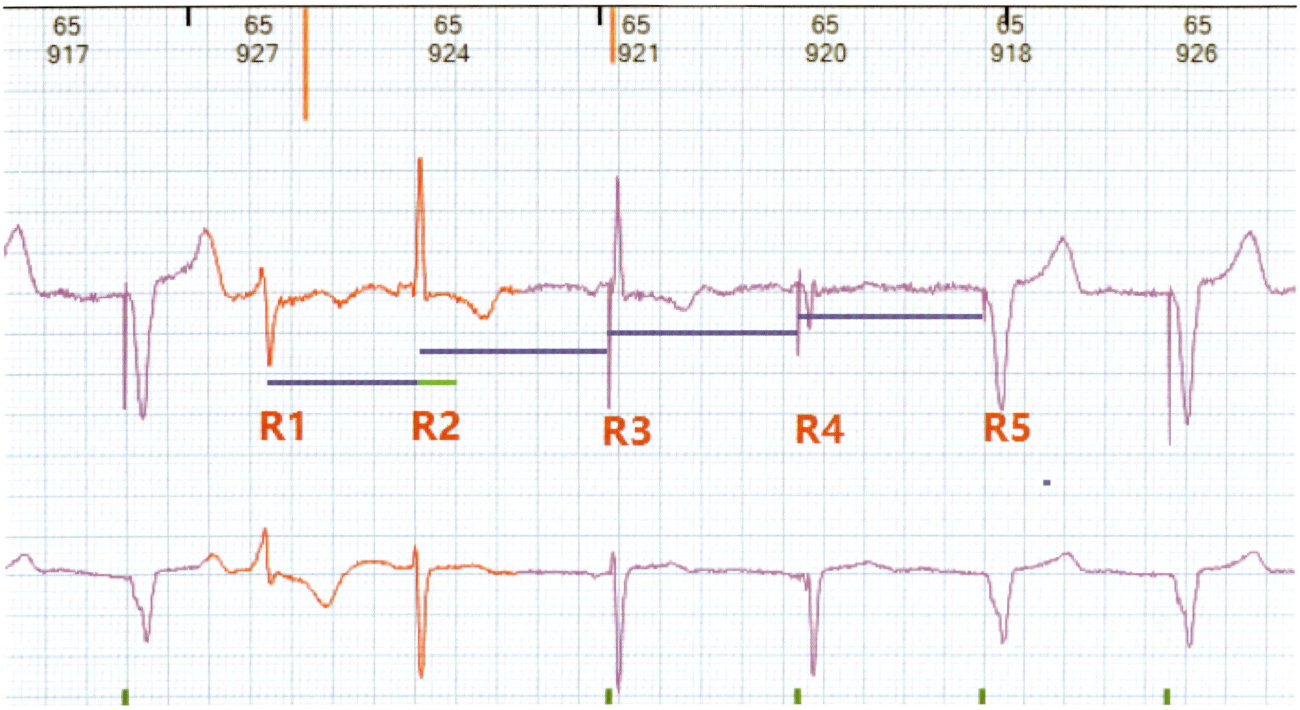

图 88.2　动态心电图片段——局部放大

这份图初看上去并没有什么特别，动态心电图的诊断结论也似乎简单明了：

1. 心房颤动
2. 室性早搏
3. VVI 起搏心律，起搏频率 65 次 / 分，起搏、感知功能未见明显异常

似乎并没有什么讨论价值。但即使再“明了”，我们也应多注意一下基础参数有无特异性。

不难发现起搏频率恒定为 65 次 / 分。恒定的 65 次 / 分对于美敦力（Medtronic）起搏器来说有其特殊意义：该频率无法被程控选择，它常提示起搏器的电池状态为择期更换指征（Elective Replacement Indication，ERI），提示起搏器电量将耗尽。当电池状态进入 ERI 状态时，起搏器将会关闭一些不必要的功能，并将起搏模式从 DDD 模式转为 VVI 模式（65 次 / 分），以减小电池消耗。美敦力起搏器的电池状态及起搏状态见表 88.1 和图 88.3。

表 88.1　美敦力起搏器的电池状态

起搏器更换指征	
推荐更换时间（RRT）	电池电压低于 2.83 V
择期更换指征（ERI）	RRT 后 3 个月
服务终止（EOS）	ERI 后 3 个月

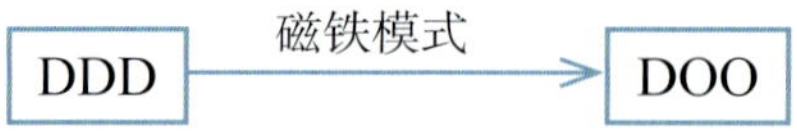

电量正常	60 次 / 分 DDD	85 次 / 分 DOO
RRT	60 次 / 分 DDD	65 次 / 分 DOO
ERI	65 次 / 分 VVI	65 次 / 分 DOO

图 88.3　美敦力起搏器的电池状态对应的起搏状态

但需要注意的是，起搏器在低温、X 线、电刀、体外除颤等强外界干扰的情况下会进入电重置（Electrical Reset）状态，起搏模式也会自动转为 VVI 模式（65 次 / 分），尽管此时也是 65 次 / 分，但并不代表电池将耗竭。

换言之，单凭这份图我们实际上无法准确判断起搏器是处于 ERI 状态还是电重置状态。所以，最合理的判断为：C. 电池耗竭，建议程控检查

讨论

当遇见“65 次 / 分”时的处理流程：

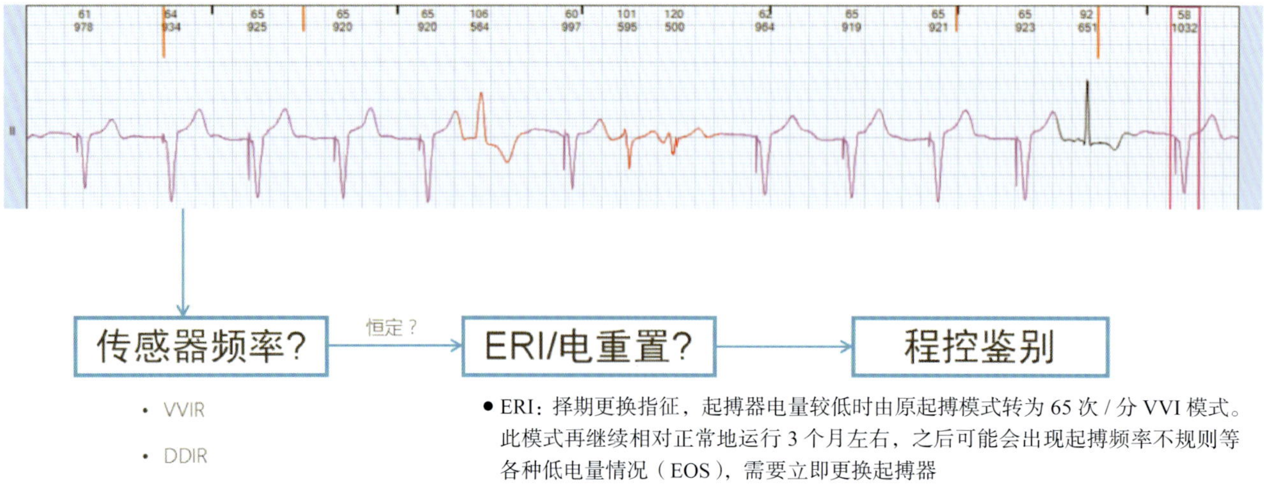

- ERI：择期更换指征，起搏器电量较低时由原起搏模式转为 65 次 / 分 VVI 模式。此模式再继续相对正常地运行 3 个月左右，之后可能会出现起搏频率不规则等各种低电量情况（EOS），需要立即更换起搏器
- 电重置：起搏器在低温、X 线、电刀、体外除颤等情况下自动转为 65 次 / 分 VVI 模式

出题：杨亚莉（仙桃市第一人民医院）

Case 89

介绍

男性，70 岁，双腔起搏器（型号未知）植入术后，门诊常规随访，动态心电图检查片段如图 89.1 所示。心室不应期（ventricular refractory period）设置为 325 ms。

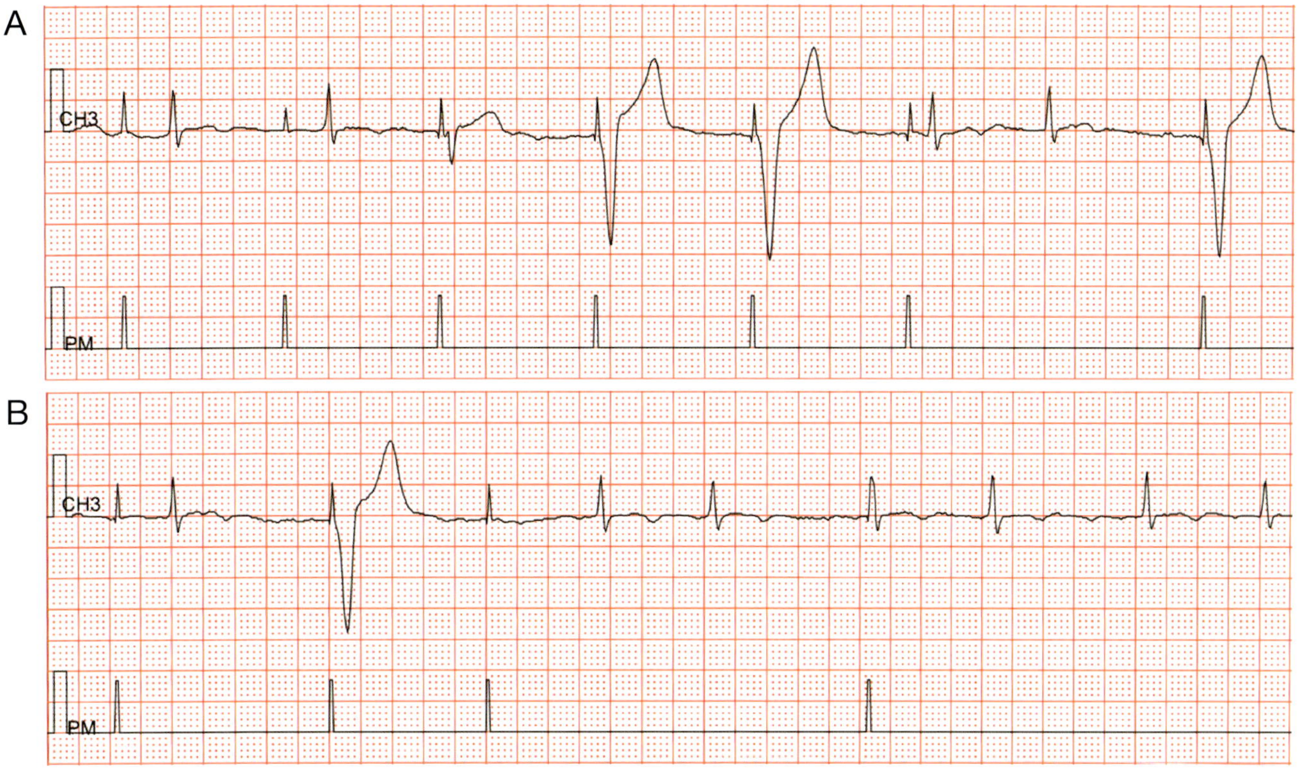

图 89.1　动态心电图片段（A、B 非连续记录）

问题

请根据 A 图判断下列哪项诊断正确？（单选题）

A. DDD 模式 AAI 工作方式，间歇心室交叉起搏

B. DDI/VVI 起搏模式，间歇心室起搏不良，心室感知良好

C. DDI/VVI 起搏模式，间歇心室起搏、感知均不良

D. DDI 起搏模式，间歇心房感知不良，心室感知、起搏功能良好

解答

B. DDI/VVI 起搏模式，间歇心室起搏不良，心室感知良好

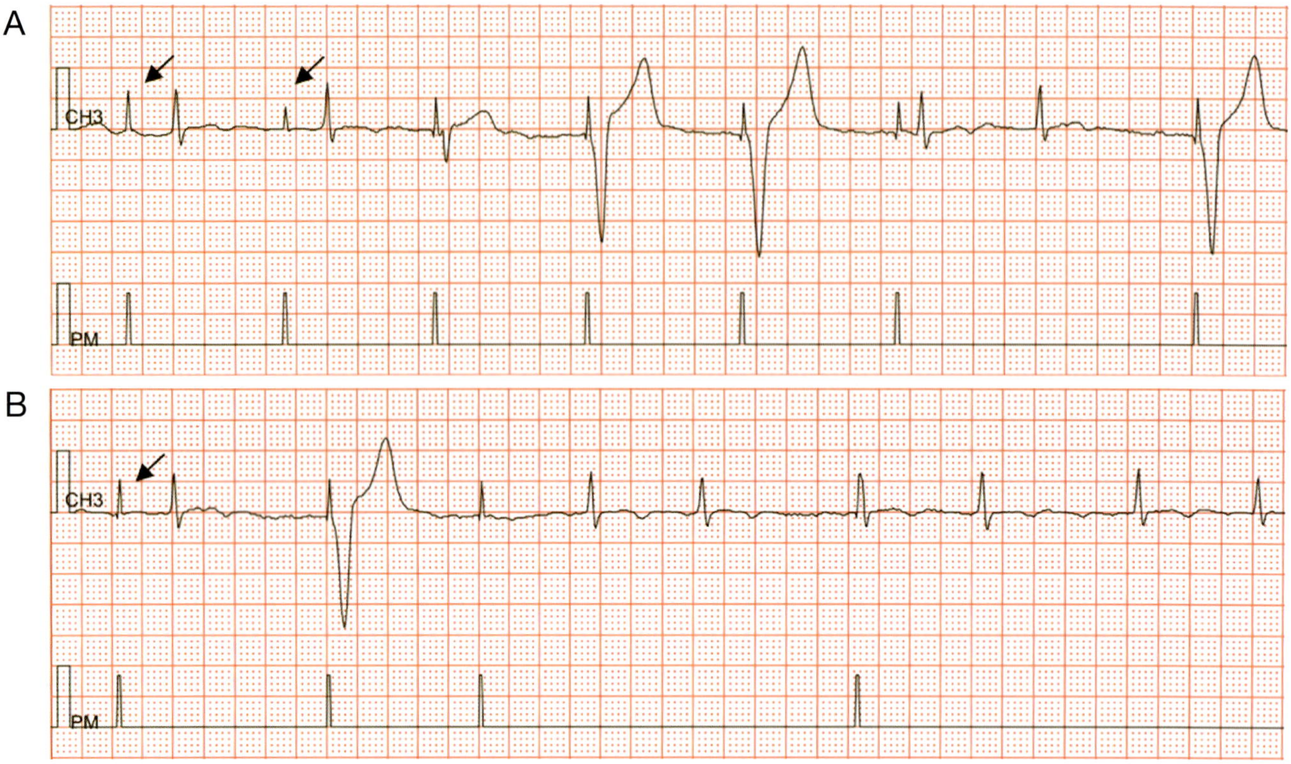

图 89.2　动态心电图片段

动态心电图分析：①心房颤动；② DDI/VVI 起搏心律，间歇性心室起搏不良，疑似间歇心室感知不良。

起搏器似乎存在间歇性心室起搏不良（如图 89.2 ↙ 所示），部分脉冲无紧随的宽 QRS 波，之后出现心房颤动下传的窄 QRS 波。但部分窄 QRS 波并未重整 VV 间期，其后的 VP 脉冲依然距离前一个 VP 脉冲 1000 ms 后发放，疑似存在间歇性心室感知不良。

本题确实需与间歇心室感知不良相鉴别，我们在分析时容易忽略心室不应期的存在，这也提示我们平时应对不同厂商的不应期默认参数有一定了解。本题中，心室不应期为 325 ms，仔细观察不难发现所有疑似起搏器未感知的自身 QRS 波均实际上落在心室不应期当中从而不重整计时周期（VR 事件不重整 VA、VV 间期）；而一旦 QRS 波落在不应期外，即会重整计时周期（VS 事件重整 VA、VV 间期）。

故答案为 B.DDI/VVI 起搏模式，间歇心室起搏不良，心室感知良好

讨论

起搏器的不应期是我们日常分析起搏心电图中容易忽略的因素，但在特定情况下（例如本图中）则可能干扰我们的判断。

心房通道：

空白期：

心房空白期（atrial blanking，AB）是指在心房事件（AP/AS）后的一段心房感知线路不感知心房信号的时间。心室后心房空白期（post-ventricular atrial blanking，PVAB）是指在心室事件（VP/VS）后的一段心房感知线路不感知心房信号的时间以防止远场感知。

不应期：

总心房不应期（total atrial refractory period，TARP）：是指心房事件（AP/AS）及心室事件（VP/VS）后的一段心房感知线路仅感知心房事件但不进行进一步反应（例如跟踪心房事件起搏心室）的时间；即

TARP = PAV/SAV + PVARP。其中 PAV/SAV 是心房起搏（AP）或感知（AS）事件后的心房不应期；PVARP，即心室后心房不应期（post-ventricular atrial refractory period），其设置的目的主要是避免心房电极交叉感知到 R 波或 T 波等高振幅信号，又能一定程度上预防 PMT。

心室通道：

空白期：

心室通道的空白期的设定则是为了防止心室电极远场感知到心房信号而抑制心室脉冲的发放。包括心房后心室空白期（post-atrial ventricular blanking period，PAVB）和心室空白期（ventricular blanking，VB）。PVAB 是指在心房起搏脉冲后，心室感知线路会在一段时间内不感知心室信号以防止因交叉感知而抑制心室脉冲的发放；为了进一步防止交叉感知，起搏器一般还会同时设定一个交叉感知窗（crossstalk detection window，CDW），如果心室电极在 PVAB 后的 CDW 内感知到信号，则为了防止确实发生交叉感知，会在 CDW 结束后发放一个 VP 备用脉冲。VBP 是指在心室事件（VP/VS）后的一段心室感知线路不感知心室信号的时间。

不应期：

心室不应期（ventricular refractory period，VRP）是指心室事件（AP/AS）后的一段心室感知线路仅感知心室事件但不进行进一步反应（例如重整 VA 间期）的时间。

出题：陈顾江（海宁市人民医院）

Case 90

介绍

男性，62 岁，因三度房室传导阻滞植入双腔起搏器（型号未知），门诊常规随访，动态心电图检查片段如图 90.1 所示。

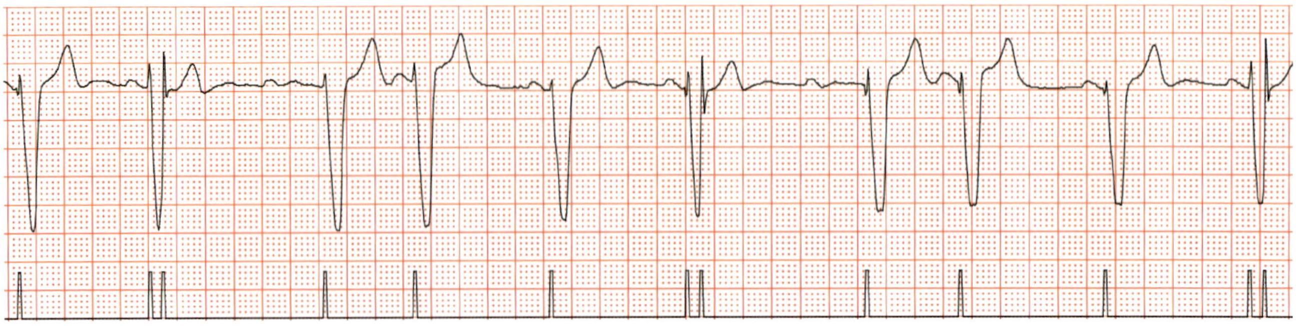

图 90.1　动态心电图片段

问题

请根据上图判断图中双脉冲是什么原因导致的?（单选题）

A. 心室自动阈值管理（VCM，Medtronic）功能运作

B. ER 感知不良，心室自动夺获（Auto Capture，St.Jude）功能运作

C. ER 感知不良，心室夺获控制（VCC，Biotronik）功能运作

D. 心房感知不良，心室安全起搏

解答

C. ER 感知不良，心室夺获控制（VCC，Biotronik）功能运作

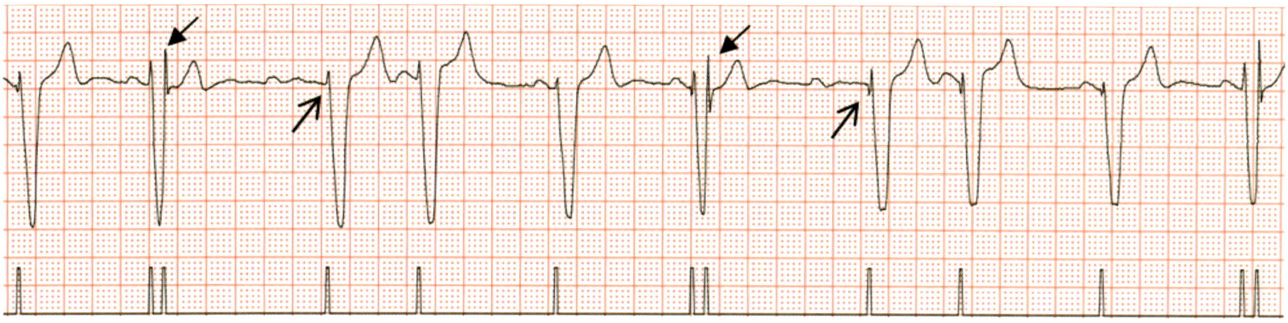

图 90.2　动态心电图片段

动态心电图分析：

本题的基本节律并不复杂，但本题我们首先要明确的是：①短双脉冲序列是什么（如图 90.2 ↙ 所示）；②图中的 AV 间期为何会规律性地发生变化（如图 90.2 ↗ 所示）。题目提示双腔起搏器，图中 P 波与其后 VP 脉冲位置固定，在短双脉冲序列后可见一长 SAV 间期的 AV 序列，且短双脉冲序列中的第一个脉冲距其前 P 波位置固定，提示该序列最可能为“AS-VP 脉冲 -VP 备用脉冲”序列。

图中可见“3 ＋ 1”的模式，是美敦力起搏器的心室自动阈值管理（VCM）功能——3 个支持脉冲＋ 1 个测试脉冲在运作吗？仔细测量 AV 间期可发现并不是 VCM，短双脉冲序列中的第一个脉冲距其前 P 波位置和前面的一样，并未缩短，不符合 VCM 运作特点（AS-VP 序列下 VCM 运作时，测试脉冲的 AV 间期会缩短 110 ms，与本图不符）。

“AS-VP 脉冲 -VP 备用脉冲”时还有哪些可能呢？是百多力心室夺获控制（Ventricular Capture Control，VCC）功能还是圣犹达的心室自动夺获（Auto Capture，AC）呢（这两个厂家均有排除融合波算法且表现形式相似）？我们知道，百多力起搏器的计时方式为纯心房（AA）计时，而圣犹达起搏器的计时方式为改良心房计时，那么能否通过这个切入点（不同计时方式，AV 间期变化时的变化特征不同）来进行分析呢？因为图中起搏器均以 VAT 方式进行起搏，无法从计时方式角度入手。

换个思路，观察 SAV 长度，图中长 SAV 间期约 400 ms，需要注意由于 AC 运行时允许的最长 AV 间期不能超过 350 ms，故本图为百多力（Biotronik）的 VCC 功能运作。本例中最长 AV 间期约为 400 ms，提示可能开启 IRSplus 功能，是相对典型的 VCC 遇上 AV 滞后搜索功能时的表现（排除融合波算法时 AV 间期延长值等于设定的 AV 正滞后搜索功能设定的 AV 间期值）。

本图实际上是由于反复 ER 感知不良，导致起搏器认为发生心室失夺获而发放备用脉冲（短双脉冲），在下一心搏延长 AV 间期至 400 ms 来排除融合波（长 SAV 间期），下一心搏 AV 间期恢复程控值，由于实际上并未发生失夺获，无法满足 VCC 的启动条件（连续三次失夺获），形成这一反复 VP 备用脉冲发放 -排除融合波的“3 ＋ 1”表现。

讨论

美敦力（Medtronic）起搏器的心室自动阈值管理（Ventricular Capture Management，VCM）的典型表现“3 ＋ 1”——3 个支持脉冲＋ 1 个测试脉冲。

VCM 启动：起搏器从 AAI ＋模式（MVP 功能开启）下一跳转为 DDD 模式，在 3 个支持脉冲后发放 1 个测试脉冲。

测试脉冲所在序列中：VA 间期延长 125 ms（AP 脉冲延后 125 ms），如果 VA 间期中起搏器无不应期外的心房感知（AS）事件，则起搏器在 VA 间期结束后发放 AP 脉冲；VP 在 PAV 间期结束后发放，PAV 间期＝程控 PAV 间期－ 125 ms，本图中 AP 和 VP 脉冲几乎重叠在一起。不论 VP 脉冲有无夺获心室肌，

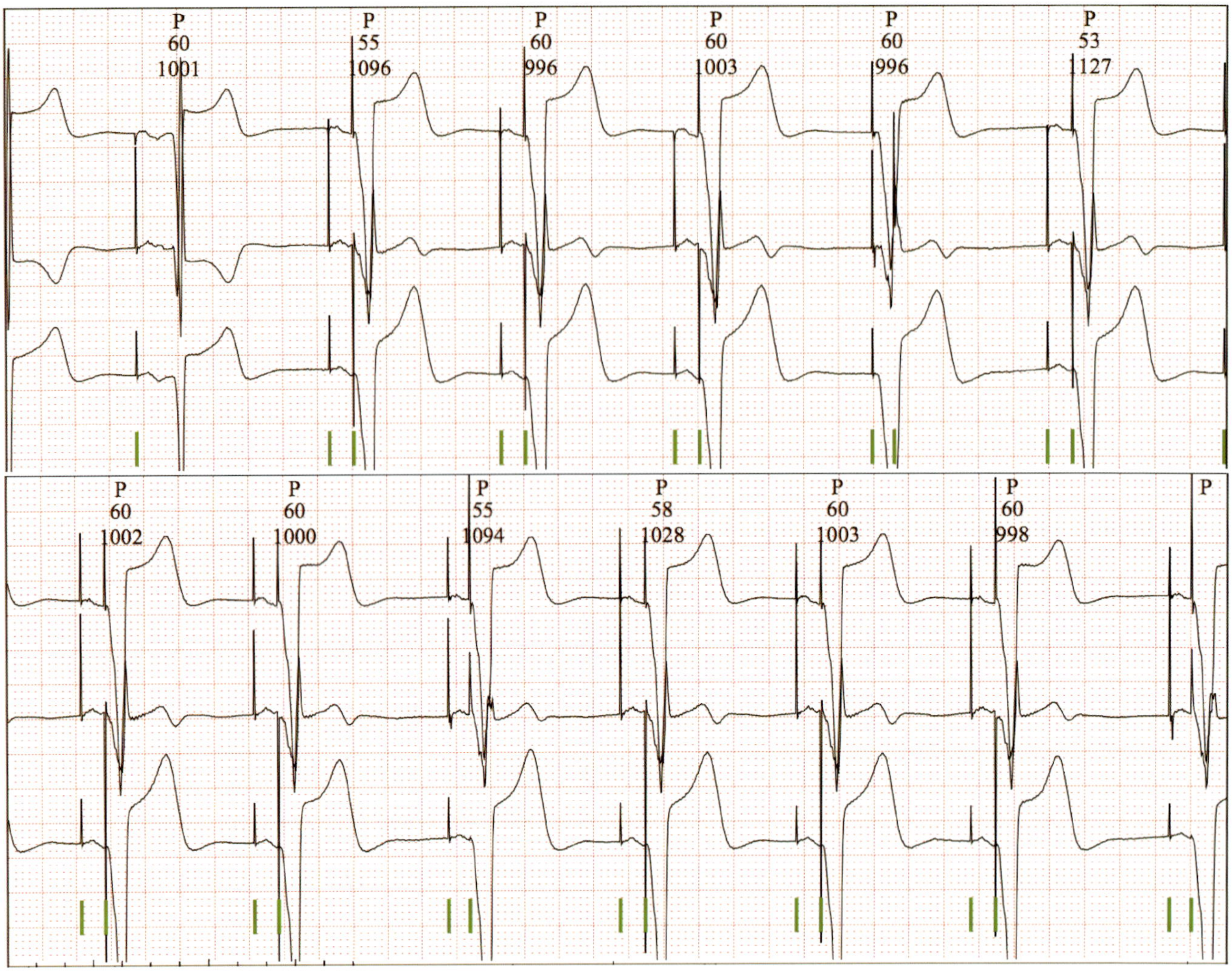

图 90.3 动态心电图片段——美敦力心室自动阈值管理（VCM）功能

起搏器在 VP 脉冲后 110 ms 发放一个 VP 备用脉冲。

如果 VA 间期中有 AS 事件，则起搏器 SAV 间期缩短 110 ms，起搏器在 VP 脉冲后 110 ms 发放一个 VP 备用脉冲。

出题：陈顾江（海宁市人民医院）

Case 91

介绍

女性，71 岁，植入圣犹达（St.Jude Medical）双腔起搏器，在院内常规程控随访测试心房感知时记录的心电图片段如图 91.1。此时基本频率 45 次 / 分，PAV/SAV 300/250 ms，心室自动夺获（Auto Capture）功能在程控仪随访时是自动关闭的。

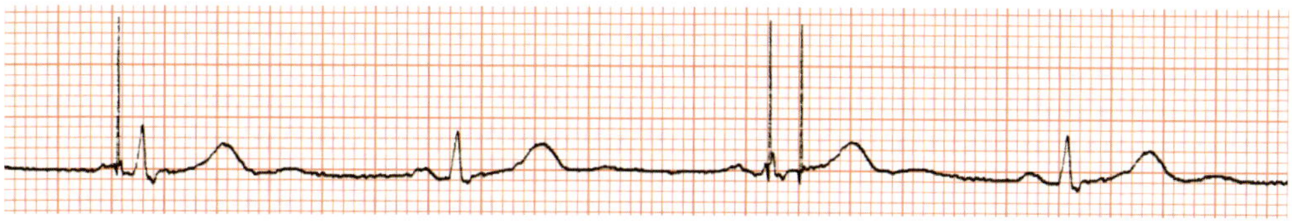

图 91.1　心电图片段

问题

下列选项中哪项表达是错误的？（单选题）

A. 发生 VSS（心室安全备用）

B. 心房感知不良

C. 心室功能性失夺获

D. 心房起搏良好

解答

D. 心房起搏良好

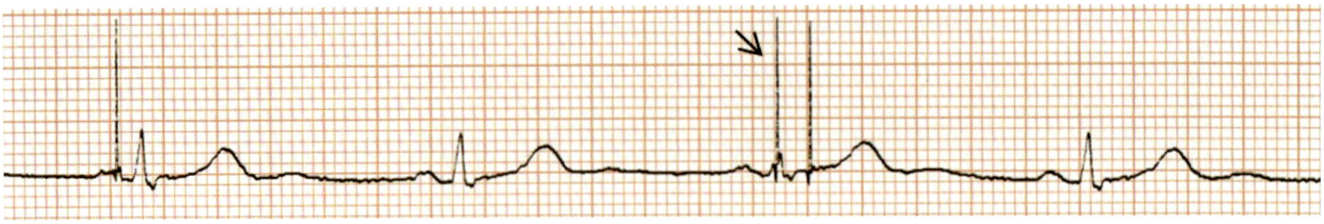

图 91.2　心电图片段

图中双脉冲（如图 91.2 ↘ 所示）间距为 120 ms，题中说明为圣犹达双腔起搏器，首先考虑此处为圣犹达的心室安全备用（VSS）功能运行；仔细测量可以发现，第一个脉冲距其前第二个 P 波顶峰的距离约为 1330 ms（45 次 / 分），这也提示我们此脉冲为 AP。事实上，因为间歇性心房感知不良（未感知到 AP 脉冲前第一个 P 波），起搏器在自身 P 波结束后很快又发放了一个 AP 脉冲，此 AP 因为心房肌仍处于不应期而无法夺获，发生了功能性失夺获（首先考虑这种情况，但也无法评价心房起搏功能）。自身下传的 QRS 波恰好落入 AP 脉冲后的交叉感知窗（Cross-Talk Window）而触发心室安全起搏功能：在 AP 后的 120 ms 发放一个 VP 备用脉冲。

除 VSS 功能运行处，其他地方的 P 波后我们均未见到 VP 脉冲，这提示我们起搏器对心室感知良好（VS 事件抑制 VP 脉冲的发放）。但仍有疑问：根据题目给出的基本信息，我们可以知道起搏器的 VA 间期＝ 1330 ms － 300 ms ＝ 1030 ms。但测量 VS-AP 间期，显然是大于此 VA 间期的，这是为什么呢?

这里要强调一下计时周期的概念：我们知道圣犹达起搏器采用的是改良心房计时（改良 AA 计时），和纯心房计时一样，在 AP/AS-VS 序列中的 VS 事件不会重整 VA 间期，此处就是如此。改良心房计时和纯心房计时最明显的区别在于，当起搏器感知到一个 PVC 性质的 VS 事件时，前者会重整 VA 间期，此时 VA 间期长度不变；但后者尽管也会重整 VA 间期，但此时的 VA 间期的长度等于 AA 间期。综上，我们可以知道四个选项中，只有 D. 心房起搏功能是无法准确判断的。

Case 92

介绍

男性，65 岁，圣犹达 DDD 起搏器（具体型号不详）植入术后 2 天，复查动态心电图，动态心电图片段如图 92.1 所示。基础起搏频率为 60 次 / 分，PAV200 ms，自动夺获（AC）功能及 VIP 功能关闭。

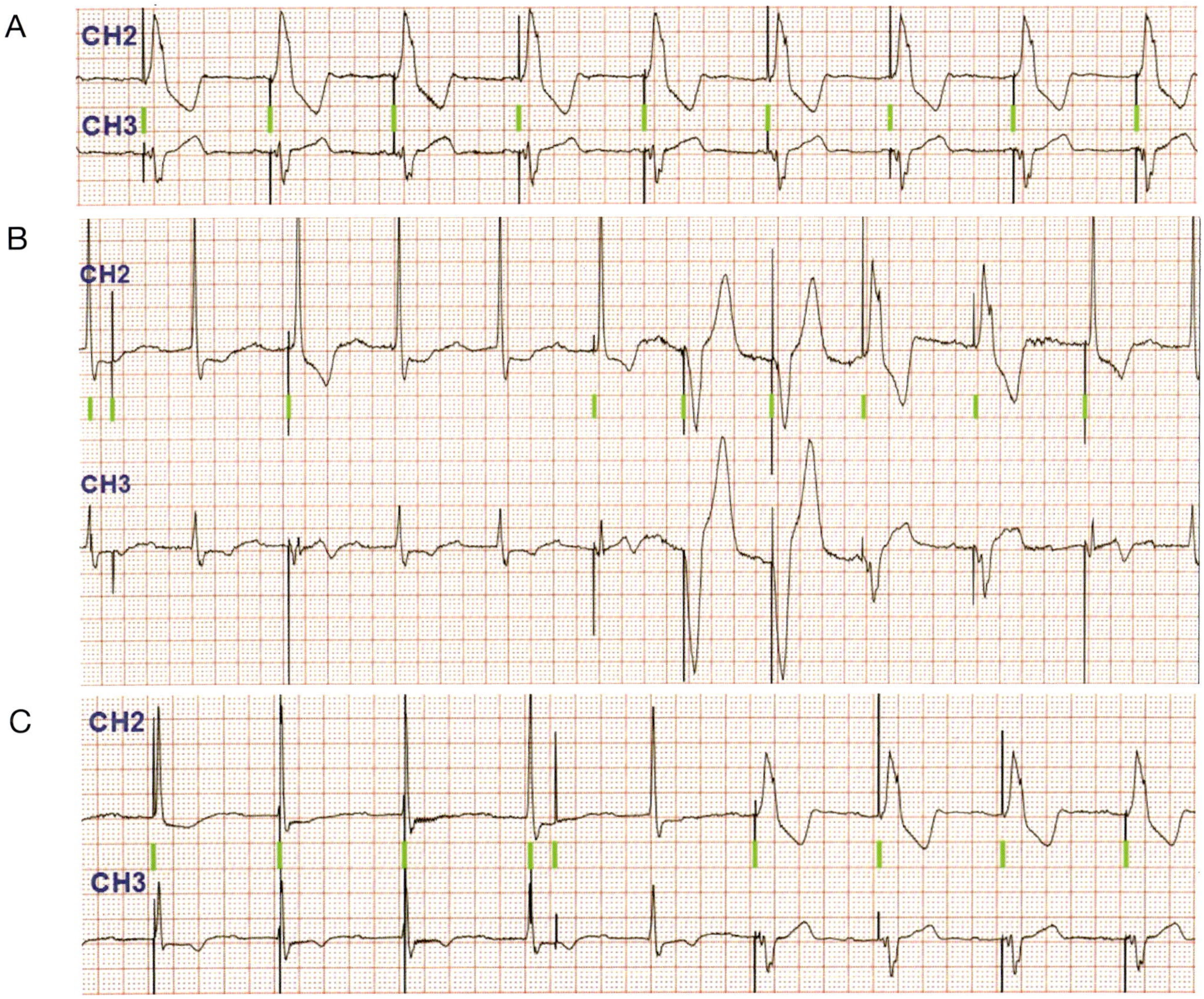

图 92.1 动态心电图片段（A、B 和 C 片段非连续记录）

问题

根据题目所给信息，以下描述正确的是？（单选题）

A. DDD 起搏心律，间歇心房感知功能不良，心房和心室起搏功能、心室感知功能未见异常

B. DDD 起搏心律，可见 AMS（DDD 转 VVI 或 DDI），起搏器功能未见异常

C. DDD 起搏心律，时呈 AAI、VAT 方式，间歇性心房感知功能不良，可见心房起搏脉冲带动了心室，心室感知及起搏功能未见异常，提示心房电极移位至三尖瓣环附近

D. DDD 起搏心律，时呈 AAI、VAT 方式，起搏器功能未见异常，频发加速的室性逸搏及逸搏心律

E. DDD 起搏心律，时呈 AAI、VAT 方式，间歇性心房感知功能不良，可见心房起搏脉冲带动了心室，心室感知功能未见异常，间歇性心室起搏功能不良，提示心房电极移位至三尖瓣环附近

解答

C. DDD 起搏心律，时呈 AAI、VAT 方式，间歇性心房感知功能不良，可见心房起搏脉冲带动了心室，心室感知及起搏功能未见异常，提示心房电极移位至三尖瓣环附近

A

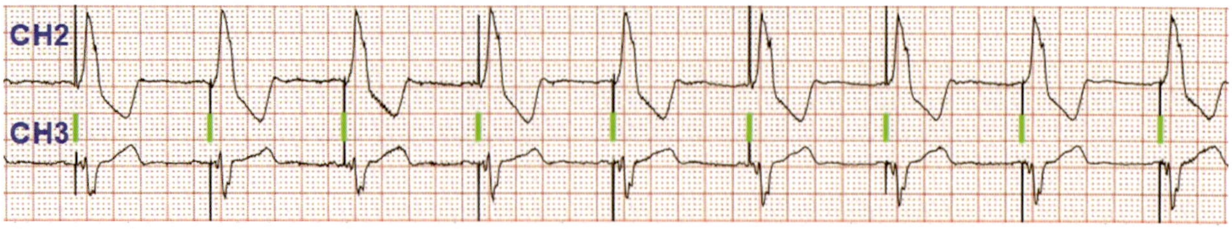

B

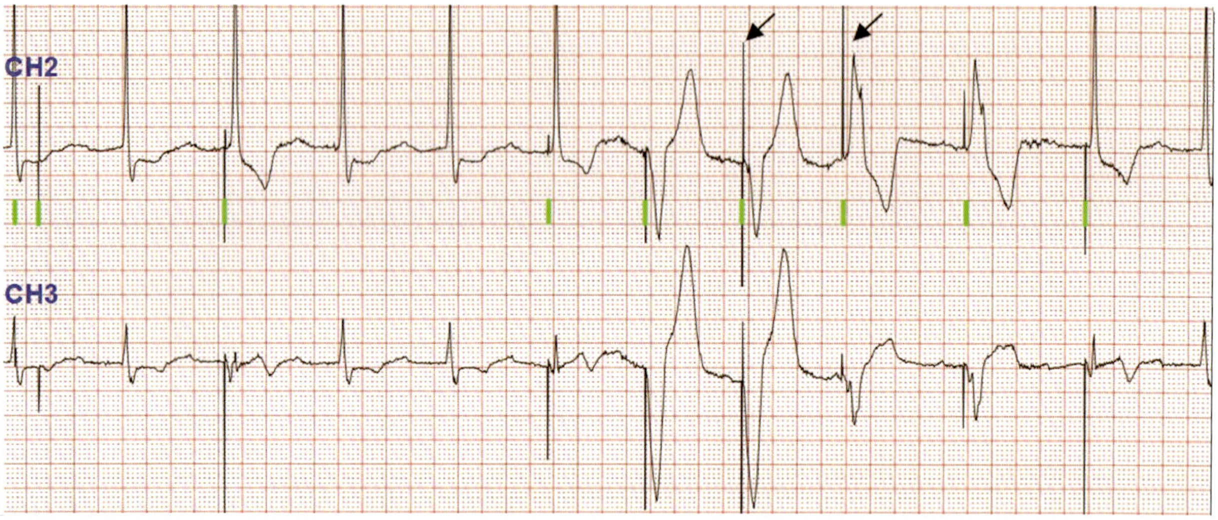

C

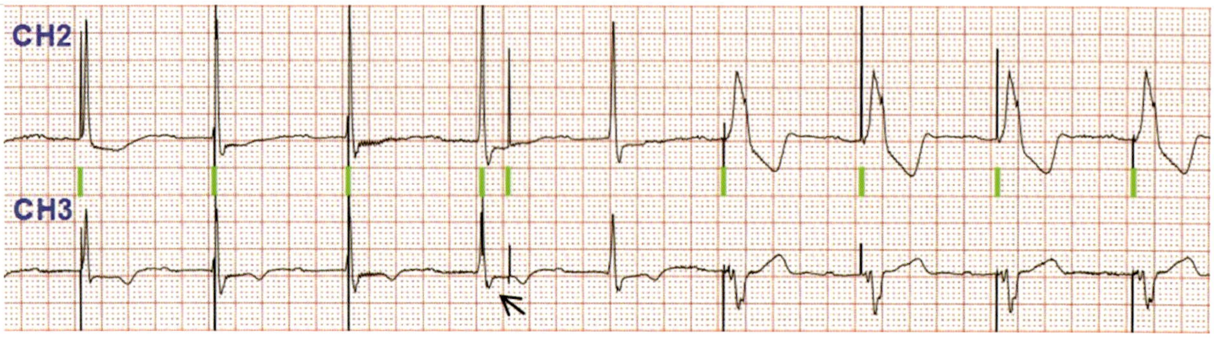

图 92.2 动态心电图片段

A 图初看并未见到明显异常，起搏频率 60 次 / 分，脉冲后可见稳定跟随的 QRS 波，这提示我们该脉冲可能为 VP 脉冲；在通道 3（CH3）上在脉冲前可有紧邻的 P 波，但二者位置并不恒定。

当我们看到 B 图时，可以发现脉冲后出现了两种形态的 QRS 波（如图 92.2 ↙ 所示），这是为什么呢？脉冲的发放也并不规律，时快时慢。我们先把疑问放一放，接着去看 C 图。

在 C 图中我们找到了一个突破点：间隔 200 ms 的双脉冲序列（如图 92.2 ↖ 所示），这提示我们此双脉冲序列为 AP-VP 序列（程控 PAV 间期 200 ms，AC、VIP 功能关闭）。那么我们也可以知道：①其前在 QRS 波中距离 AP 脉冲 1000 ms 的脉冲也为 AP 脉冲（明确提示心房感知不良）；② VA 间期为 800 ms。③通道 2 上紧跟 AP 脉冲主波向上的 QRS 波与 AP 脉冲具有相关性。

我们回到 B 图中仔细观察可以发现：图标所在位置的两个脉冲相距正好一个 VA 间期（800 ms），这提示了我们此处的序列实为 VP-AP 序列，即通道 2 上脉冲后主波向下的 QRS 波是由 VP 脉冲夺获心室肌所致，而脉冲后主波向上的 QRS 波则是由 AP 脉冲夺获心室肌所致。综上，选项 C. DDD 起搏心律，时呈 AAI、VAT 方式，间歇性心房感知功能不良，可见心房起搏脉冲带动了心室，心室感知及起搏功能未见异常，提示心房电极移位至三尖瓣环附近，最能解释图中现象。

出题：郑新权（浙江大学附属第一医院）

Case 93

介绍

男性，78 岁，圣犹达 CRT 起搏器（具体型号不详）植入术后 3 天，复查动态心电图，动态心电图片段如图 93.1 所示；A、B 片段中，图上半部分均为模拟 V_1 导联，图下半部分均为模拟 V_5 导联。

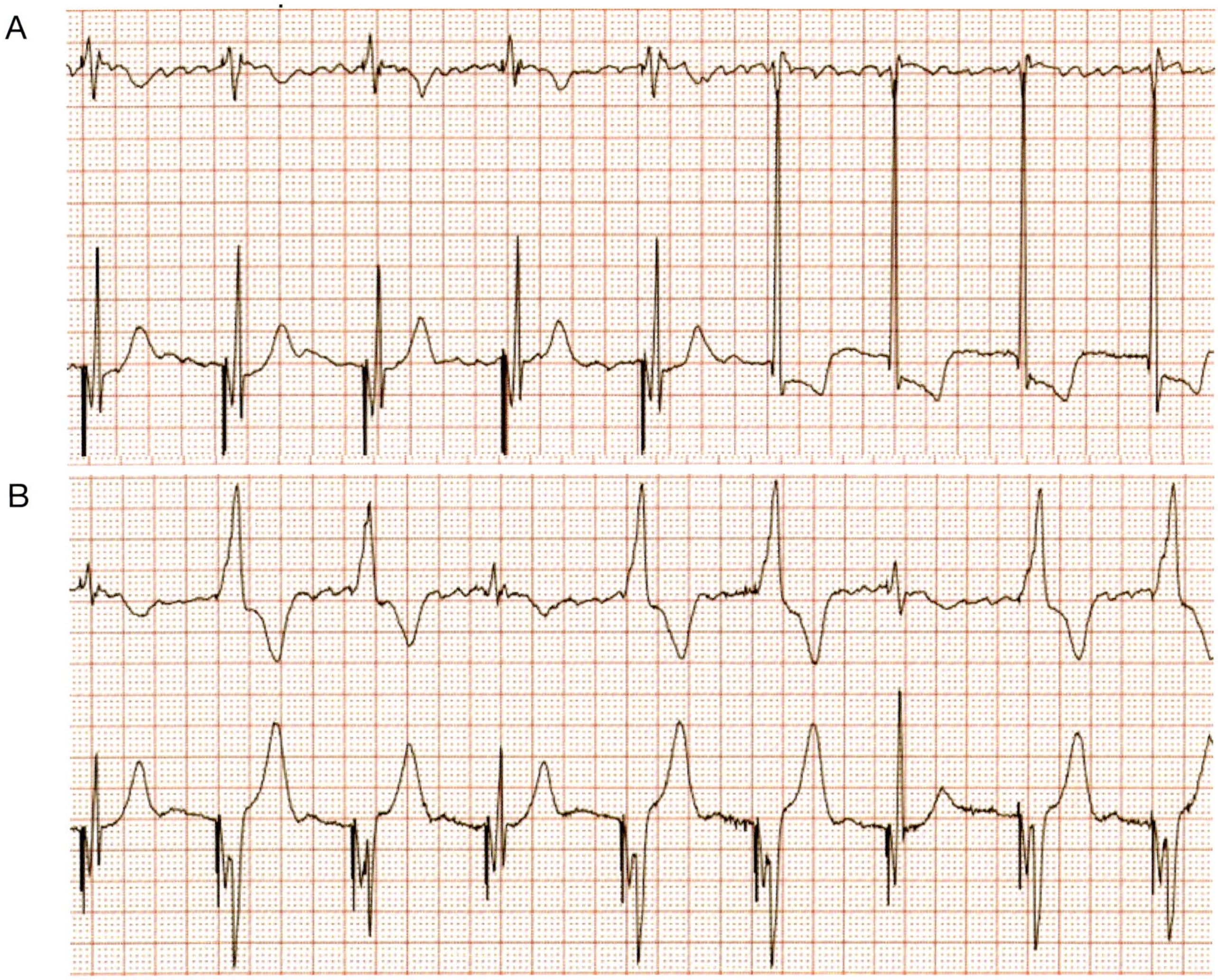

图 93.1　动态心电图片段（A、B 片段非连续记录）

问题

根据题目所给信息，以下描述正确的是？（单选题）

A. 双心室起搏心律，DDD 模式，间歇性左心室起搏功能不良

B. 双心室起搏心律，DDI 或 VVI 模式，可见左心室自动阈值测试，CRT 功能未见异常

C. 双心室起搏心律，DDI 或 VVI 模式，可见右心室自动阈值测试，CRT 功能未见异常

D. 双心室起搏心律，DDD 模式，间歇性双心室起搏功能不良

E. 双心室起搏心律，DDI 或 VVI 模式，间歇性右心室起搏功能不良

解答

E. 双心室起搏心律，DDI 或 VVI 模式，间歇性右心室起搏功能不良

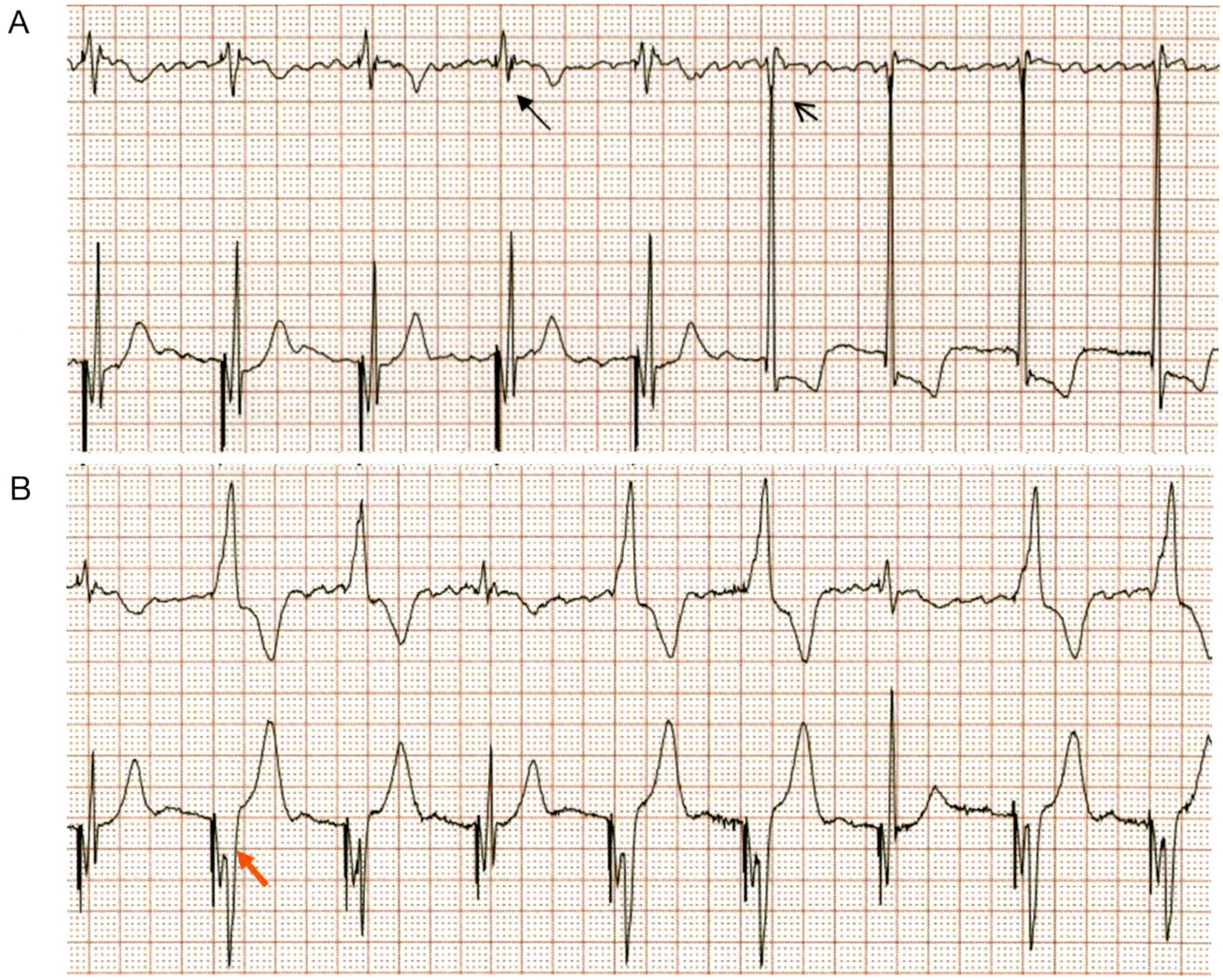

图 93.2 动态心电图片段

基本节律为心房颤动，而图中我们可以看到有三种形态的 QRS 波：

形态一（如↖所示）的 QRS 波时限较窄，其前可见固定起搏脉冲，频率为 70 次 / 分。

形态二（如↖所示）的 QRS 波时限也较窄，但其前无脉冲，频率较快且间期变化明显。

形态三（如↖所示）的 QRS 波时限较宽，其前可见固定起搏脉冲，频率也为 70 次 / 分。

根据这些形态变化规律不难发现宽 QRS 波是纯左心室起搏图形，这是在阈值测试吗？ B 图中似乎存在某种规律：2 个宽 QRS 波后跟着一个窄 QRS 波的“2 + 1”规律，但我们需要知道题干中给出的是圣犹达起搏器，这一所谓规律不符合圣犹达的自动阈值测试运行规律，因此这实际上就是单纯的间歇性右心室起搏不良。

出题：郑新权（浙江大学附属第一医院）

Case 94

介绍

患者女，89 岁，因三度房室传导阻滞行双腔起搏器植入术（具体资料不详），术后一年半再次发生晕厥。门诊检查动态心电图如图 94.1 所示。

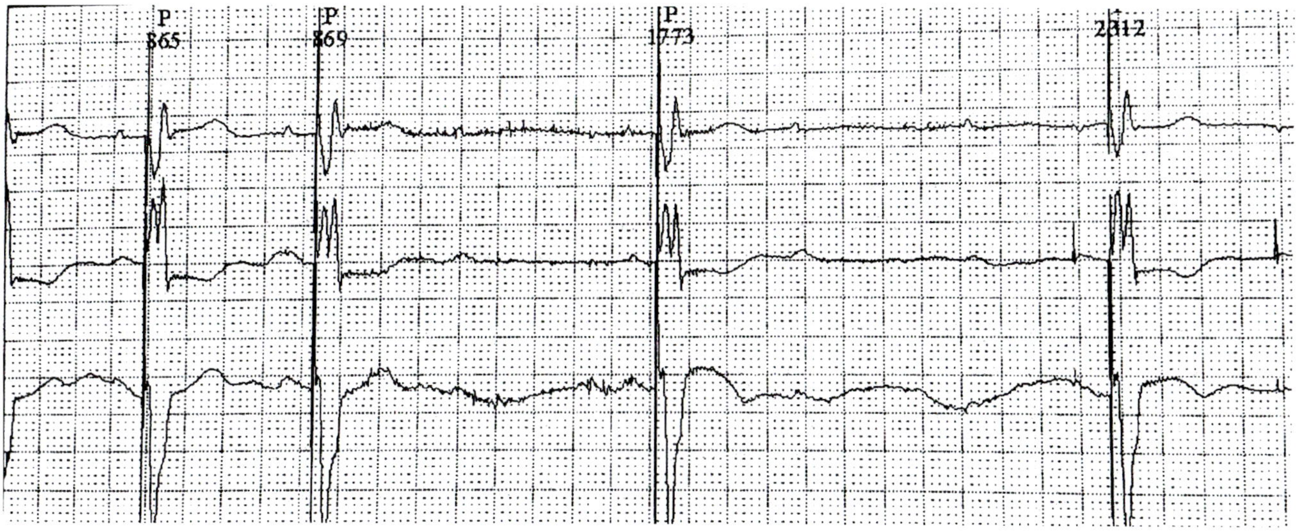

图 94.1　动态心电图片段

问题

根据动态心电图，考虑以下哪几种可能？（多选题）

A. 起搏器特殊功能运作，如 MVP 功能等

B. 起搏器电池耗竭

C. 心室过感知

D. 起搏器导线断裂

E. 心室电极间断接触不良

解答

C. 心室过感知　　　　　　D. 起搏器导线断裂　　　　　　E. 心室电极间断接触不良

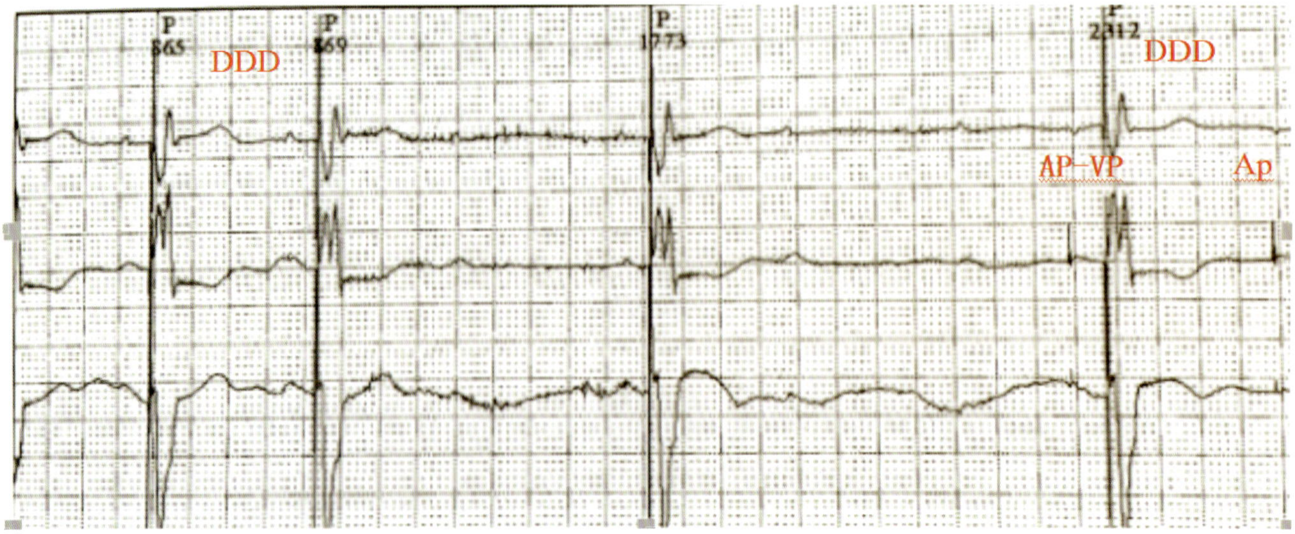

图 94.2　动态心电图片段

从图 94.2 上不难发现，前面两次均为 AS-VP 序列，考虑为 DDD 起搏模式（VAT 工作方式），图形最后两次为 AP-VP 序列，AP-AP 距离刚好 1000 ms，从而我们推断出起搏器的基础频率为 60 次 / 分，通常情况下电磁耗竭时，起搏频率降低，且患者起搏器植入时间才 1.5 年，从电池寿命来看，不考虑电池耗竭。

通常情况下 DDD 模式下运作 MVP 时，会临时应用 AAI ＋模式检测房室传导情况，那么中间这两个长间歇是 MVP 功能运作引起的吗？从结局看，从 DDD 模式再恢复到 DDD 模式，说明房室传导检测失败，必然要发生两次连续的房室传导中断，而图中两个长间歇中只见一个心室备用脉冲的发放，显然不符合 MVP 功能运作。

那么图中的长间歇发生的原因是什么呢？

第一种可能：心室过感知，引起起搏器计时间期的重整。

第二种可能：起搏脉冲的间歇性无输出。起搏脉冲的间歇性无输出通常见于起搏器导线断裂和心室电极间断接触不良。（为什么起搏器脉冲无输出呈间歇性呢？患者活动时，可能导线断裂处或电极与脉冲发生器接触不良的地方会出现短暂恢复正常）。

该患者的 X 线胸片见图 94.3。经过起搏器电极重新插入到底并拧紧，随访 1 年，患者无晕厥。

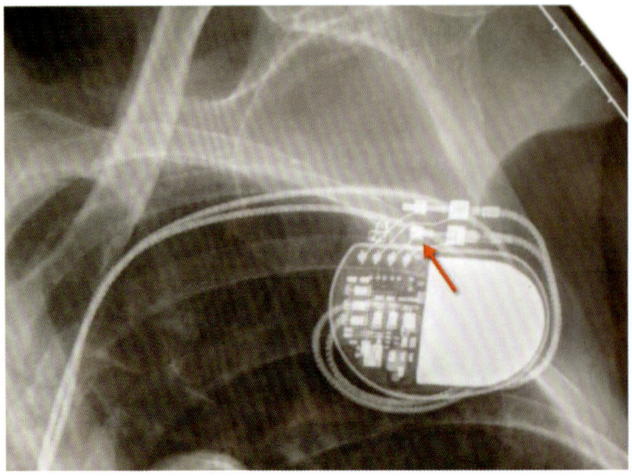

图 94.3　X 线胸片局部放大

出题：孙雅逊（浙江大学附属邵逸夫医院）

Case 95

介绍

男性，63 岁，百多力双腔起搏器植入术后 1 周，动态心电图连续记录片段如图 95.1 所示。

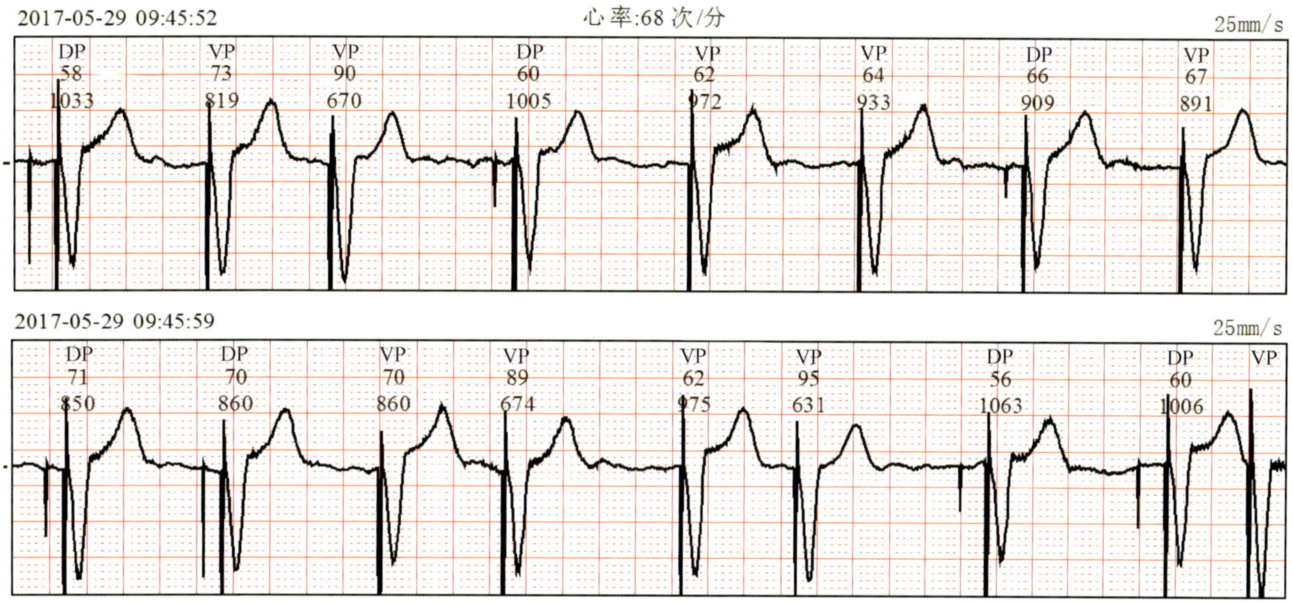

图 95.1　动态心电图片段

问题

下列对起搏器的诊断正确的是？（单选题）

A. 双腔起搏器呈 DDD、VAT 工作方式，间歇性心房感知不良，动态 AV 功能运作

B. 双腔起搏器呈 DDD、VAT 工作方式，间歇性心房感知不良，间歇性心室起搏不良

C. 双腔起搏器呈 DDD、DDI 工作方式，间歇性心房感知不良，频率递减功能运作

D. 双腔起搏器呈 DDD、VAT 工作方式，间歇性心房感知不良，休息频率运作

解答

C. 双腔起搏器呈 DDD、DDI 工作方式，间歇性心房感知不良，频率递减功能运作

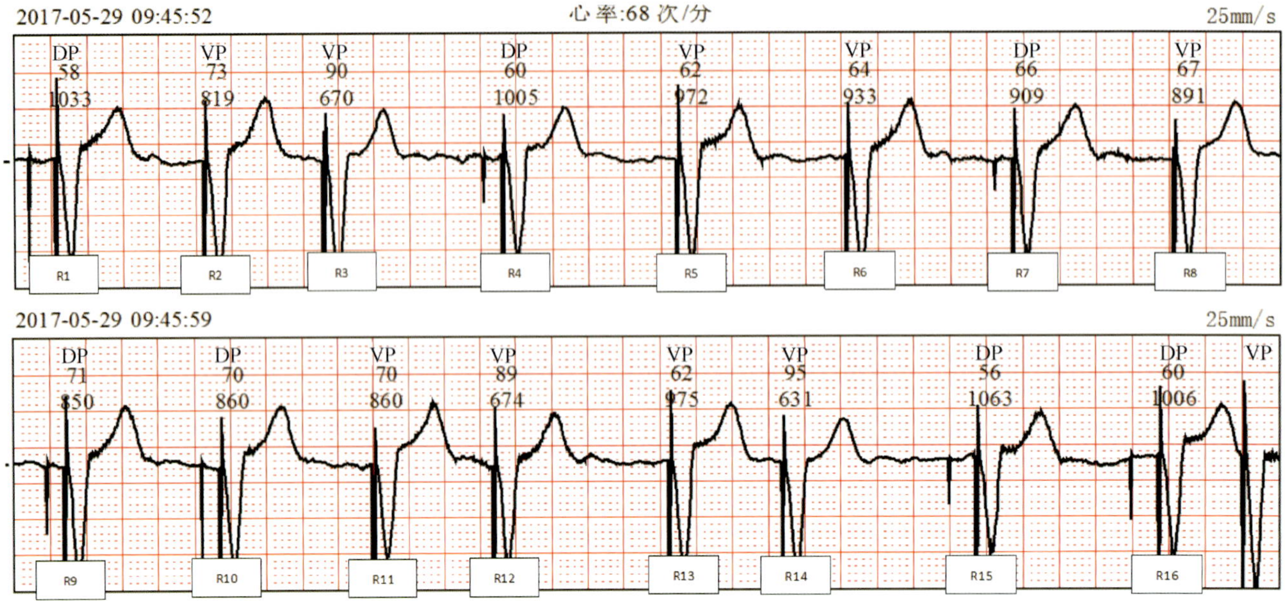

图 95.2　动态心电图片段

基础节律为心房颤动，R1、R2、R3 的心室起搏频率不固定且无规律，此时起搏器并未发生模式转换，R1 为 DDD 工作方式，PAV 间期 150 ms；R2、R3 为 VAT 工作方式。R4 处 PAV 间期缩短为 100 ms（小于程控的 PAV 间期，百多力部分型号起搏器 AMS 后 PAV 间期为 100 ms），VP-VP 间期为基础频率间期 1000 ms，其后 VP-VP 频率增加 2 次 / 周期，至 R10、R11 稳定为 70 次 / 分，符合百多力起搏器模式转换（DDD 转换为 DDI）及频率递减功能运作。R12 处心室起搏频率明显加快，此时起搏模式由 DDI 转换为 DDD 模式，R15、R16 见房室顺序起搏，PAV 间期为 150 ms。患者基础节律为心房颤动，在此段记录过程中部分时段仍为 DDD 及 VAT 工作方式，说明有部分心房颤动波并未被心房电极感知，因此存在间歇性心房感知不良。

出题：黄玥（嘉兴市第一医院）

Case 96

介绍

男性，75 岁，1 个月前因“高度房室传导阻滞”植入美敦力 DDD 起搏器。心室后心房不应期（PVARP）设置为 270 ms。今查动态心电图，片段如图 96.1 所示（A、B 为非连续记录）。

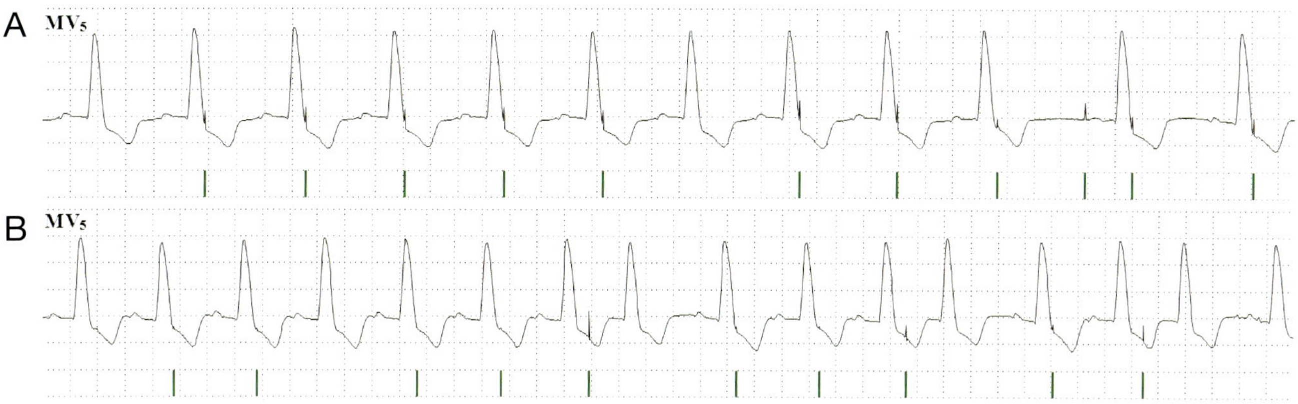

图 96.1　动态心电图片段（A、B 为非连续记录）

问题

以下诊断正确的是？（单选题）

A. VIP 功能运作

B. 间歇性心室感知不良，心房感知良好

C. 间歇性心房和心室感知不良

D. VCM 功能运作

解答

B. 间歇性心室感知不良，心房感知良好

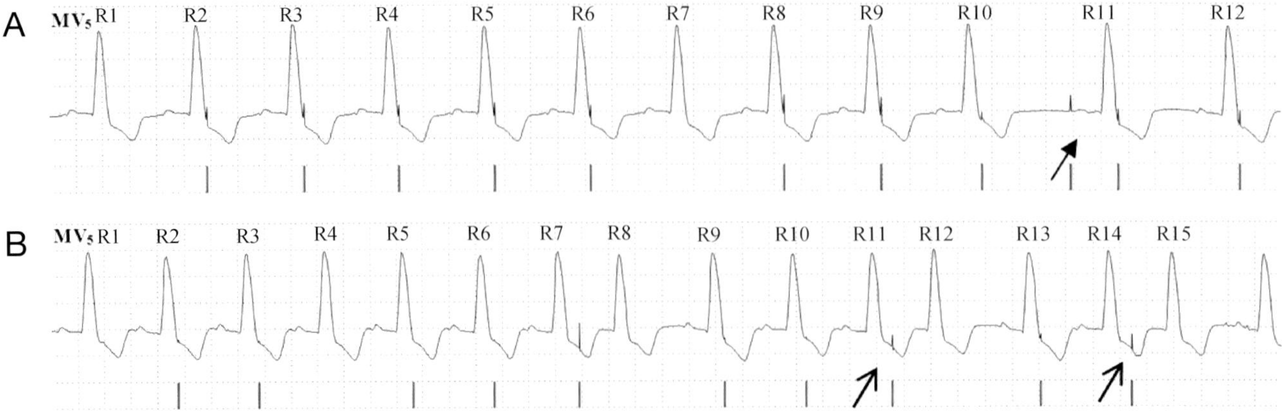

图 96.2 动态心电图片段（A、B 为非连续记录）

美敦力公司 DDD 起搏器植入术后，A、B 两图为非连续记录。首先排除 A.VIP 功能运作，该功能为圣犹达公司起搏器的特殊功能；其次排除 D.VCM 功能运作，这是因为 VCM（心室自动阈值管理）功能运作时，无论测试脉冲是否夺获心室，备用脉冲都将在测试脉冲后 110 ms 发放，图中并未见间距 110 ms 的双脉冲。

A 图给了我们哪些信息呢？通过双脉冲序列（AP-VP 序列，如图 96.2 ↗ 所示）可以看出 AA 间期 1000 ms（下限频率 60 次 / 分），PAV 大约 350 ms。V 脉冲处于自身 QRS 波终末部，说明此 QRS 波未被感知（心室感知功能不良，功能性起搏功能不良），A 图除 R1 和 R7 外均可见同样现象（间歇性心室感知功能不良）。

B 图心率加快后依然可见间歇性心室感知功能不良，仔细对比脉冲发放的位置，图中 R7、R11 和 R14 后的“V”脉冲（如图 96.2 ↗ 所示）相比其他 V 脉冲推迟了（P“V”间期延长），这是为什么呢？是 AV 搜索功能或上限频率行为吗？

带着疑问来一一分析：首先美敦力公司 DDD 起搏器 AV 搜索功能（Search AV/Search AV ＋）一般 16 个周期 1 组延长 AV/PV 搜索 VS，两次搜索间隔最短 15 min。此图 P“V”间期延长 1 ～ 2 个周期即恢复，短时间内 P“V”间期反复延长-恢复显然不符合美敦力公司起搏器的 AV 搜索功能运作特点。其次此“V”脉冲与之前 V 脉冲的间期大于其他 VV 间期，也否定上限频率行为导致 P“V”间期延长的可能。

既然“V”脉冲解释不了，那么有没有可能是“A”脉冲呢？图中又有哪些证据支持呢？通过观察 B 图箭头所指脉冲后紧接着自身 QRS 波群（R8、R12 和 R15）提前出现，同时“A”R 间期固定，提示这 3 个 QRS 波群为“A”脉冲下传，同时“A”脉冲夺获心房，说明此脉冲为 A 脉冲。进一步通过 AA 间期（下限频率间期 1000 ms）分析，我们发现：似乎 B 图 R7、R11 和 R14 的 P-QRS 均未被感知，是否为间歇心房和心室感知功能不良？通过分析 VA 间期，我们发现此 3 个心搏的 P 波与之前 V 脉冲的 VP 间期大约 270 ms（设置的 PVARP 为 270 ms），同时 A、B 两图其他心搏并未见心房感知功能不良的存在，提示此 3 个 P 波处于 PVARP 内（AR 事件），AR 事件不重整 AA 计时，而并非心房感知功能不良，其后的 QRS 波群处于 VRP（心室不应期）外而未被感知为间歇性心室感知功能不良。所以本题答案为 B. 间歇性心室感知不良，心房感知良好。

出题：郑新权（浙江大学附属第一医院）

Case 97

介绍

男性，69 岁，因“病态窦房结综合征”而植入 DDD 起搏器（厂家型号未知），门诊常规随访，常规心电图检查如图 97.1 所示。

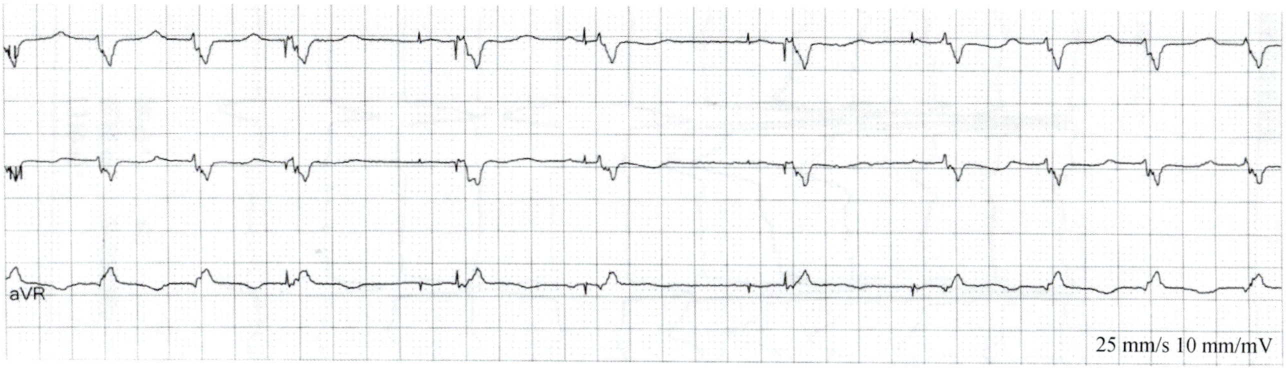

图 97.1 常规心电图片段

问题

关于上图中的起搏心电图，你认为以下哪几种说法正确？（多选题）

A. 图中的起始和终末部位发生了起搏文氏现象。

B. 此患者既有心房感知不良又有功能性心房起搏不良

C. 间歇性心房感知不良和心室安全起搏脉冲发放

D. 间歇性心室起搏不良和备用脉冲的发放带动心室起搏

E. 程控时适当延长 PAV 对患者有益

F. 程控时应该适当提高心房的感知灵敏度

解答

B. 此患者既有心房感知不良又有功能性心房起搏不良

E. 程控时适当延长 PAV 对患者有益

F. 程控时应该适当提高心房的感知灵敏度

这份图的关键点就在于认清起搏脉冲，如图 97.2 所示：

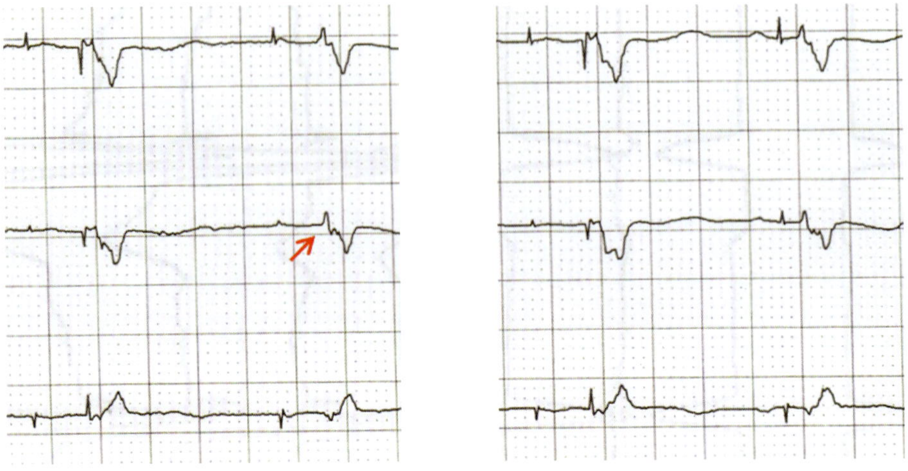

图 97.2 常规心电图片段——局部放大

图 97.2A 中左边的图形序列为 AP-VP（心房起搏-心室起搏）序列，请注意起搏钉的形态；不难发现，图 97.2B 中左边的图形序列也为 AP-VP 序列。

请注意图 97.2A 中右边的 QRS 波，它和左边的 QRS 波在形态上相近，但起始部位多出一个小突起（如↗所示），小突起应该也是起搏钉吗（毕竟 A 中左右两个 QRS 波如此接近）？

再回到图 97.2B：B 左边的序列为 AP-VP；但右边的序列呢？如果前面的假设正确，那么最可能的序列是 AS-VP-VP 备（心房感知-心室起搏失夺获-心室备用脉冲），如果是这样的话，那么就存在间歇性的心室起搏不良；但这个结论不能帮助我们解释其中的 AS-VP 为何会缩短；换个思路，对比这个所谓的 VP-VP 备用脉冲的形态，可以发现这两个“脉冲”的宽度（脉宽）差异颇大；需要明确，起搏钉的脉宽在非程控下是不会自行变化的，换言之，第二个稍宽的“钉”实际上并不是起搏钉，而是 QRS 波的一部分。

所以可以得出以下结论：

图 97.2-A 中右边的序列为 AP-VS（心房起搏-心室感知，仔细对比：AP-VP ＞ AP-VS）。

图 97.2-B 中右边的序列为 AS 未感知 -AP-VS（自身窦性 P 波未感知-心房起搏-心室感知）。

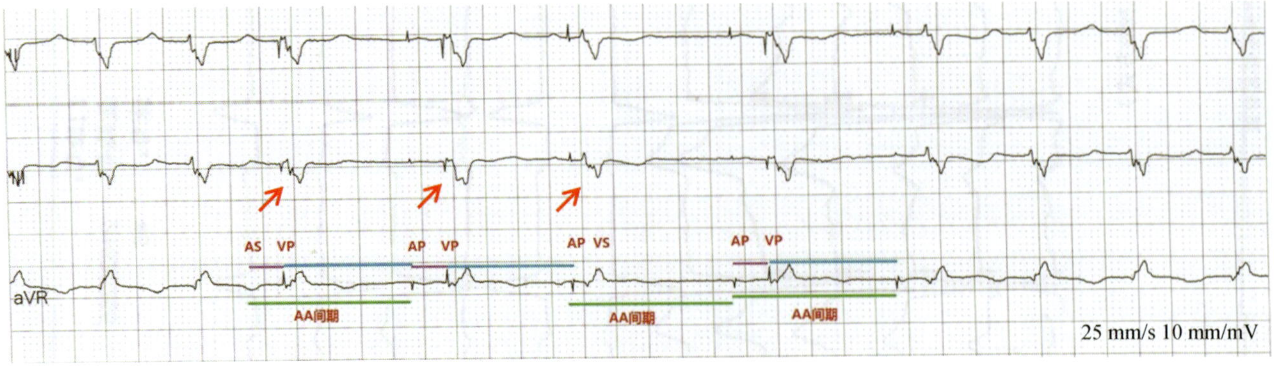

图 97.3 常规心电图片段

根据之前得到的结论，我们可以得到图 97.3 中的所标。那么也就不难得出：

无起搏文氏现象（请大家注意起搏文氏的定义，通过 T 波形态的变化来综合判断）；

有间歇心房感知不良及伴随的功能性心房起搏不良（心房脉冲落在心房肌的不应期）；

再细致一点，既然 QRS 波形态如此接近，心室起搏功能到底如何呢？请注意图 97.3 中的三个红色箭头处 QRS 波的形态，仔细对比后可知：第一个和第二个箭头对应的 QRS 波是融合程度不同的真性融合波，换言之，心室起搏功能未见明显异常，QRS 波形态的近似是融合波导致的，那么余下的结论也就显而易见了：

不存在间歇性的心室起搏功能不良，当然也没有备用脉冲的发放；

程控时适当延长 PAV 对患者有益（减少心室起搏比例）；

程控时应该适当提高心房的感知灵敏度（间歇性心房感知不良）。

讨论

对于处于 DDD 模式下的双腔起搏器，患者自身心房频率低于设定的最高 1∶1 跟踪频率［上限跟踪频率（UTR）］时，起搏器将会以 VAT 方式 1∶1 跟踪心房并起搏心室。自身心房频率高于 UTR 时就会出现起搏文氏现象或起搏 2∶1 阻滞现象。有两个因素决定起搏器上限频率行为：总心房不应期（TARP），上限跟踪频率间期（UTR interval，UTRI）。一般情况下 TARP ＜ UTRI（表 97.1）。

表 97.1　心房频率、UTRI 与 TARP 的相互影响

P-P 间期	心电图表现 *
＞ UTRI	1∶1 跟踪起搏
UTRI ≥ P-P ＞ TARP	起搏文氏现象
TARP ≥ P-P ＞ 1/2（TARP）	起搏 2∶1 阻滞现象

* 当 TARP ≥ UTRI 时，随着心房频率的升高则不会出现起搏文氏现象，而是直接出现起搏 2∶1 阻滞现象

题目：徐立文（浙江省舟山医院）

Case 98

介绍

男性，65 岁，临床诊断：快–慢综合征，阵发性心房颤动、心房扑动、房性心动过速，CARTO 引导下射频消融术后，DDD 起搏器（圣犹达 5816）植入术后。起搏器植入术后第 2 天行动态心电图检查，图 98.1 为动态心电图片段。

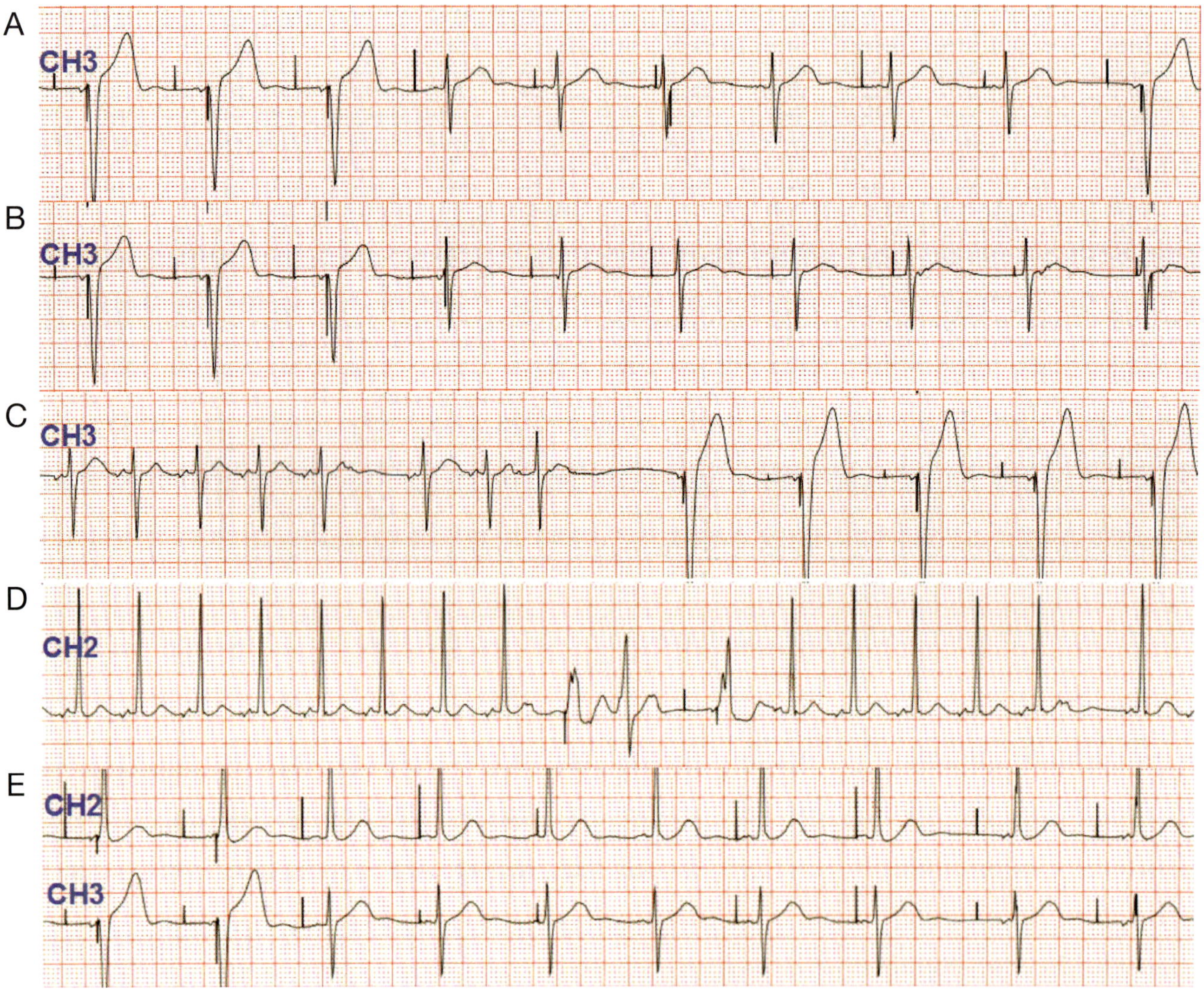

图 98.1　动态心电图片段（A-E）

问题

1. 根据题中所给片段，以下诊断正确的是？（单选题）
   - A. 间歇性心房感知功能不良，心房起搏功能不良，心室感知及起搏功能未见异常，建议程控
   - B. 间歇性心房感知功能不良，心房起搏功能不良，间歇性心室过度感知，心室起搏功能未见异常，建议程控
   - C. 起搏器功能未见异常
   - D. 间歇性心房感知功能不良，心房起搏夺获延迟，心室感知及起搏功能未见异常，建议程控
   - E. 心房感知及起搏功能未见异常，间歇性心室过感知，心室起搏功能未见异常，建议程控

2. 题中所给片段中可见哪些起搏器特殊功能在运作?(多选题)
   A. 频率滞后(双腔滞后)
   B. A Pace on PVC
   C. + PVARP on PVC
   D. 心室安全备用
   E. VIP
   F. AMS
   G. Auto Capture

解答

1. D. 间歇性心房感知功能不良，心房起搏夺获延迟，心室感知及起搏功能未见异常，建议程控

2. A. 频率滞后（双腔滞后）

   B. A Pace on PVC

   D. 心室安全备用

   E. VIP

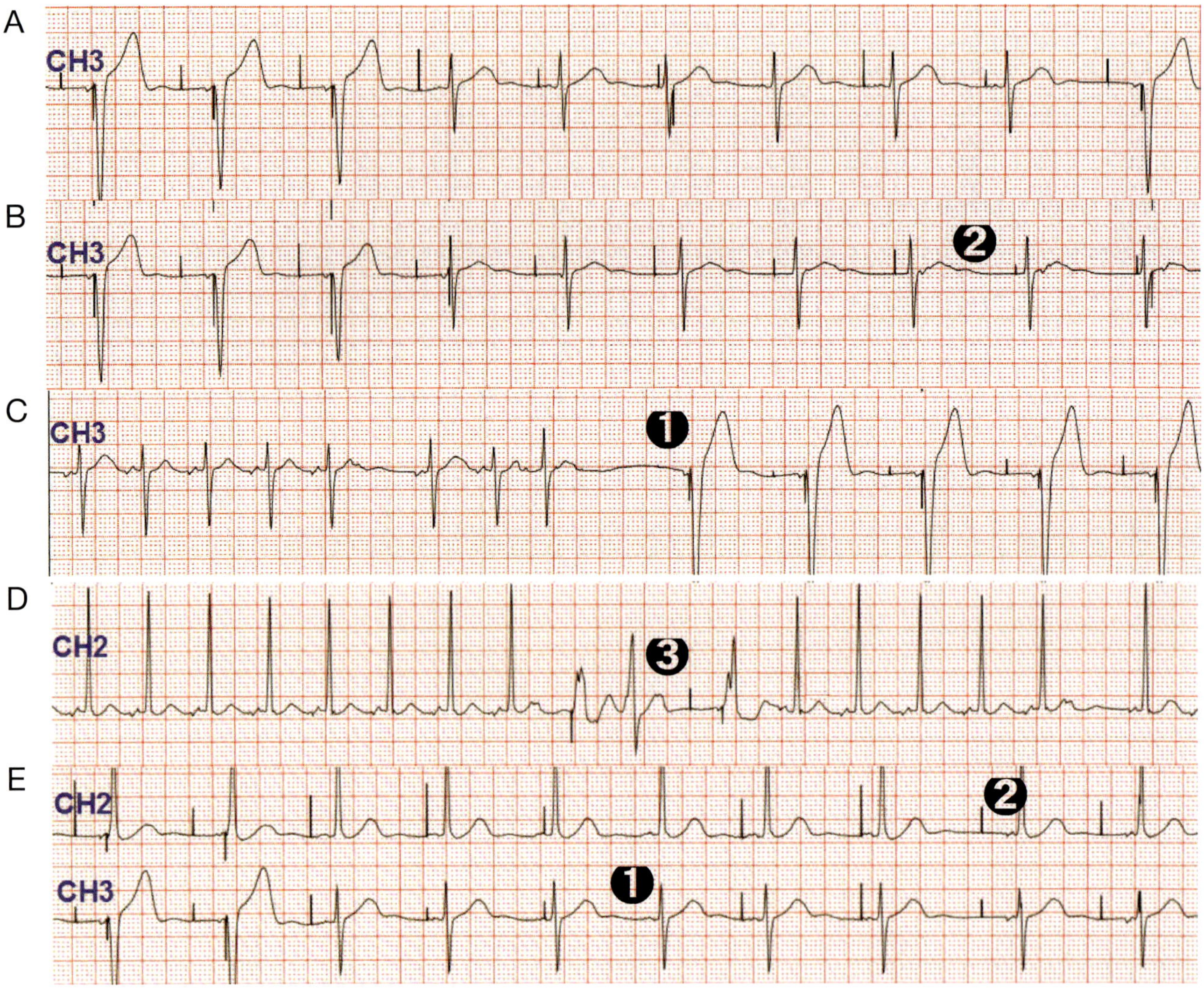

图 98.2 动态心电图片段

图 98.2 中❶间歇性心房感知不良：E 图❶处的 P 波 -（VS）-AP 序列明显短于 AP-AP 序列，提示起搏器未感知到箭头处的 P 波，其后 QRS 波被当作室性早搏（PVC）而重整 VA 间期；C 图❶处 AS-AP 序列（此处第一个 AP 脉冲较小）明显长于 AP-AP 间期，提示起搏器感知到自身 P 波，触发频率滞后（双腔滞后），滞后频率为 50 次 / 分。综上，提示间歇性心房感知不良。

❷心房起搏夺获延迟：E 图❷处 AP 脉冲后似乎未见 P 波（题中多数 AP 后均如此），似乎提示心房起搏不良；仔细观察可在此位置发现，存在一个小切记（题中多数 AP 后均如此）且 AP-VS 间期恒定，这个小切记是伪差吗？仔细观察 B 图，后续 6 个 QRS 波为加速的交界性逸搏心律，随着 AP-VS 间期的不断缩短直至出现 VSS 反应（心室安全备用），可见到 AP 后始终存在一个小切记且位置恒定，结合患者病史：阵发性心房颤动、心房扑动、房性心动过速，CARTO 引导下射频消融术后，这提示心房起搏夺获延迟而非心房起搏不良。

图 D ❸处可见 PVC 后 AP 脉冲明显提前，PVC 的 T 波上可见 P 波，P 波距 AP 脉冲约 330 ms，提示此处发生了 SJM 的室早后反应：A Pace on PVC。

图 E 中，仔细测量可知 AP-VP 间期为 280 ms，对比图末的 AP-VS 序列，可以发现此处 AP-VS 序列大于 280 ms，提示 VIP 功能运作。

本题中心室起搏和感知功能未见明显异常，未见 Auto Capture、AMS 和＋ PVARP on PVC 功能运作。

出题：郑新权（浙江大学附属第一医院）

Case 99

介绍

女性，78 岁，美敦力双腔起搏器植入术后 3 年，因“乏力、胸闷”入院检查，行 24 h 动态心电图检查。动态心电图片段如图 99.1 所示。

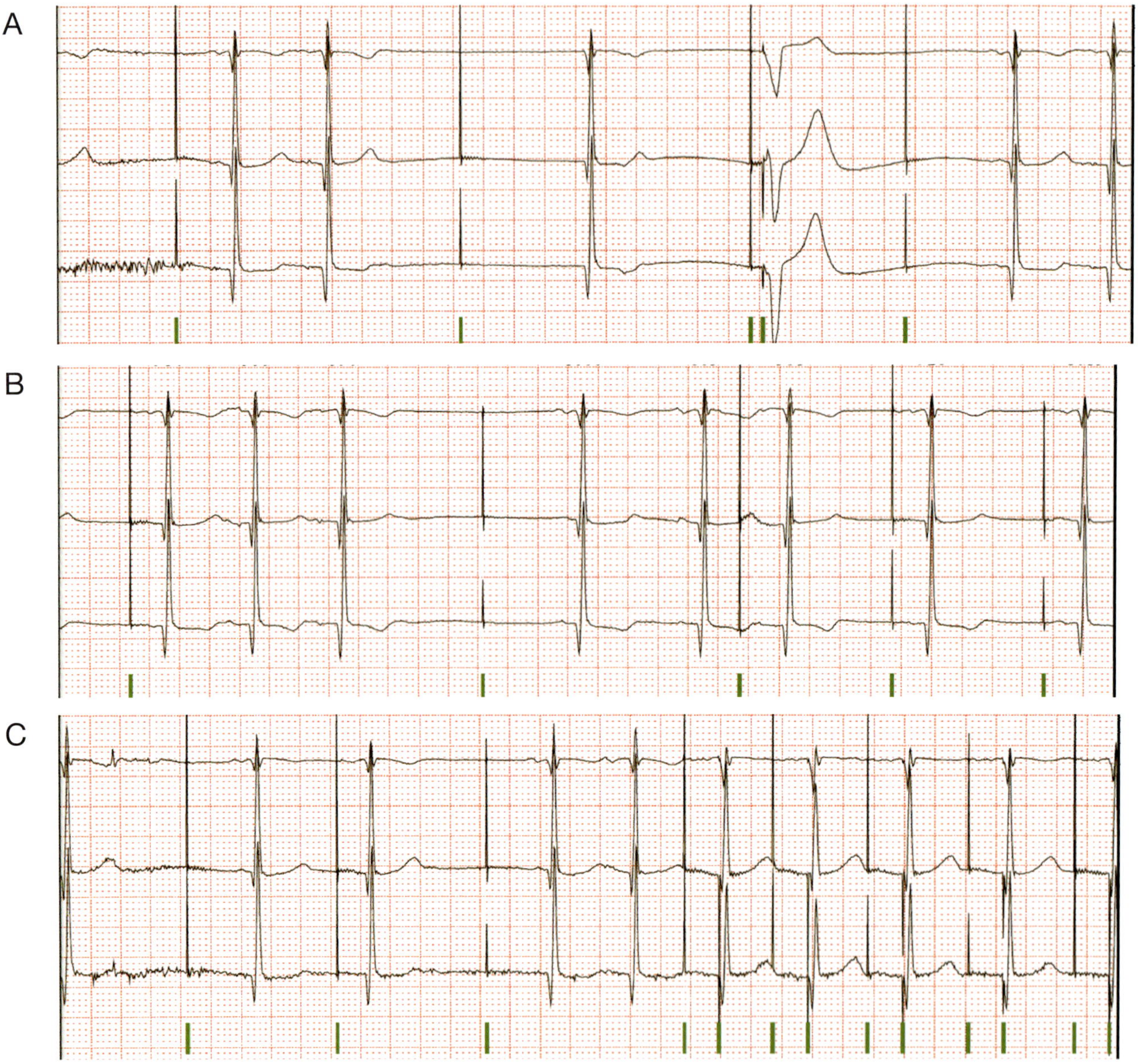

图 99.1 动态心电图片段（A、B、C 图非连续记录）

问题

根据题目所给信息，下列哪项最能解释 C 图中起搏频率突然加速？（单选题）

A. 人为程控行为

B. 患者不小心将磁性物质放置于起搏器上方

C. 阵发性心房颤动

D. 心房电极过感知

解答

D. 心房电极过感知

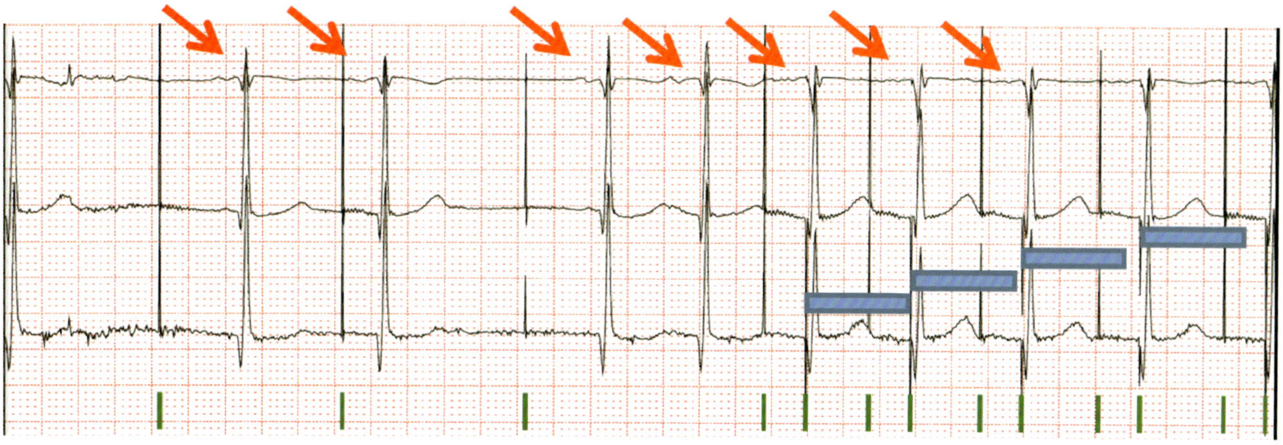

图 99.2　动态心电图片段 C

首先我们分析，这阵快频率起搏有什么特点：依据图 99.2 中蓝条所示不难发现，VP-VP 间期每搏递增 40 ms，考虑到题干中提示为"美敦力双腔起搏器"，我们可以明确这里在起搏器看来因快速性房性心律失常而发生自动模式转换（Auto Mode Switch，AMS）。

那么问题来了，起搏器眼中的快速性房性心律失常是否代表确实发生了快速性房性心律失常呢？仔细观察不难发现（红色箭头），尽管存在间歇性的 AP 失夺获，但图中 P 波依然清晰可见，并不支持发生了快速性房性心律失常。显然答案就呼之欲出了——是因为心房电极过感知导致起搏器认为发生了快速性房性心律失常而进行 AMS。

问题到这边似乎皆大欢喜，但如果各位读者有兴趣，不妨再进一步分析一下，到底是怎样形式的过感知（肌电干扰、导线损伤、远场感知等）导致了起搏器眼中的快速性房性心律失常。

我们来看看片段 A 和片段 B 能带给我们什么提示：

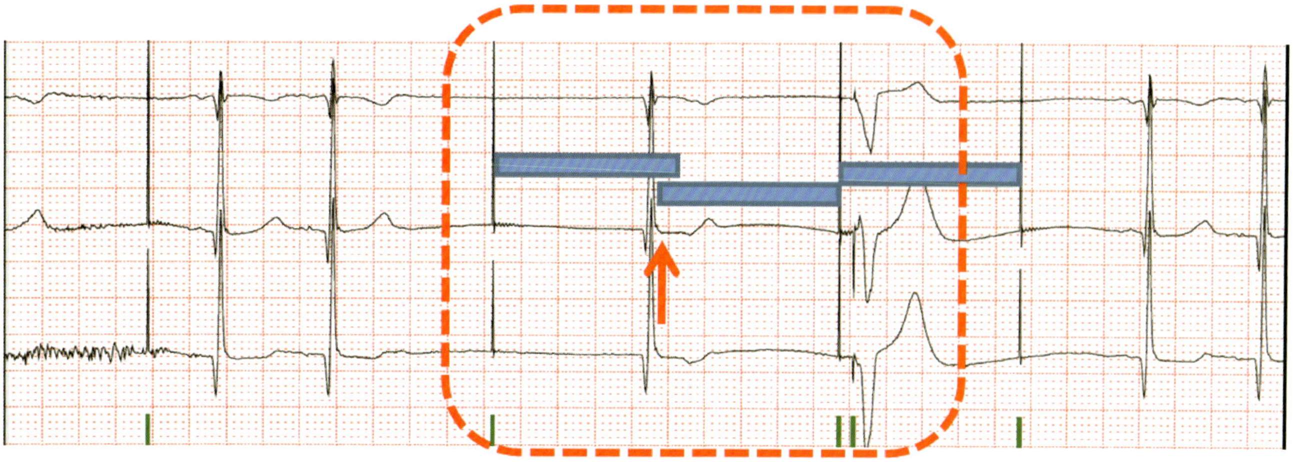

图 99.3　动态心电图片段 A

结合前文所给信息，不难发现图 99.3 的红框中是起搏器在 AAI＋模式下因检测到房室传导中断而发放 VP 备用脉冲（短双脉冲，即 80 ms 现象）；其中蓝条代表 1000 ms，即当前的起搏频率。显然，起搏器在图中的红箭头位置感知到一个 AS 事件，并重整了 AA 间期。这是在起搏器眼中的 AS 事件，那么这里是否真存在一个 P 波呢？

我们再来看看片段 B：

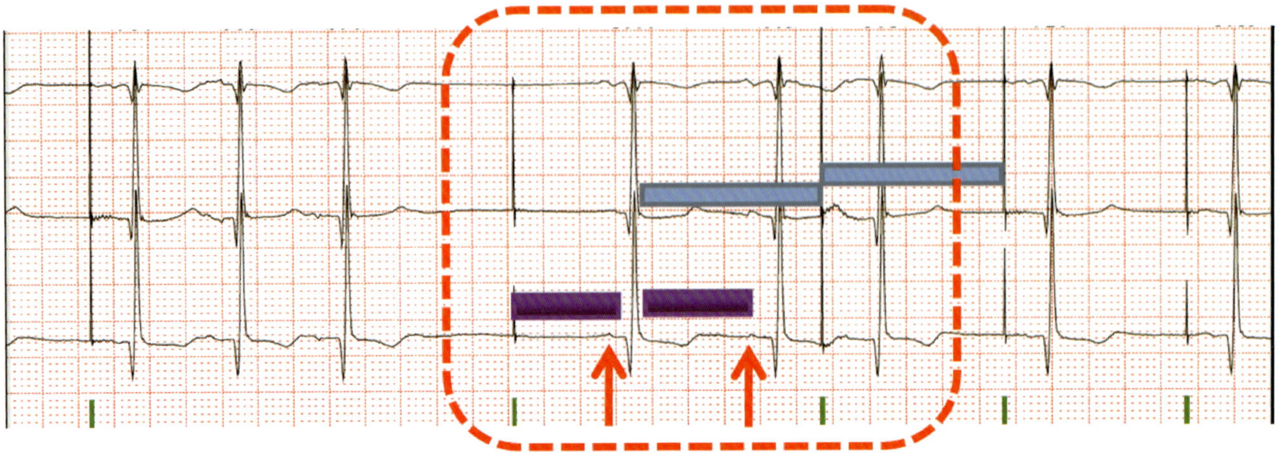

图 99.4　动态心电图片段 B

图 99.4 中：蓝色条图 1000 ms，同样代表当前起搏频率。仔细分析不难发现，框中两个自身 P 波（红色箭头）并未重整 AA 间期，难道既存在心房过感知又存在间歇心房感知不良吗？这个组合虽说不是没可能，但应谨慎结论。

我们知道，美敦力双腔起搏器的 AAI +模式下，AP/AS 事件后存在 DARP（动态心房不应期），该不应期值是动态变化的：起搏频率间期为 1000 ms 时，DARP 为 600 ms。图中紫色条图即代表 DARP。所以就目前所得信息，并不能提示感知功能故障。

值得注意的是，和片段 A 类似，片段 B 中的 QRS 波末端（大约 J 点位置）同样存在一个 AS 事件（启动 DARP 并重整 AA 间期）。显然，此处一定不存在 P 波（请读者想想为什么能这么肯定）。我们知道 AS 事件会重整 AA 间期，而 AR 事件则不会重整。考虑到不同时间在同一位置出现 AS 事件，我们有理由相信在多数 QRS 波末端存在心房过感知（AR 事件或 AS 事件）。

根据上述推论我们再回过头来看一看片段 C。

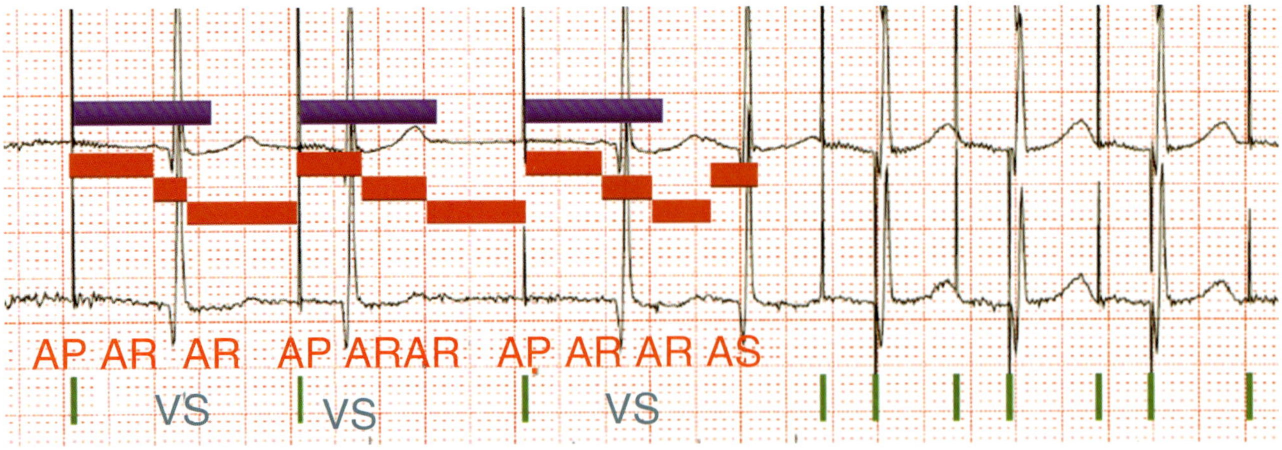

图 99.5　动态心电图片段 C

根据前文，我们可以得知在起搏器眼中的实际序列（红色条图）为：

AP-AR-VS-AR　-　AP-VS-AR　-　AP-AR-VS-AR-AS

这就是起搏器眼中的“景色”。

出题：张余斌（浙江大学附属第一医院）

Case 100

介绍

女性，77 岁，圣犹达双腔起搏器植入术后 1 年，因“头晕、乏力”行动态心电图检查，动态心电图片段如图 100.1 所示。

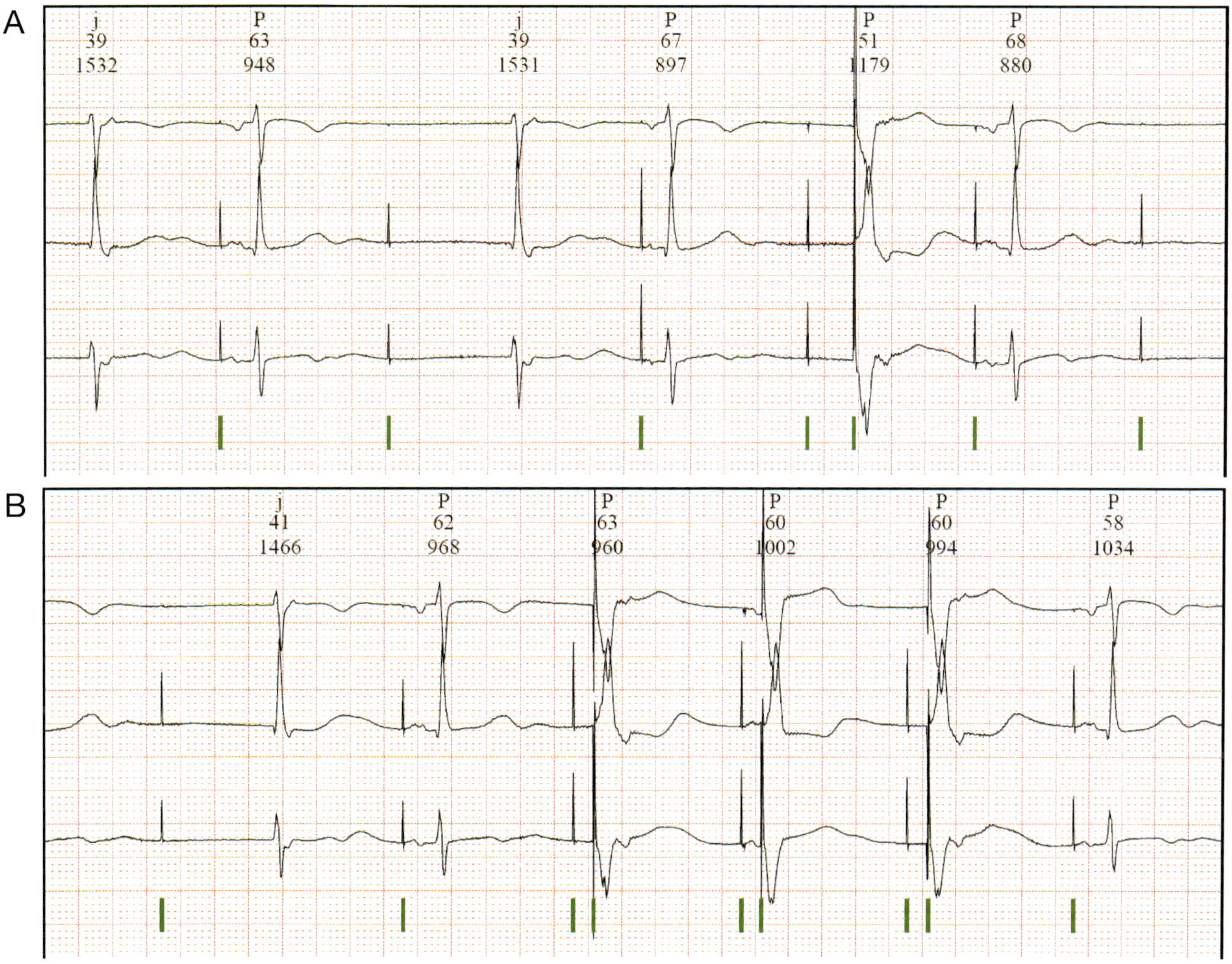

图 100.1　动态心电图片段（A、B 片段非连续记录）

问题

根据题中所给信息，请问引起患者不适的最可能原因是什么？（单选题）

A. 间歇心房起搏不良

B. 间歇心房过感知

C. 间歇心室起搏不良

D. 间歇心室过感知

解答

D. 间歇心室过感知

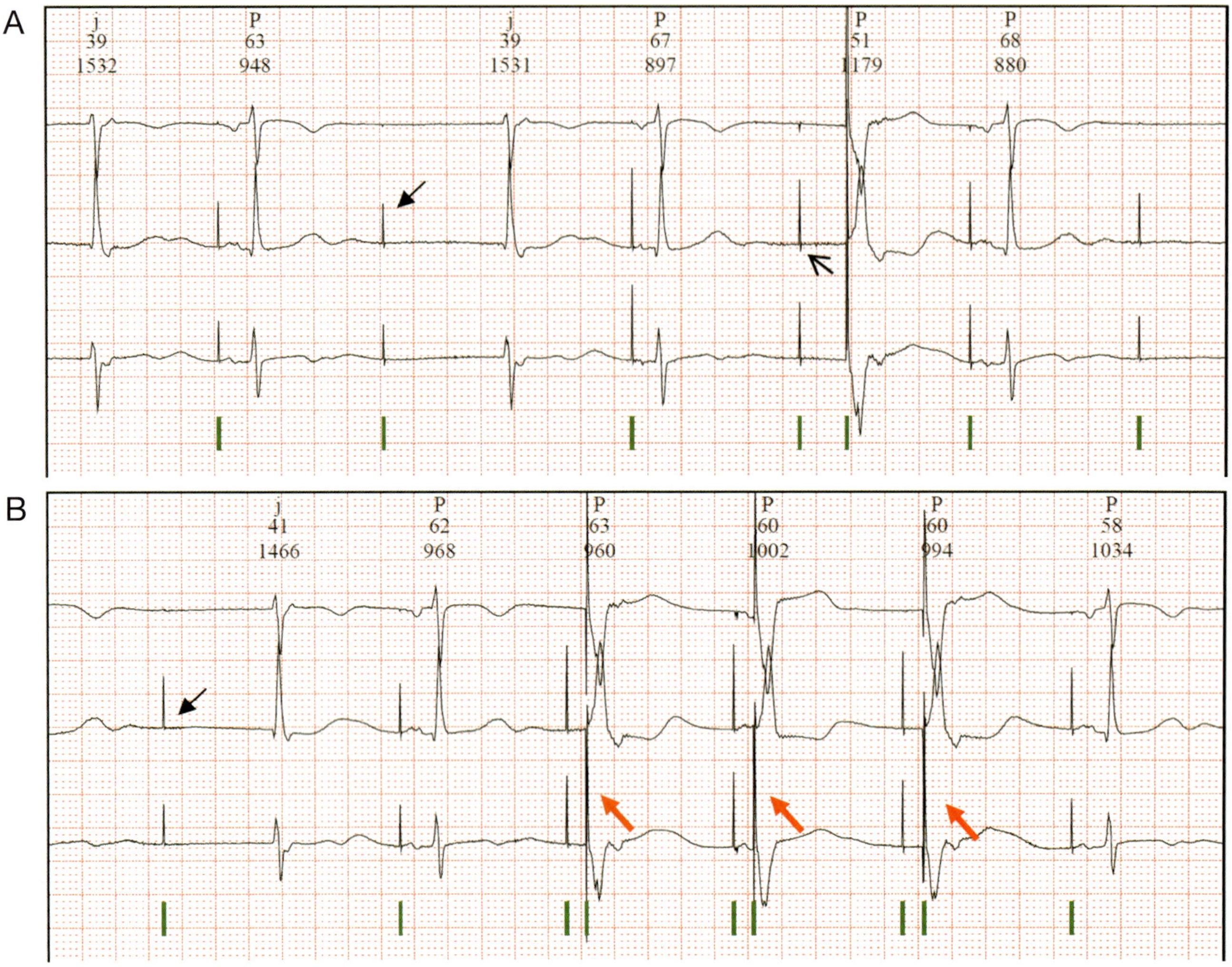

图 100.2　动态心电图片段（A、B 片段非连续记录）

图 100.2 中的长间歇（如 ↙ 所示）可能是引起患者不适的原因，仔细观察不难发现，长间歇似乎是 AP 脉冲起搏不良而引起的。

这个推论是合理的，但对于圣犹达双腔起搏器来说（目前圣犹达起搏器无美敦力起搏器的 MVP 类功能），AP 脉冲后无 VP 脉冲就显得非常奇怪了。

如图 100.2 ↖ 所示处同样的 AP 脉冲未夺获心房，但其后却可见 VP 脉冲发放并成功夺获心室，避免了长间歇的出现。所以，引起患者不适的原因并不是 AP 脉冲起搏不良，而是在心房失夺获时心室脉冲未及时发放所致。

VP 脉冲未及时发放，最可能的原因是心室电极感知到了 VS 事件而抑制了 VP 脉冲的发放。

如图 100.2 ↖ 所示处可见短 PAV 间期，大约 120 ms，考虑到是圣犹达双腔起搏器，首先考虑是心室安全备用（VSS）反应。结合前述分析和题目所给信息不难发现实际上是心室电极远场感知心房脉冲（感兴趣的读者可以再分析分析，为何是心房脉冲而不是 P 波）而导致的 VSS 反应，也很可能是因为这类过感知导致了 VP 脉冲未及时发放。

我们有理由相信，图中大部分的 AP-VS 序列，在起搏器眼中其实际的序列为 AP-VS（远场感知）-VR（自身 QRS 波）。

出题：张余斌（浙江大学附属第一医院）

附　录

附录A　索引

起搏器特殊功能

A

B

C

D

E

F

H

M

N

P

R

S

U

V

附录 B　通过 X 线胸片识别起搏器的简易三步法

安置了起搏器的患者在随诊时，如患者不能提供起搏器的厂家和类型时，医师有时可根据 X 线胸片加以识别，不同厂家和不同类型的起搏器各有特征，其简易识别方法可以分为三步：①读 X 线标识；②看起搏器外形；③分辨接线方法。

第一步：读 X 线标识

起搏器 X 线标识多由两部分组成，一部分是厂家特有的字母或图案，另一部分是产品型号或该产品对应的程控仪型号，部分厂家型号起搏器会有附加信息或图案（Device-specific Radiopaque，Alpha Numeric Code，ANC 码），这部分内容可从 X 线胸片上直接判读。

1. 圣犹达公司的起搏器：SJM 代表圣犹达公司，HM 代表起搏器型号，MRI 代表兼容磁共振（图 1）；

2. 波士顿科学公司：BSC 代表波士顿科学公司，011 代表产品型号（图 1）；

3. 百多力公司：前半部分图案代表百多力公司，SF 代表产品型号（图 1）；

4. 美敦力公司：最下部图案代表美敦力公司，PVX 代表产品型号，上部波浪线为附加部分，代表兼容磁共振（图 1）；

5. 索林公司：起搏器 X 线标识仅有产品型号（图 2），其中 S 代表索林（Sorin），P 代表起搏器（PaceMaker）；X 代表产品型号。

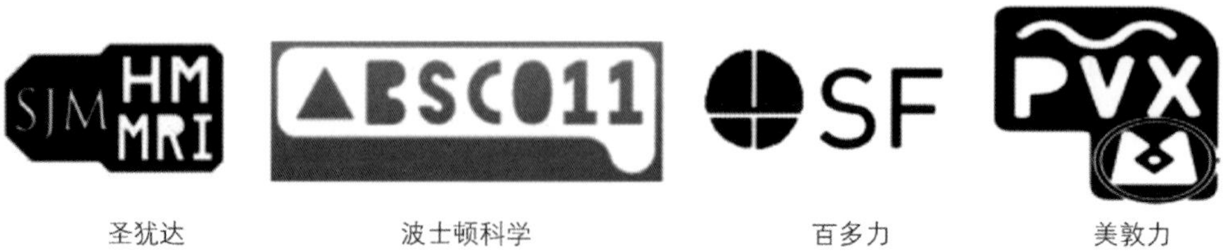

图 1　圣犹达、波士顿科学、百多力、美敦力 X 线标识

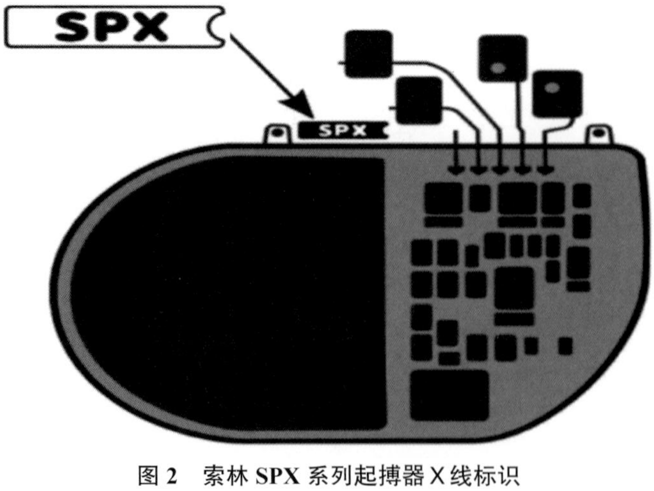

图 2　索林 SPX 系列起搏器 X 线标识

第二步：看起搏器外形

当起搏器 X 线标识判读不清时，第二步可根据各起搏器具有的特征性外形，来判断起搏器的生产厂家及型号，有些起搏器厂家的部分型号起搏器在 X 线下具有特征性的外形，易于分辨，相关文章已做出总结，简单归纳如下：

1. 圣犹达起搏器部分型号外形酷似芒果（图 3）。
2. 波士顿科学起搏器外形和太阳镜片类似（图 4）。
3. 百多力起搏器看起来像鸟嘴（图 5）。
4. 索林 /Ela 起搏器呈红酒杯样（图 6）。
5. 美敦力的 Vitatron 起搏器除电池外其余部分呈三角形（图 7）。

这样特征性的联想也方便医务工作者记忆，从而在看到 X 线胸片时可轻松判断起搏器类型。

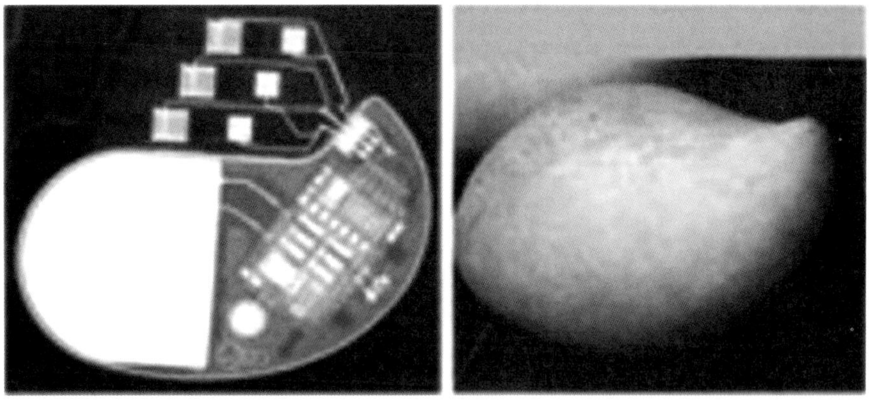

图 3　圣犹达起搏器

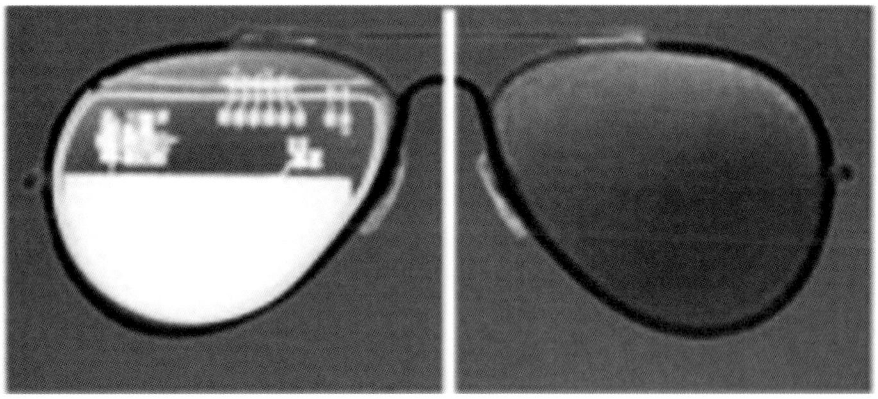

图 4　波士顿科学起搏器

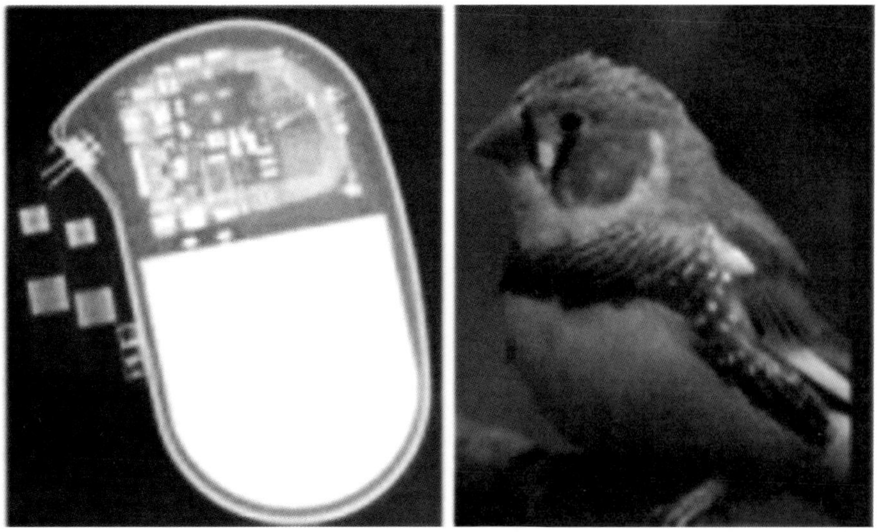

图 5　百多力起搏器

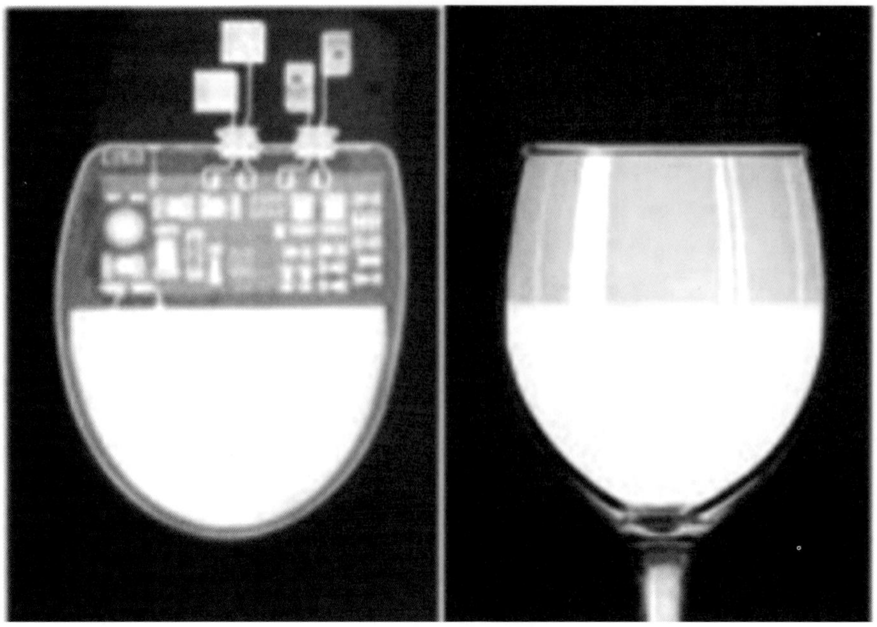

图 6　索林 /Ela 起搏器

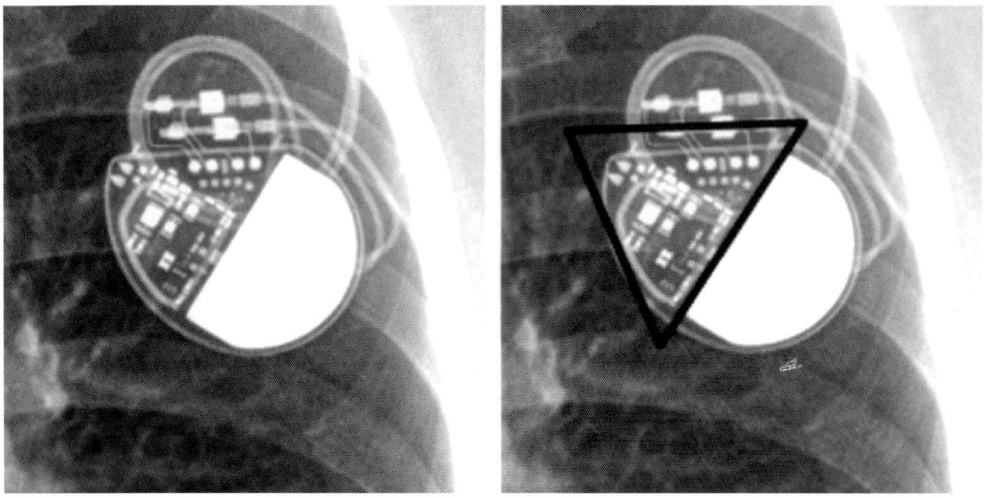

图 7　美敦力的 Vitatron 起搏器

第三步：分辨接线方式

当部分起搏器并不具有上述特征性形状时，第三步可根据各起搏器的不同接线方式判断。现有各个厂家的起搏器接线方式均不相同：

1. 圣犹达起搏器典型的接线方式是独有的一个长方形线圈（图 8）。
2. 波士顿科学起搏器部分接线为数条导线并排，可联想为蜈蚣帮助记忆（图 9）；
   另有部分波士顿科学起搏器接线方式像长梯（图 10）。
3. 百多力起搏器接线部分和餐桌上的碗筷组合相似（图 11）。
4. 索林起搏器接线方式像短梯（图 12）。
5. 索林公司的 Ela 起搏器接线方式像杠铃（图 13）。
6. 美敦力起搏器均为并列的圆形或菱形接线点（图 14）。

通过以上特殊接线方式在 X 线胸片上能清楚地分辨出起搏器的厂商及品牌。

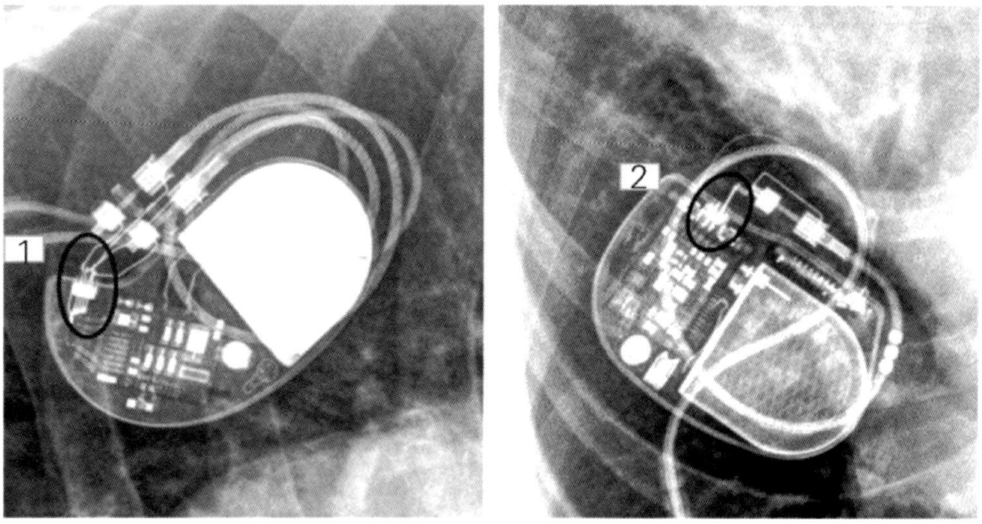

图 8 圣犹达起搏器

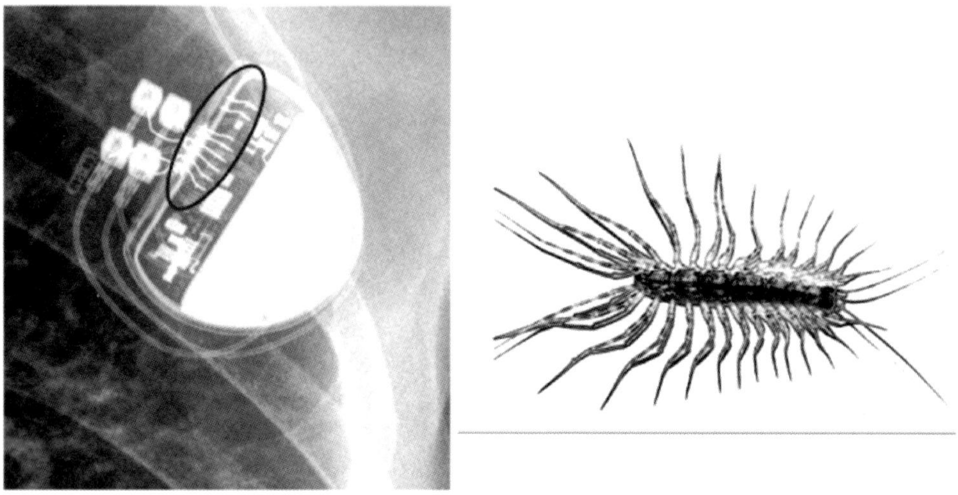

图 9 波士顿科学起搏器

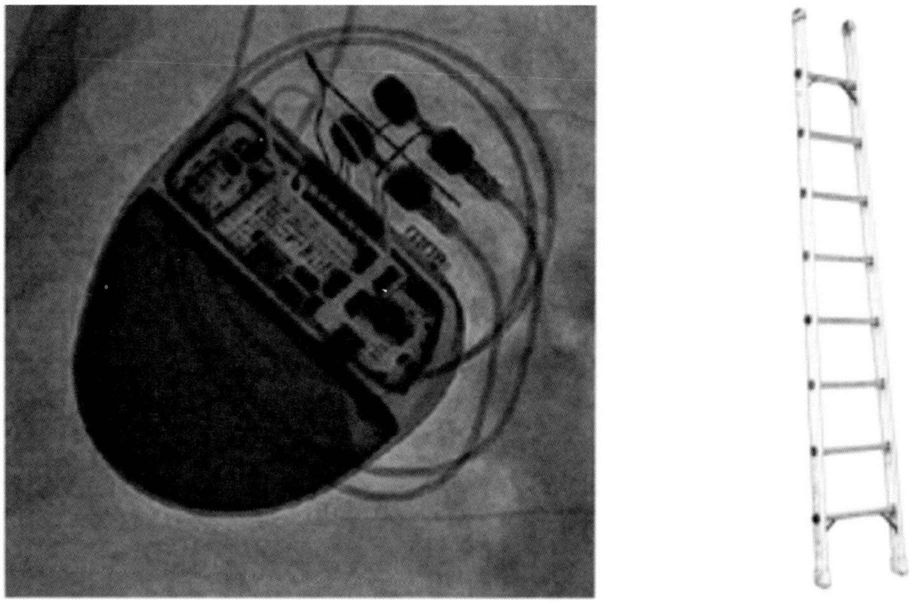

图 10 波士顿科学起搏器

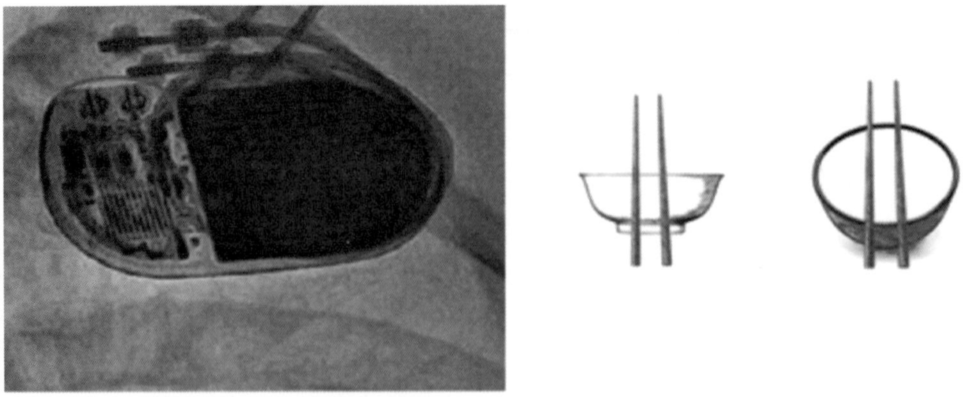

图 11　百多力起搏器

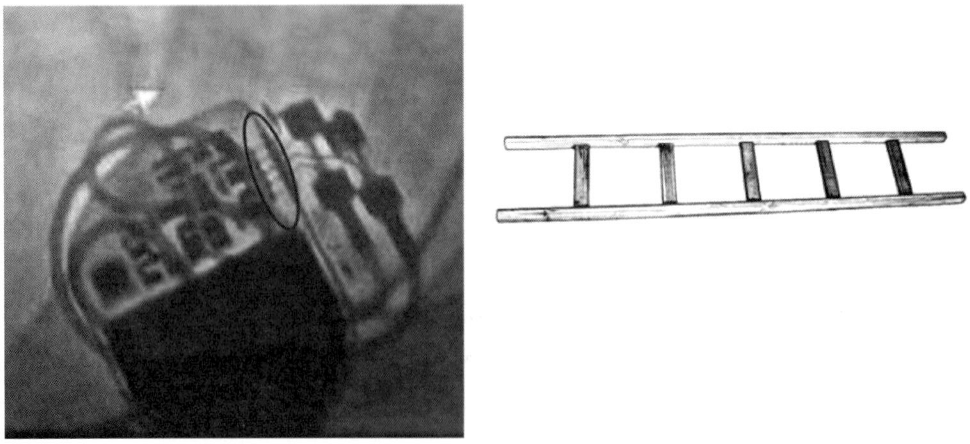

图 12　索林起搏器

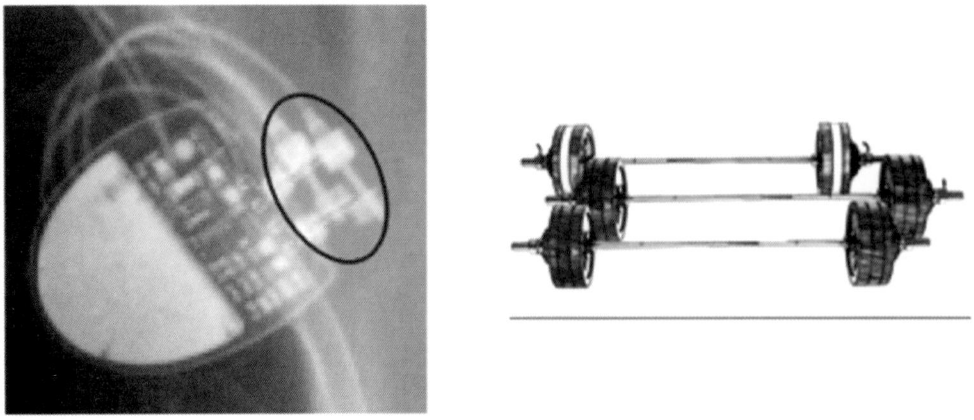

图 13　索林公司 Ela 起搏器

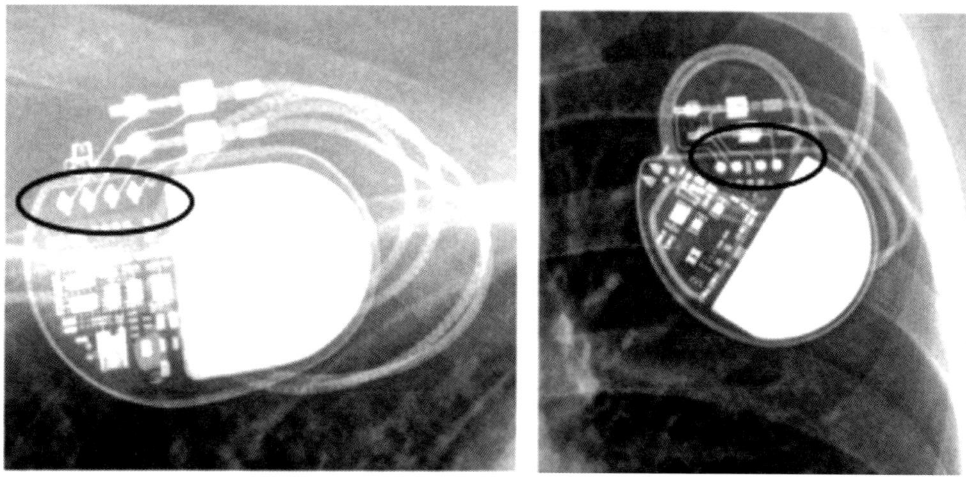

图 14　美敦力起搏器（右图为 Vitatron 起搏器）

尽管起搏器生产厂家众多，但经过收购、合并之后，目前国内临床所见主要以美敦力公司、圣犹达公司、波士顿科学公司、百多力公司及索林公司五家起搏器生产厂家的产品为主。以往临床工作中判断起搏器类型，主要通过患者持有的植入设备识别卡、电子病历信息、起搏器厂家的登记信息等，实际操作过程中，当这些信息获取困难时，就需要一个方便易懂的识别方法来帮助判断。通过 X 线胸片识别起搏器的简易三步法，是作者们在日常的临床工作中，根据所接触到的接受起搏器治疗及随访的患者，结合上述起搏器厂家的实际情况，归纳总结出的方法，旨在帮助非心血管专业的临床工作者，如内科、急诊、心电图等科室医生，在接诊起搏器患者的时候，可以通过简单的辅助检查——X 线胸片，来判断起搏器厂家型号，从而及时有针对性地进行进一步的诊治。

参考文献：

吉亚军，杨亚莉，冯莉 . 通过胸片识别起搏器的简易三步法 . 中国心脏起搏与心电生理杂志，2017，31（2）：118-120.

附录 C　DDD 模式下的基础频率间期

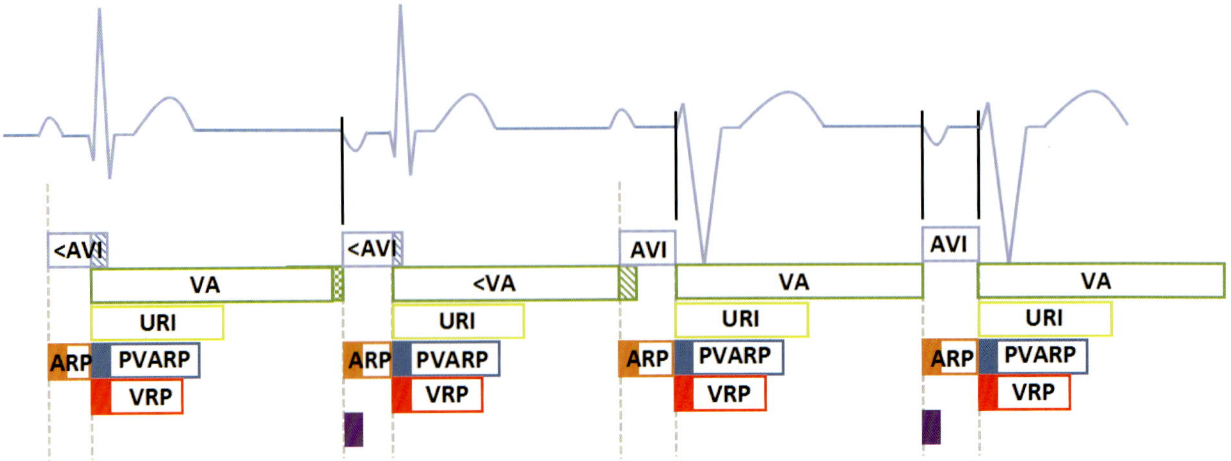

AB——心房空白期　PVAB——心室后心房空白期　PAVB——心房后心室空白期　VB——心室空白期

AVI —— AV 间期

VA —— VA 间期

URI —— 上限频率间期

ARP —— 心房不应期

PVARP —— 心室后心房不应期

VRP —— 心室不应期

	AS	AP	VS	VP	时限（ms）
心房空白期	有	有	有	有	50 ～ 200
心房不应期	有	有	有	有	120 ～ 150（ARP） 250 ～ 400（PVARP）
心室空白期		有	有	有	20 ～ 50（AP 后） 150 ～ 250
心室不应期			有	有	150 ～ 300